健康ライブラリー　イラスト版

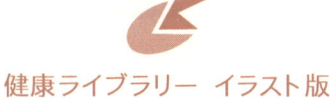

自己愛性パーソナリティ障害のことがよくわかる本

東京国際大学大学院
臨床心理学研究科教授
狩野力八郎［監修］

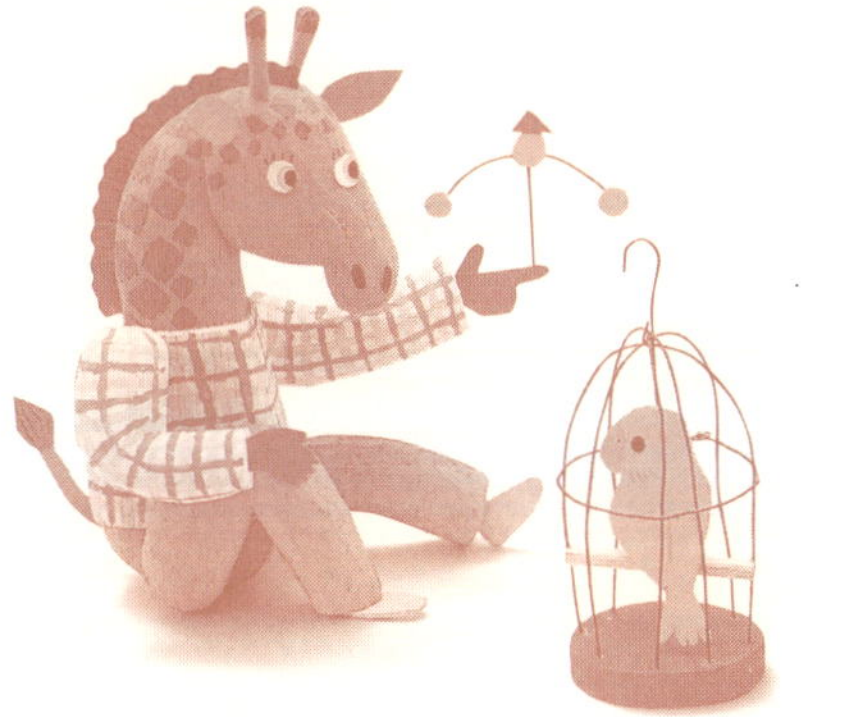

講談社

まえがき

「自己愛性パーソナリティ障害とは、あまり耳慣れない名称だな」という印象をもつ人が多いでしょう。医療機関を受診しても、最初からそのように診断されることが、ほとんどないためだと思われます。

　じつは、近年、大人だけでなく、若者、子どもでさえ、自己愛性パーソナリティ障害の人は増えているのです。本書でも考察していますが、そこに社会的な背景があることは否めません。つまり、これからも増え続けるであろうことは容易に想像できるので、ぜひ知っておいていただきたい病のひとつです。

　自己愛性パーソナリティ障害の現れ方（症状と言ってよいでしょう）はさまざまです。たとえば、中年になって夫婦関係が破綻《はたん》し、ご主人がうつ状態になってしまった――ご主人に自己愛性の障害があることが少なくありません。あるいは、職場の上司がとても強引で部下がほとほと参ってしまい、何人もうつ状態になってしまった――そういう場合、上司に自己愛性の障害があると考えられます。

　いずれも、障害と言ってよいのかどうか、判断はむずかしいところです。けれども、これまで家族や周囲は悩まされてきました。そういう性格の人だとあきらめ、ただ耐えてきたのです。自己愛というと、ナルシストを連想するでしょうが、障害の範疇《はんちゅう》になると、周囲の困難は想像以上です。なにより本人が生きづらく、劣等感に苛《さいな》まれています。自己愛という名称とは裏腹に、本当の自分を愛せないという障害なのです。

　家族や周囲の人に、自己愛性の障害があるとわかったら、どうすればいいか迷うでしょう。ほめる、つきはなす、拒否する――いずれも不適切です。あるいは自分が患者かもしれないと思ったら、どうしたらいいのか。そのヒントを本書から読み取っていただけたら幸いです。

東京国際大学大学院臨床心理学研究科教授
狩野 力八郎

自己愛性パーソナリティ障害のことがよくわかる本

もくじ

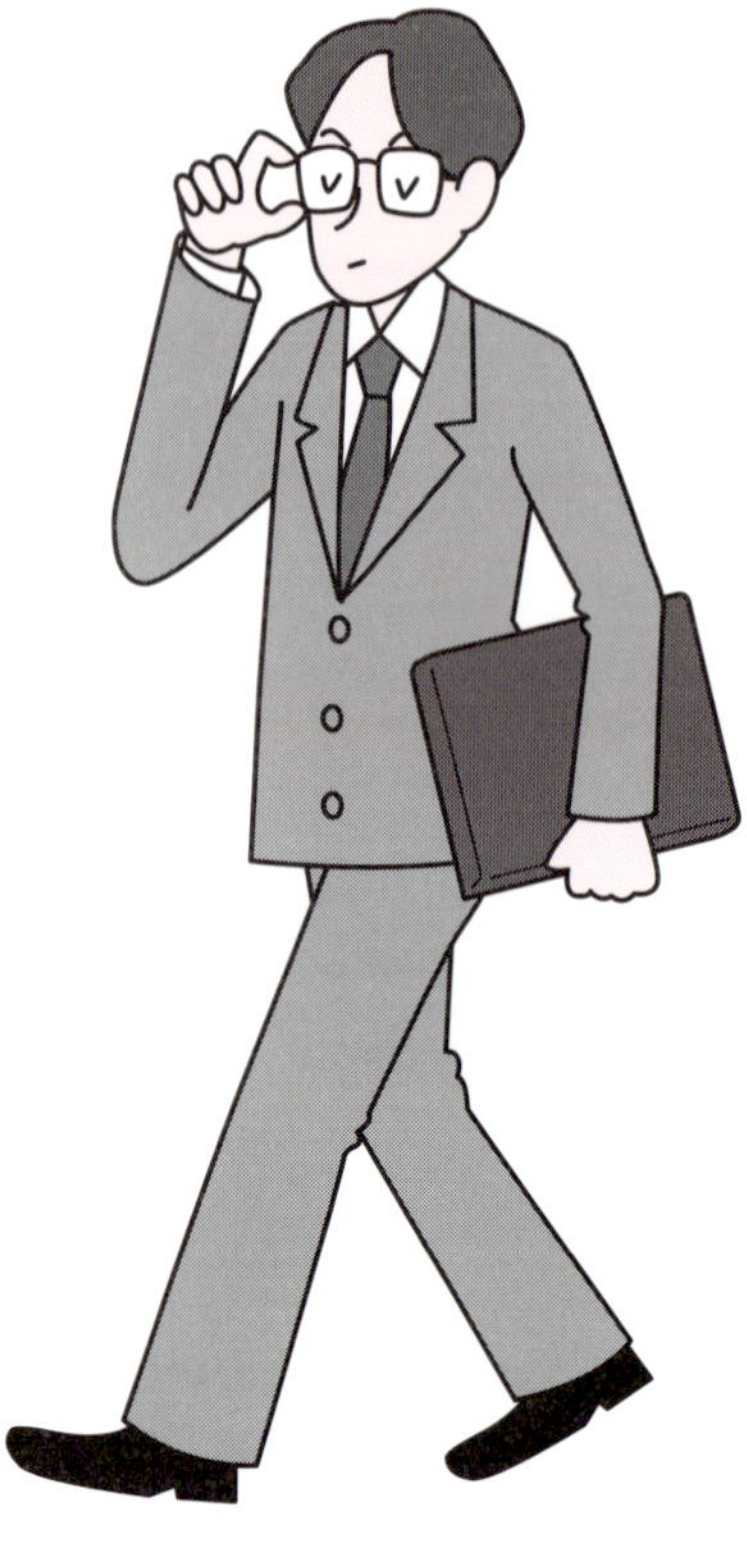

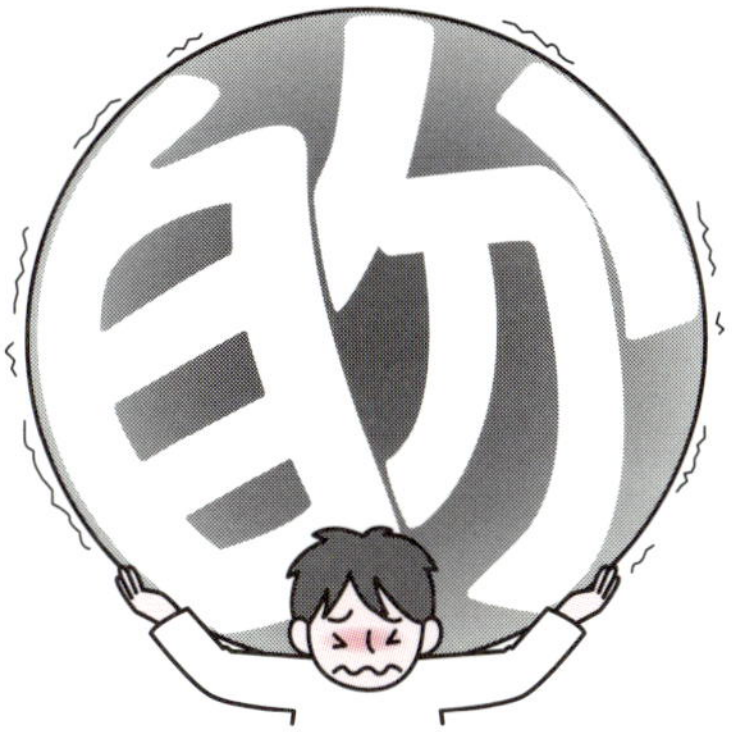
自分

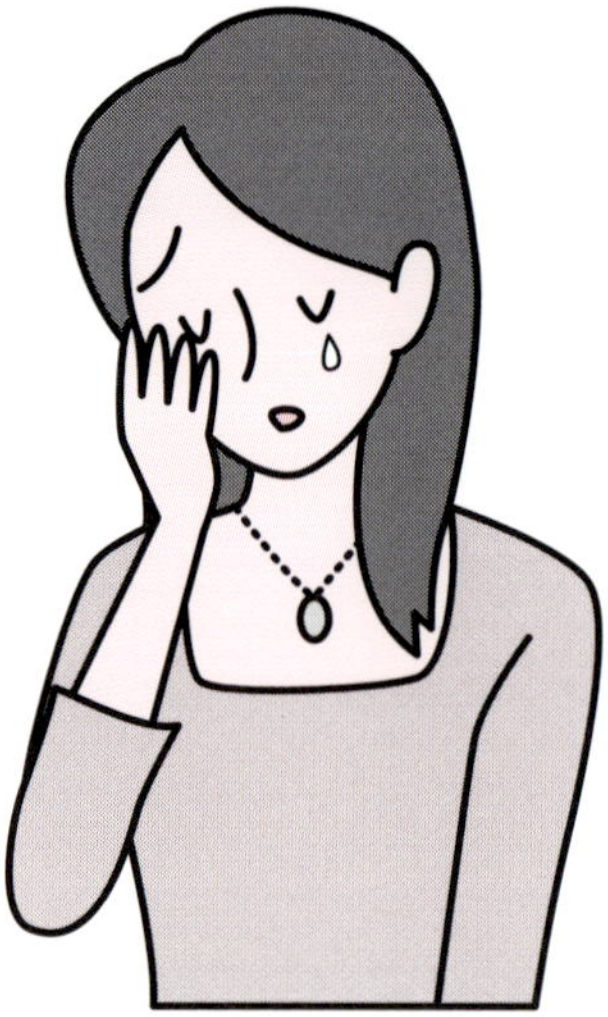

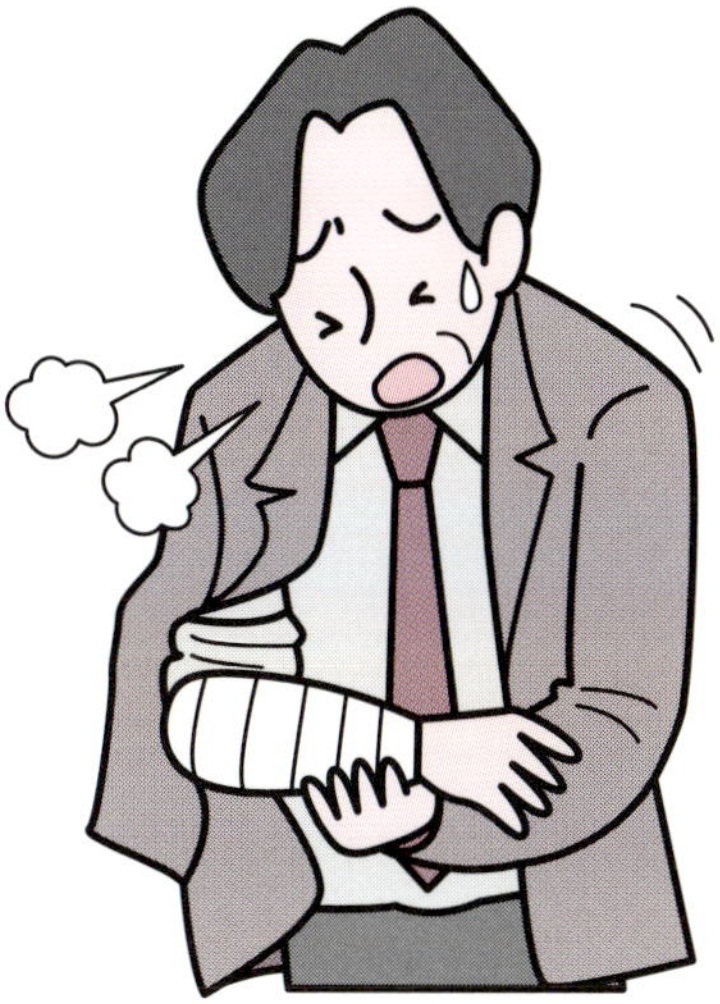

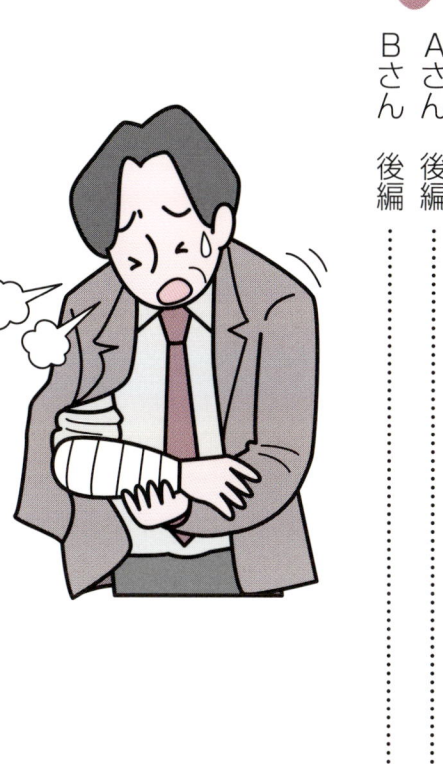

基礎知識①

パーソナリティは成熟していくもの

パーソナリティとは

その人特有の、特徴的で一貫性のある認知、感情、行動などの「あり方」を意味しています。以下のようなものも含む、総合的な概念です。

だれでも幼いころは自分が何者かもわかりませんが、発達につれて自己が確立し、自制心や適応力などが身についていきます。パーソナリティは、年齢や経験を経ることで成熟していくのです。

性格　　気質　　倫理観　　価値観

パーソナリティの成熟度をみてみると

アメリカの精神分析家カーンバーグは、人格の発達水準をみる尺度として、以下の5項目をあげています。5項目のうち何項目あてはまるか、というテストではないので、自分にあてはめてみようとすると、あいまいでわかりにくい面もあります。ただ、人をみるとき、無意識的に用いている尺度ともいえます。

1 過去から現在まで、人とけんかをしたが仲直りをしたというような経験がある。人の助けになった経験がある。他人の立場になって考えられる

たとえば

「お母さんはすぐに怒るけれど、怒るだけの理由があって無理もないな」などと思える

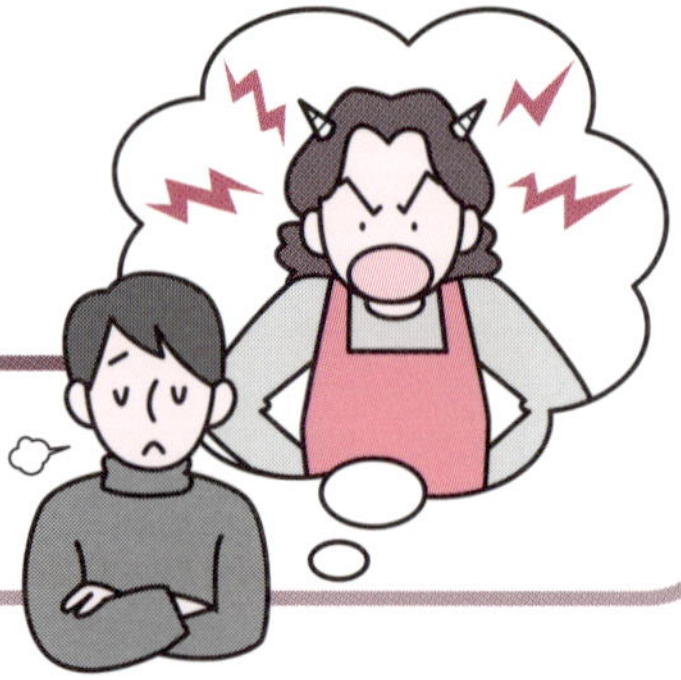

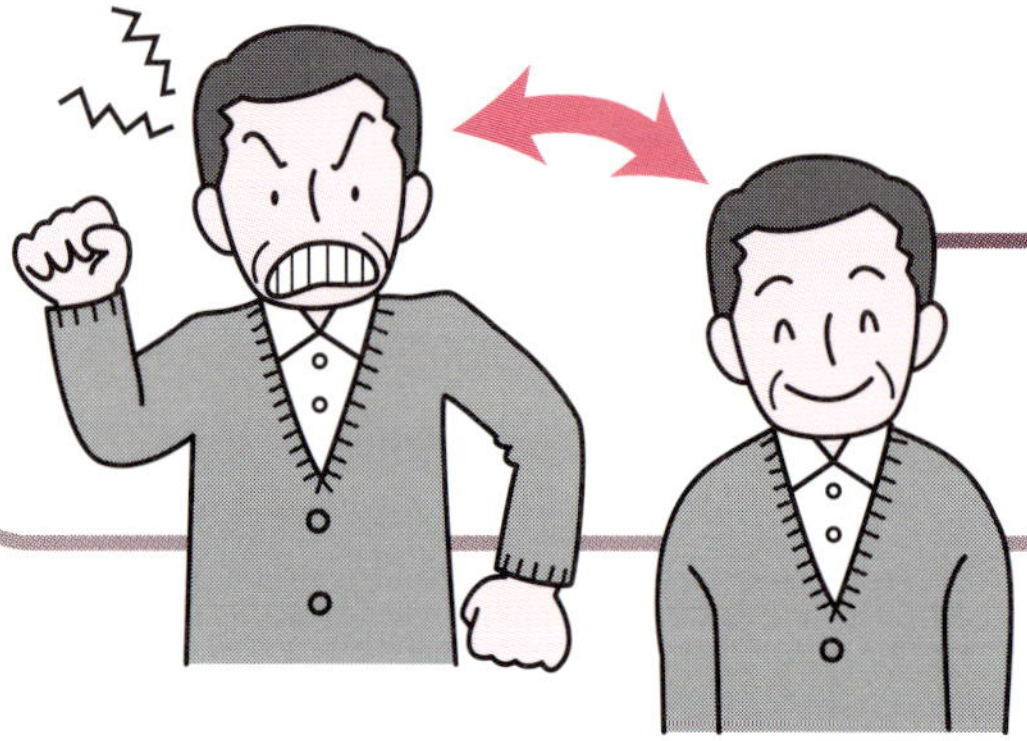

2 他者について、その人のいろいろな面を理解できる

たとえば

「お父さんはすぐに怒るけれど、やさしいところもあるな」などと思える

3 相手やものごとに対し、思いやりや罪悪感をもつことができる。
喪失や別れの体験を自分なりに切り抜けることができる

たとえば

大失恋をしたけれど、そのつらさをなんとかのりこえることができた

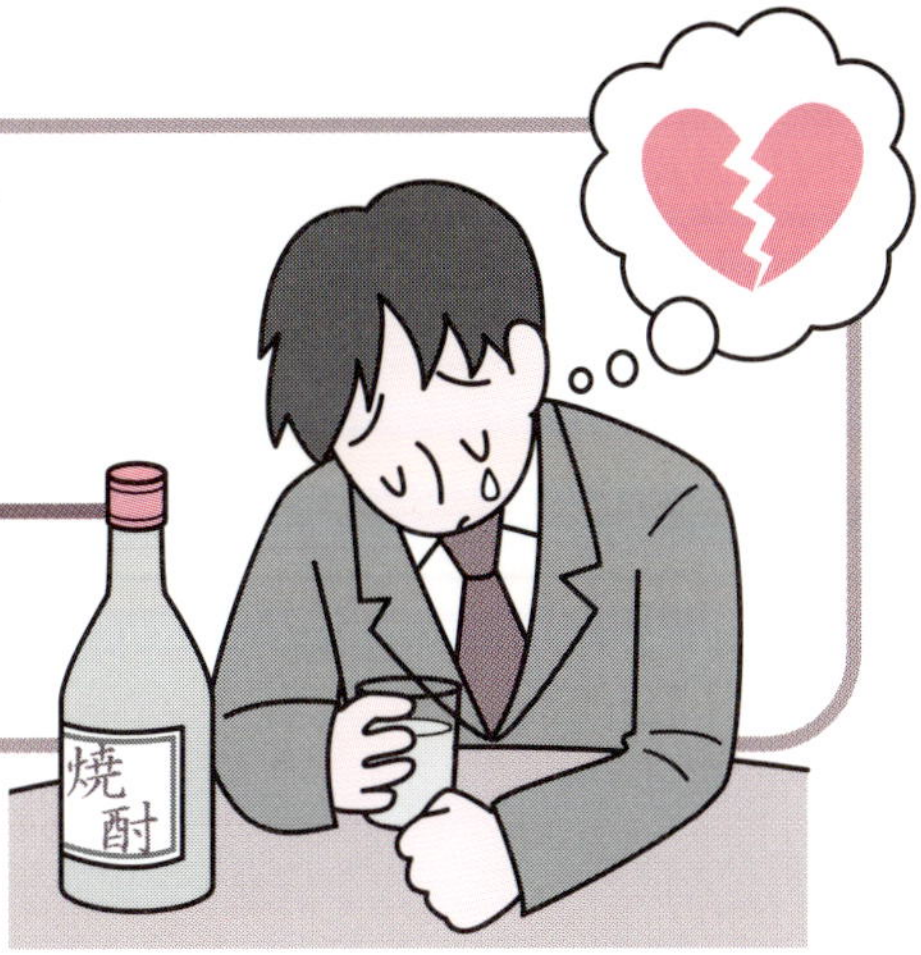

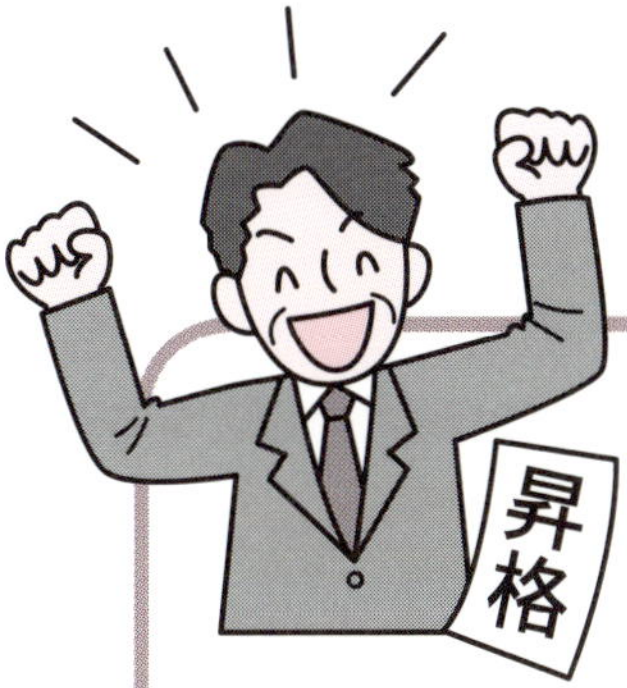

4 自分自身のいろいろな面を、認識している。
自分の理想と現実的な能力が一致している

たとえば

「出世できない自分は、やめるしかない無能な自分」などと極端なことを考えず、平社員としてふつうに働ける

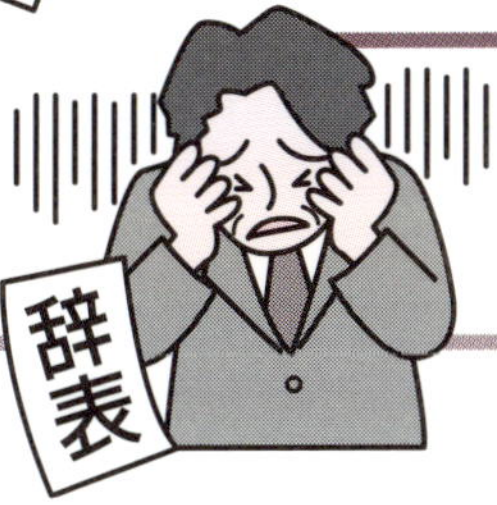

5 理想と現実が一致していないとき、実現させるために努力することができる

たとえば

合格がむずかしい大学を受験する場合、「受かるかも」と夢想して遊んでいないで、コツコツ勉強できる

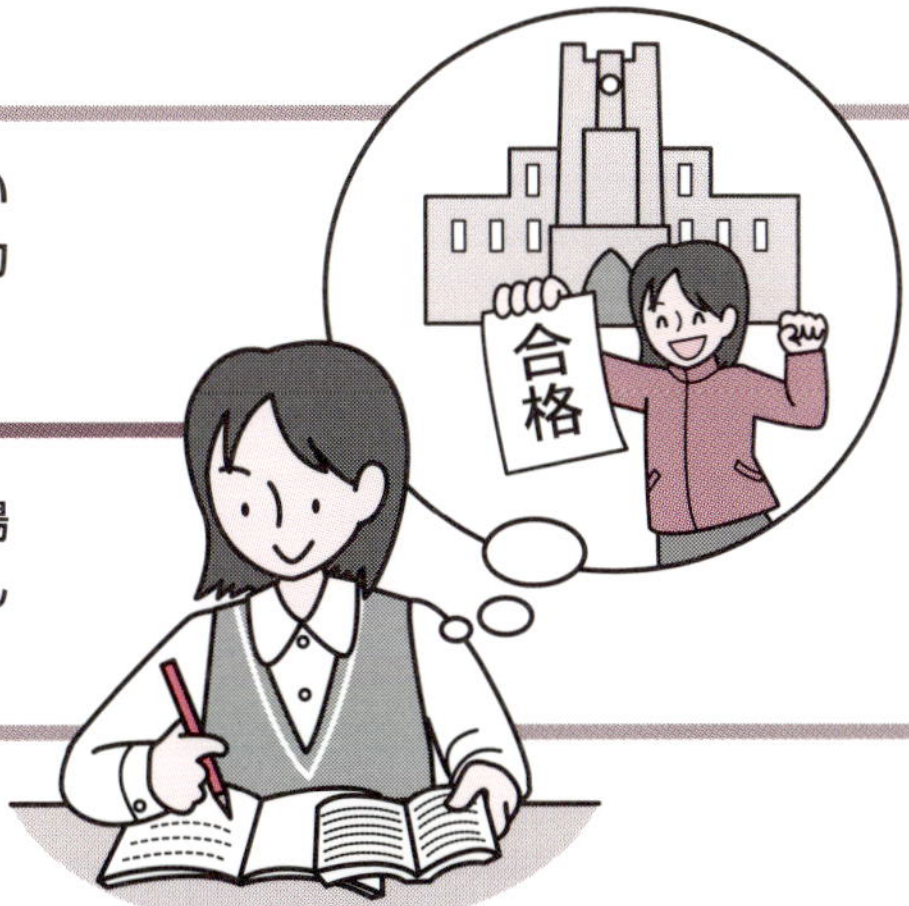

基礎知識②

パーソナリティが障害されるとは？

かつては「人格障害」といっていた

「人格」という言葉は、しっかりした人、尊敬に値する人といったような、ポジティブな語感をもっています。その「人格」が障害されているというと、単なる障害ではなく、その人自身まで否定されるようなニュアンスになるため、「人格障害」に代わって、「パーソナリティ障害」というようになりました。

ものごとを一面的にしかみられないことが特徴

ひとりの人間は、いろいろな面をもっています。また、日によって気分が変わったり、不安や心配をかかえることもあります。ところが、パーソナリティ障害のある人は、ものごとを常に同じようにしかみられません。ものごとや人間には、裏も表もあり、ネガティブな面もポジティブな面もあるということが、みえなくなっているのです。

個性と障害とは、どう違うのか？

パーソナリティ障害は、ものごとや相手の事情を察して共感することができないという特徴があります。けれども、なかには個性として「冷たい人」もいます。じつは個性と障害とを判別するのは、たいへんむずかしいことなのです。

もっとも考慮すべきは、おだやかで安定した社会生活を営むことができない点です。パーソナリティがいちじるしくかたよって固定しているために、本人や周囲の人に苦痛を与えたり、生活に支障をきたしている状態が続いている場合には、もはや「個性」とはいえないでしょう（P21参照）。

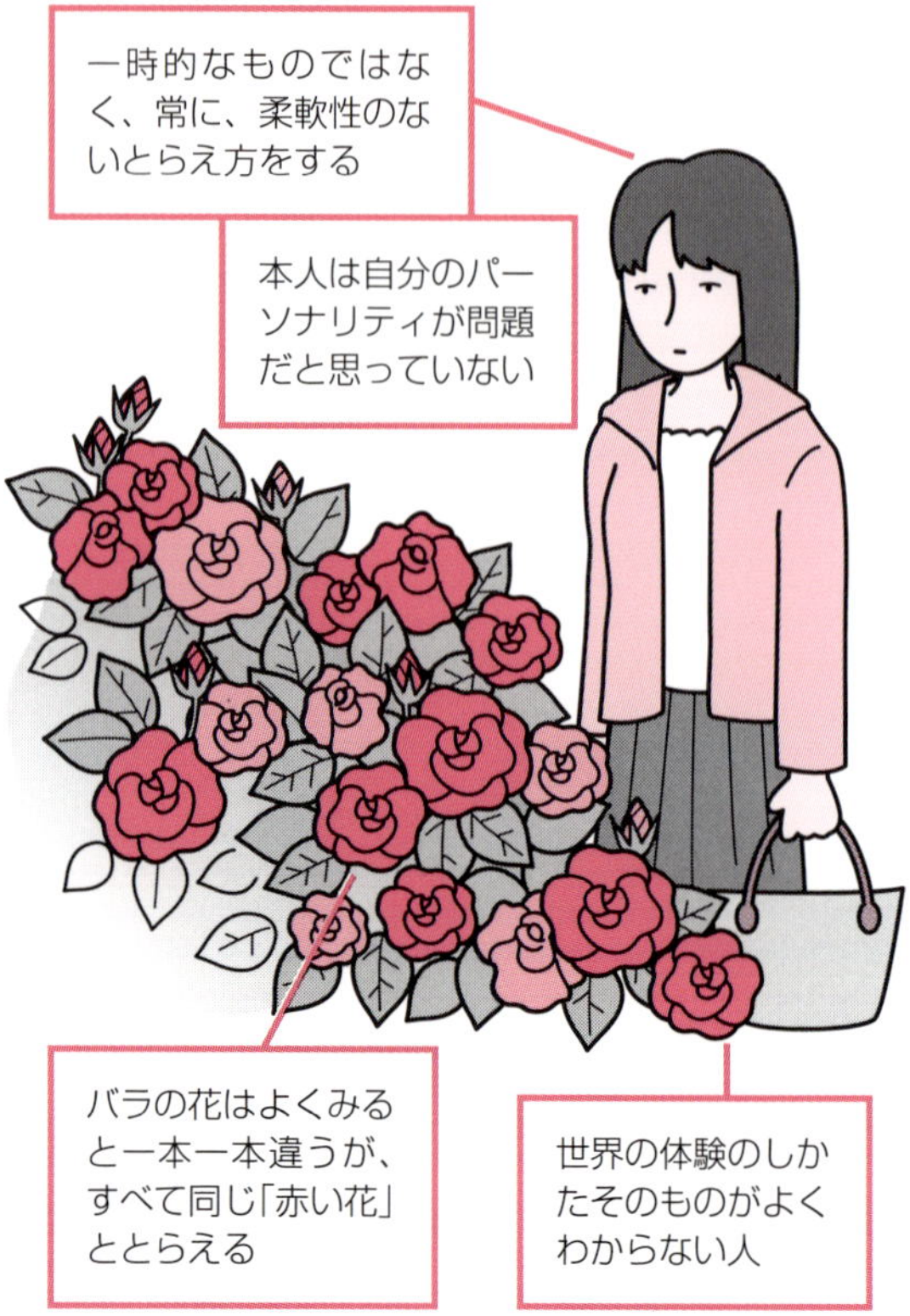
一時的なものではなく、常に、柔軟性のないとらえ方をする
本人は自分のパーソナリティが問題だと思っていない
バラの花はよくみると一本一本違うが、すべて同じ「赤い花」ととらえる
世界の体験のしかたそのものがよくわからない人

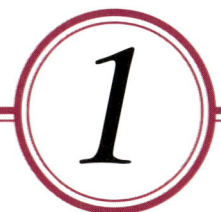

1

自己愛性パーソナリティ障害は「関係性」の障害

耳慣れない名称ですが、じつは少なくないのが
この自己愛性パーソナリティ障害です。
社会的に成功している人が、この障害をかかえていたり、
うつ病や夫婦の不和の奥に隠れている場合もあります。
まず、どのような障害なのか、みていきましょう。

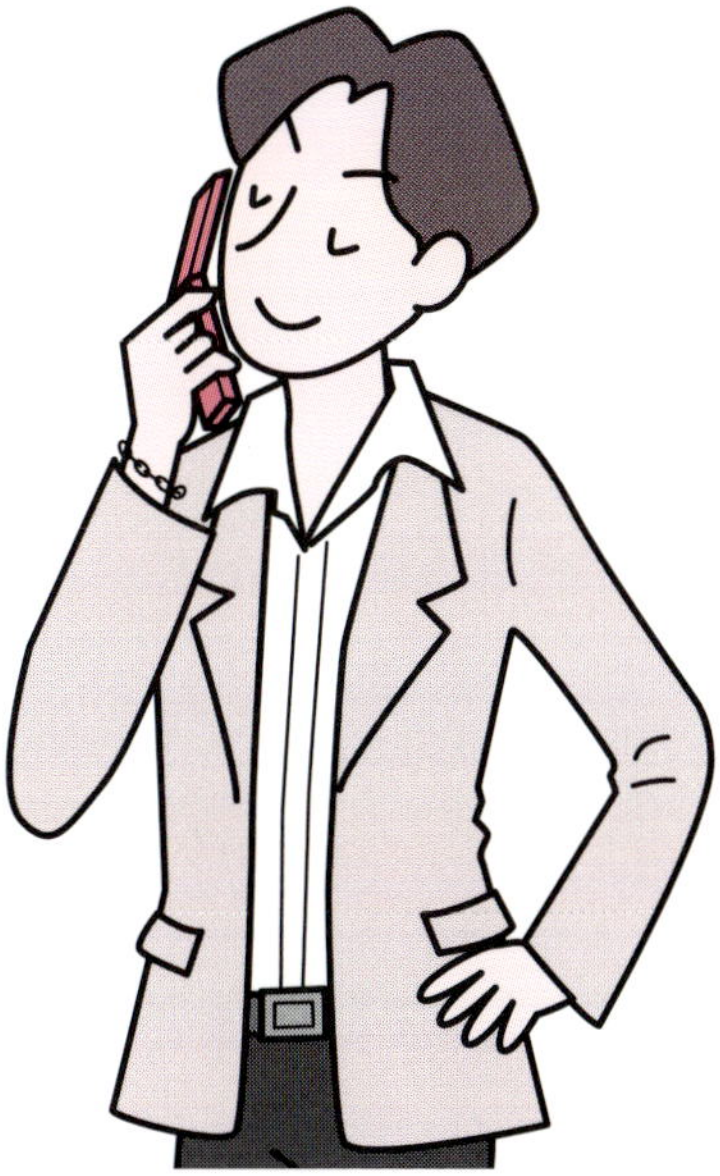

特徴

健康な人間関係を築けないという障害

他人の気持ちを思いやれず、自分だけしかみえない。そのために人間関係に問題が生じていく——それが自己愛性パーソナリティ障害をもつ人の特徴です。

他者を「人間」として認められない

考え方や感じ方、言動など「その人らしさ」を、パーソナリティといいます。パーソナリティ障害とは、そのパーソナリティゆえに、さまざまな困難が引き起こされる状態をさします。

いつでも自分のことばかり、他者を本当には愛せないというパーソナリティをもつ人がいます。そういう人は、他者もまた自分と同じようにさまざまな感情や考え方をもつ「人間」であると認められず、健康な人間関係を築くことができません。強すぎる自己愛ゆえに対人関係に問題をかかえるようになってしまう「自己愛性パーソナリティ障害」です。

人は関係性のなかで生きる

私たち人間は、人と人とのつながりのなかで生活しています。人間は、ひとりでは生きていけないのです。

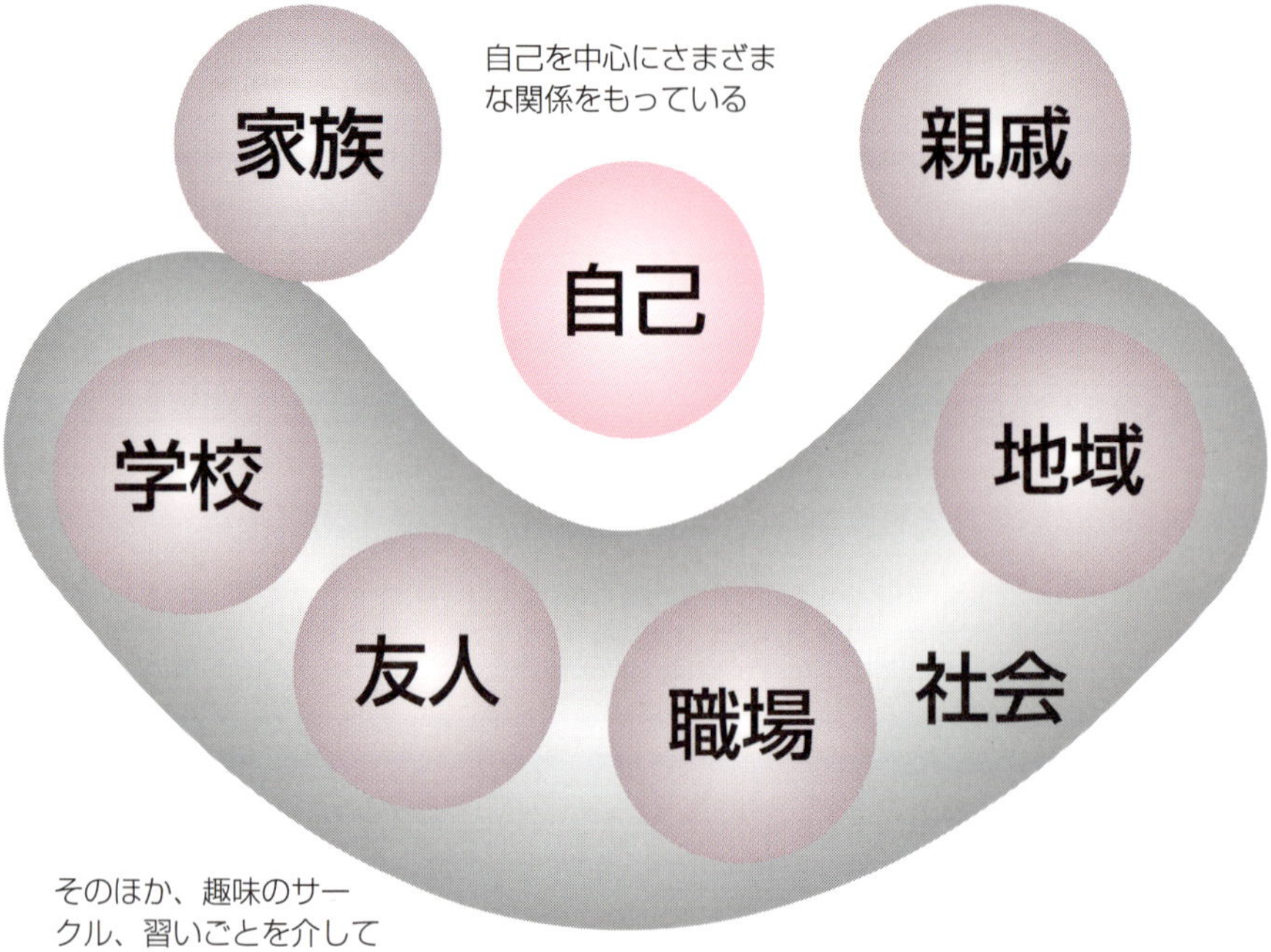

そのほか、趣味のサークル、習いごとを介しての「顔見知り」なども

自己愛性パーソナリティ障害の人は……

「自己愛性」という言葉から、いわゆるナルシストが連想されるかもしれませんが、自己愛の強さは過剰で、また、ワンパターンではありません。

自分に夢中のナルシストタイプ。はたからは「いやなヤツ」と思われることも

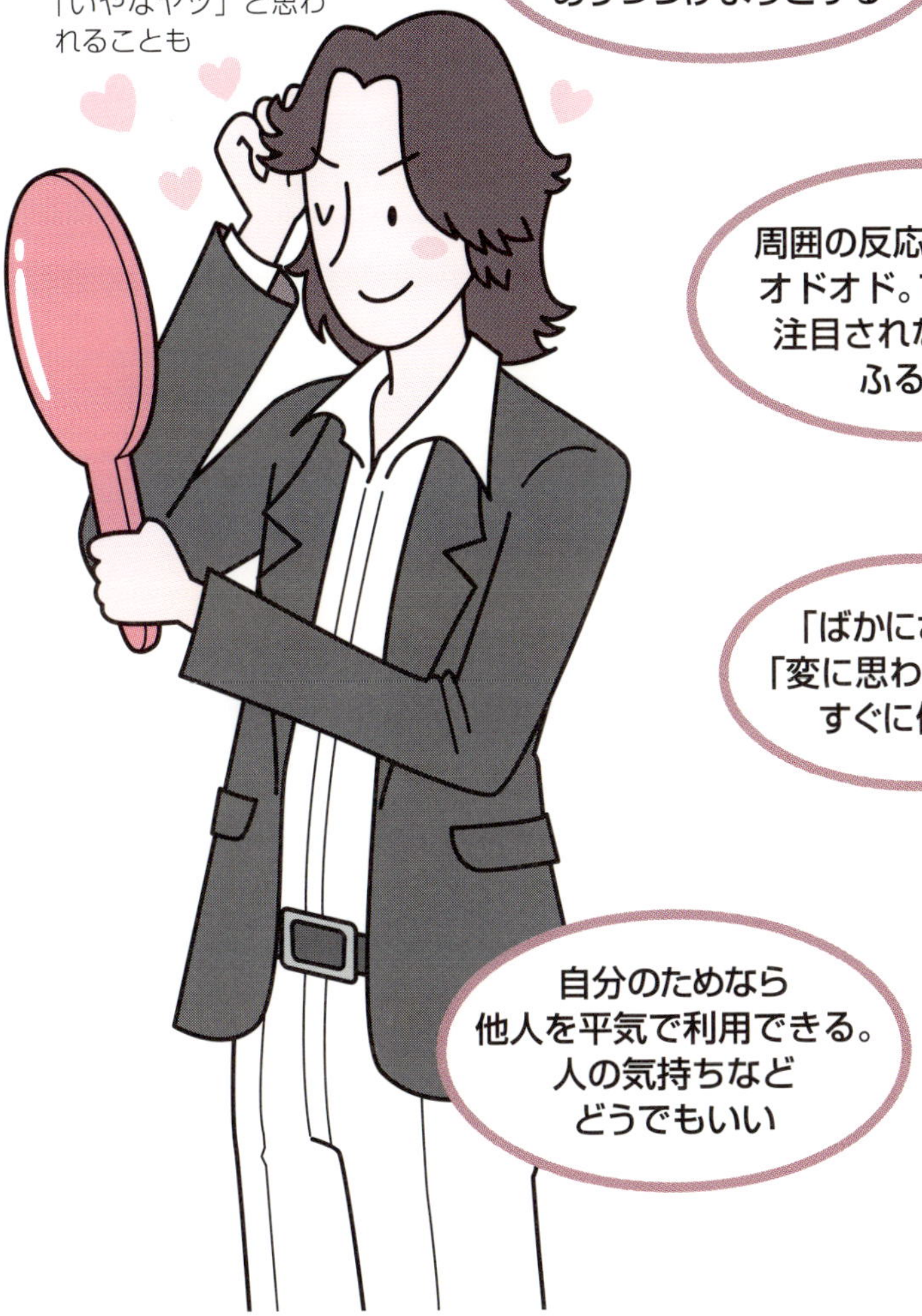
尊大で傲慢《ごうまん》、攻撃的。つねに注目の的でありつづけようとする
自分のためなら他人を平気で利用できる。人の気持ちなどどうでもいい

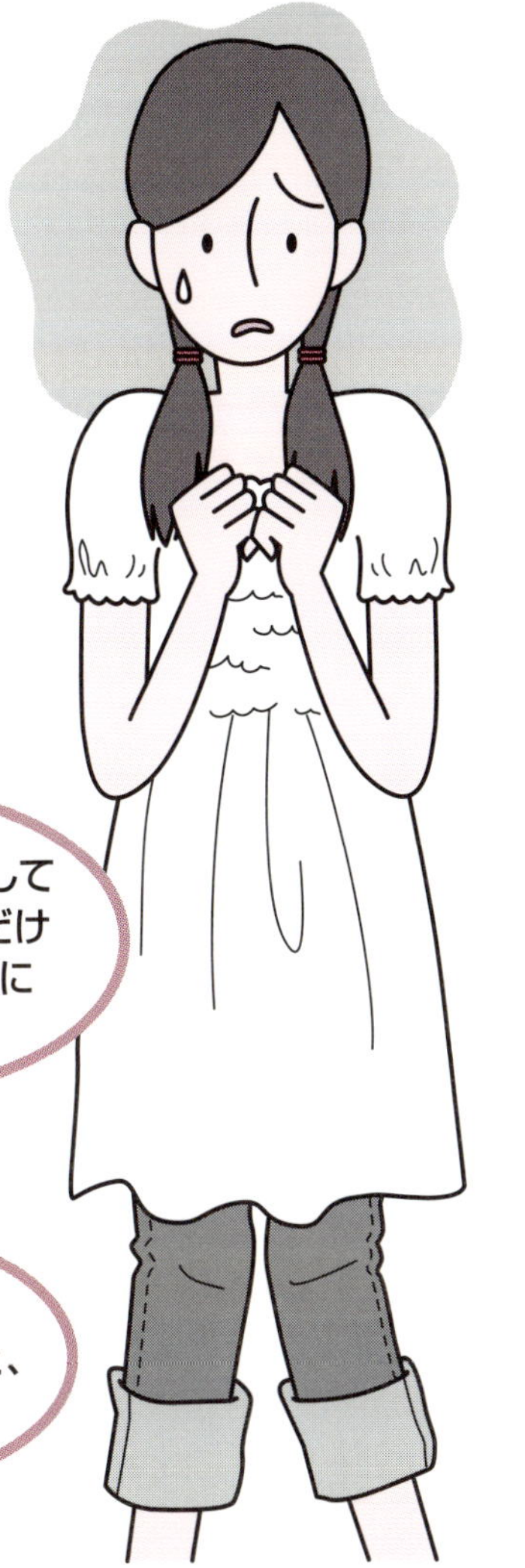
周囲の反応を気にしてオドオド。できるだけ注目されないようにふるまう
「ばかにされた」「変に思われた」と、すぐに傷つく

臆病で内気にみえるが、「本当の自分はすごい」という思いも見え隠れする

パーソナリティ障害のなかには、犯罪などに結びつきやすい傾向があるものもあるが、自己愛性パーソナリティ障害は、表面的には社会的にうまくやってきた「成功者」が多い

患者像

他人の気持ちに無関心。愛しているのは自分だけ

だれにでも、「他人より自分が大事」という思いはあるでしょう。ただ、自己愛性パーソナリティ障害の人の場合、他人にもそのような気持ちがあるなどと、想像しようともしません。

他人の気持ちを推し量れない

人はそれぞれに異なる感情や考え方をもつものです。だからこそ、良好な人間関係を成り立たせるためには、相手の気持ちを理解し、思いやることが必要とされます。

自己愛性パーソナリティ障害をもつ人は、それができません。目に入るのは自分の気持ちや考え方だけという状態で、他人がなにを感じ、どう考えているか、まったく頭にないのです。

共感性がないという特徴

他人の気持ちはおかまいなし、という他者への共感性のなさは共通でも、現れ方はいろいろ。心理学者のバーステンによると大きく4つのタイプに分けられます。

渇望型
他人は「自分」を支えるためだけに存在するととらえており、他人の賞賛、支持を過剰なまでに求める

妄想型
「自分がいちばん」という思いをゆるがすような現実は直視しない。他人に対して批判的で、疑り深い

操作型
都合のわるいことは無視。他人の行動や考え、感じ方を自分の思いどおりにしようと、巧みに仕向ける

男根型《だんこん》
自分に自信があり、活発で精力的。他人はどうでもよい存在とばかにしている。傲慢でうちとけにくい

患者数は

- 精神疾患をもつ人の2〜16%は、自己愛性パーソナリティ障害をあわせもつとされる
- 男性にやや多い
- さまざまな年齢層にみられるが、ほかのパーソナリティ障害（P24参照）にくらべ、中年層に多い

「ナルシスト」の語源

ナルキッソスの物語

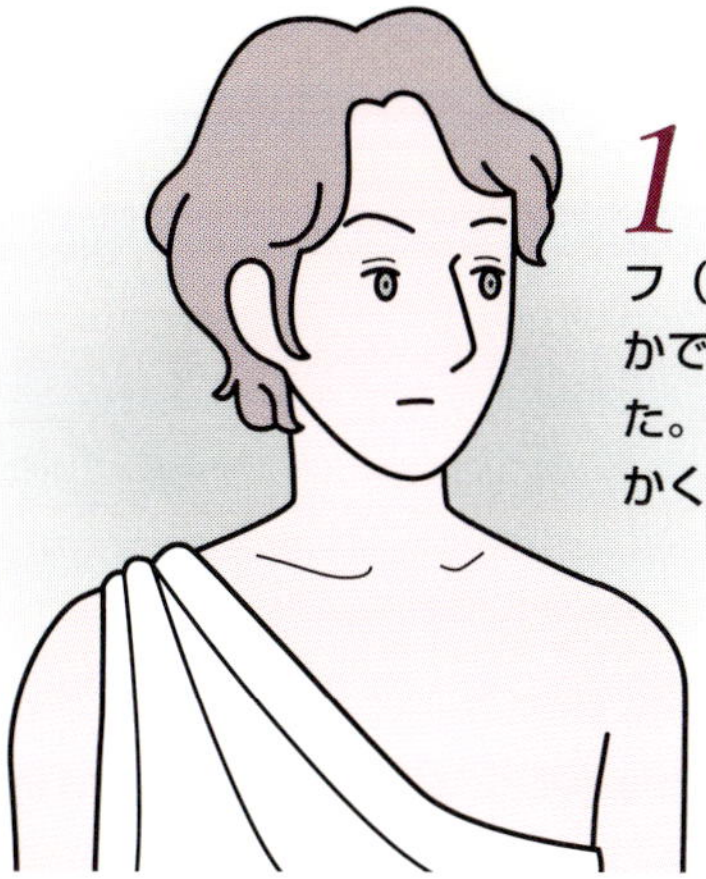

1 世にもまれなる美青年であるナルキッソスは、ニンフ（精霊）たちの憧れの的。なかでもエコーは彼に深く恋をした。エコーは他人の言葉じりしかくり返せない木霊《こだま》の化身

2 ナルキッソスの前に姿を現し、抱きつこうとしたエコーを、「おまえの思いどおりになるくらいなら、死んだほうがましだ」と、ナルキッソスは冷たく拒絶

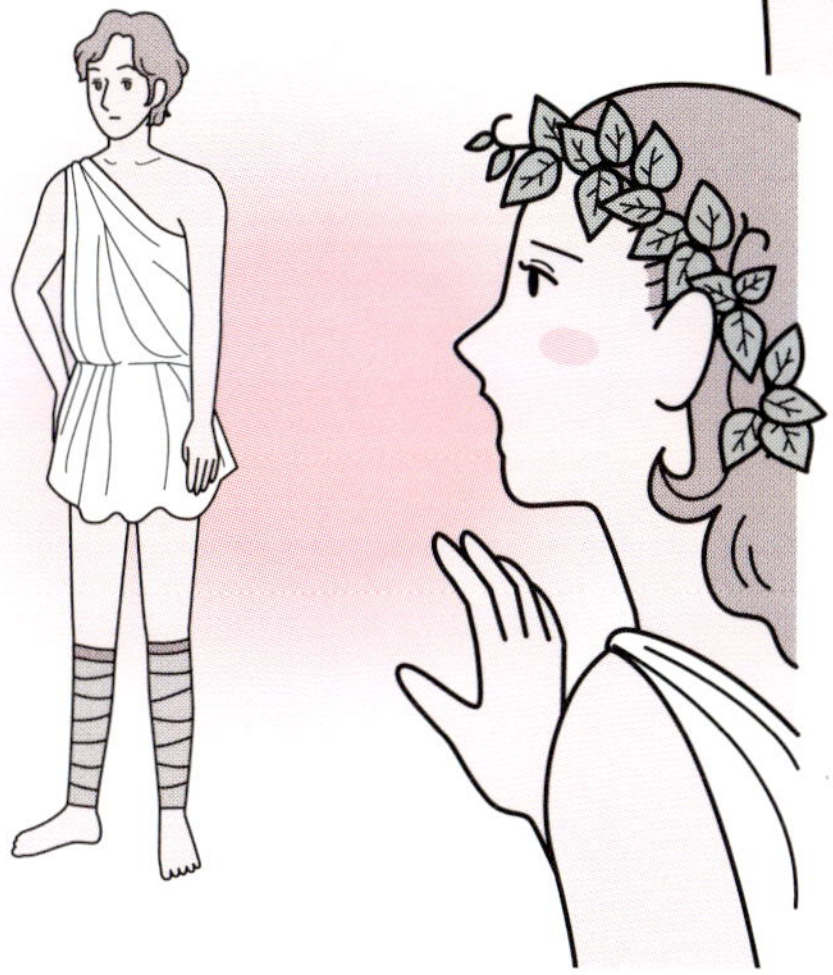

3 傷ついたエコーは森の洞窟にこもったまま衰弱し、やがて声だけの存在に。ニンフたちの訴えに、復讐の神はナルキッソスに報われない恋を経験するよう、呪いをかける

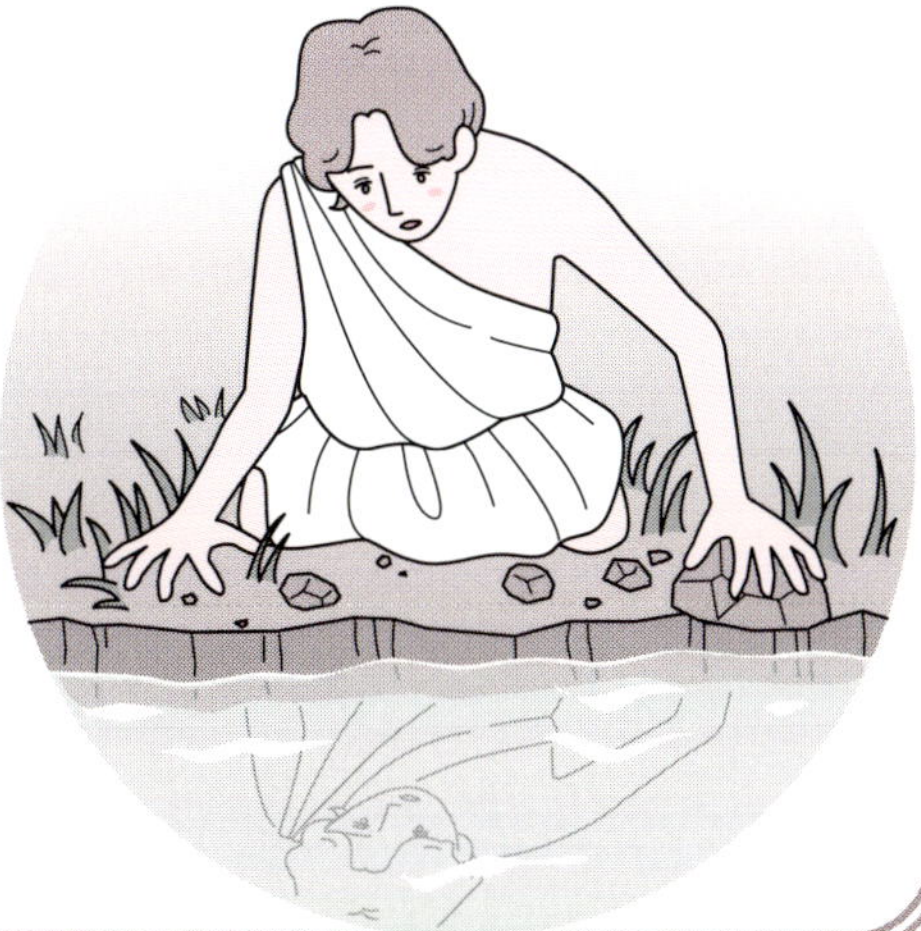

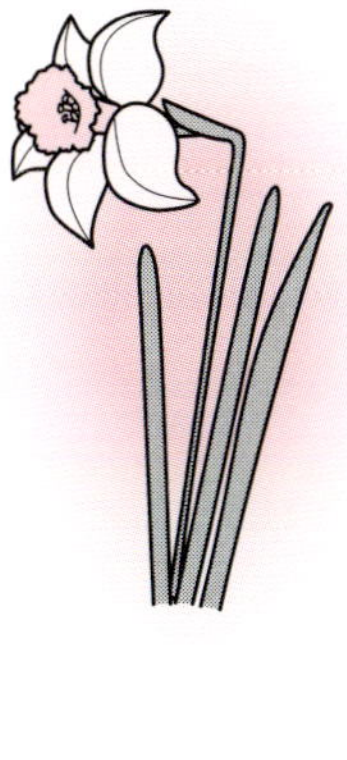

4 森の泉に映った美しい青年、つまり自分自身の鏡像に恋焦がれたナルキッソスは、水辺から離れられなくなり、やせ衰えて死んでしまう。あとには一輪の水仙が残っていた

現れ方

心の奥底にひそむ、強すぎる自己愛

自己愛が強すぎると自分のイメージばかりがふくらんでしまい、現実とのギャップに苦しむことが少なくありません。そのため、さまざまな心の病をかかえることもあります。

こんな病に共存している

いわゆる「心の病」には、自己愛性パーソナリティ障害があるがゆえに生じていると考えられるものもあります。

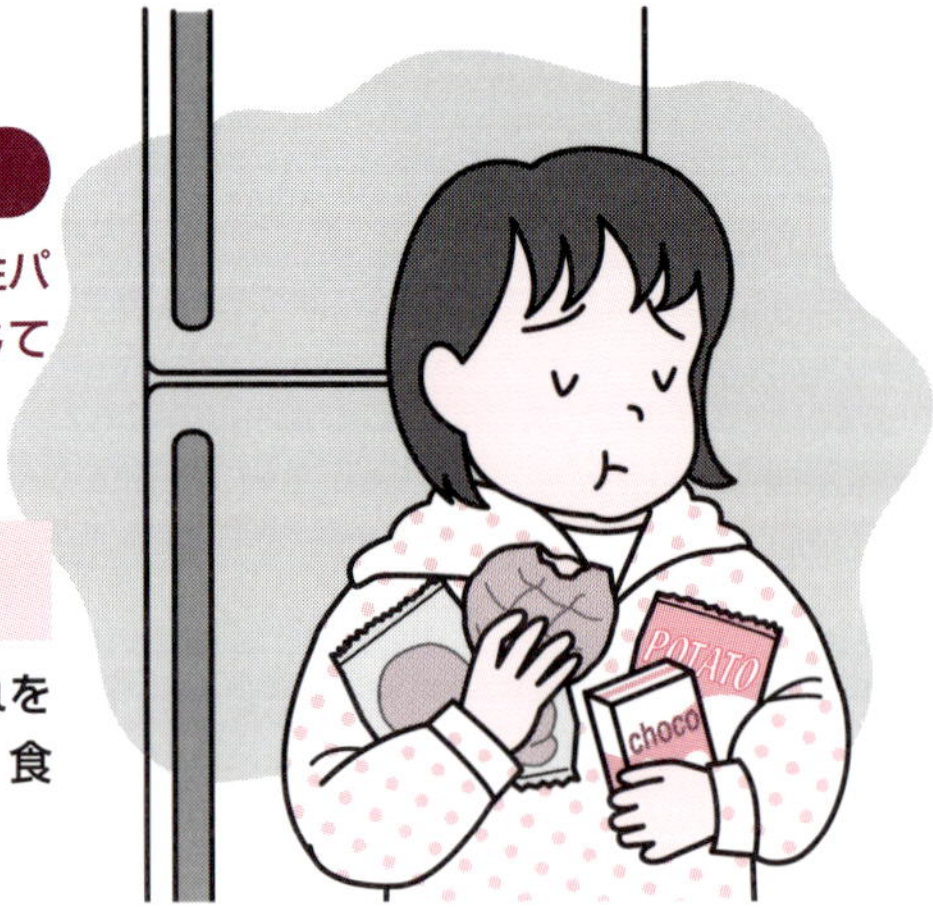

こんなに過食してしまう自分がいやになる

摂食障害

「やせている自分」を理想化し、それを維持することで優越感を得るために、食べては吐くという行為をくり返す

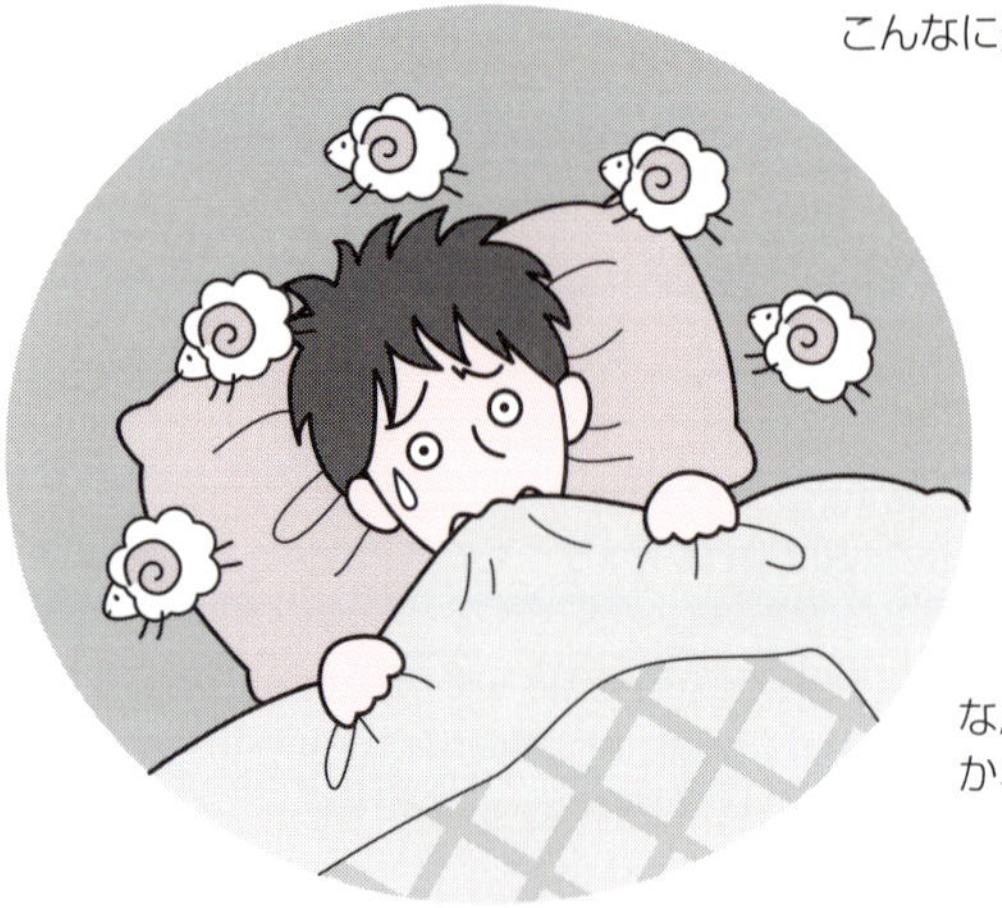

なんでこんなにうまくいかないのか、と思い出すにつけ眠れない

不眠症

対人関係の面で、自分の思いどおりにならないことも多く、ストレスでいっぱい。しばしば眠りに影響する

不安障害

自己イメージを傷つけるような反応をしていないか、過剰なまでに気にして、対人場面などで強い不安を覚える

パニック障害

突然、死の恐怖を感じるような不安に襲われる発作がくり返し起こる。発作への不安からさらに悪化することも

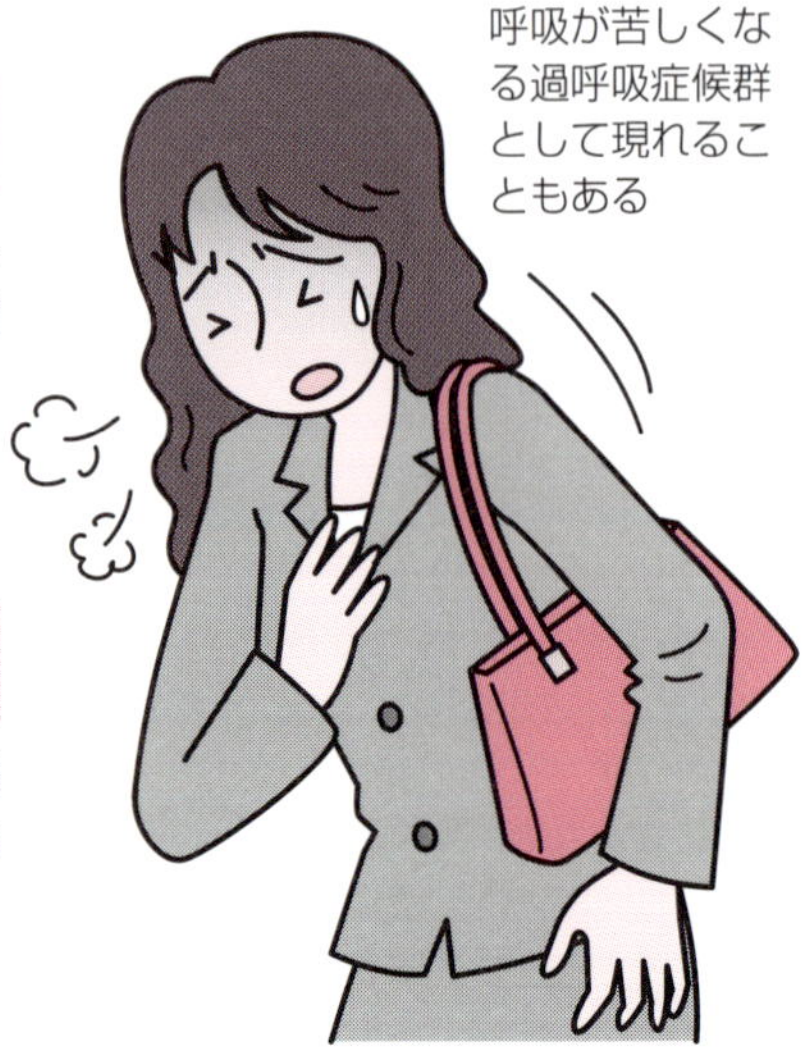

呼吸が苦しくなる過呼吸症候群として現れることもある

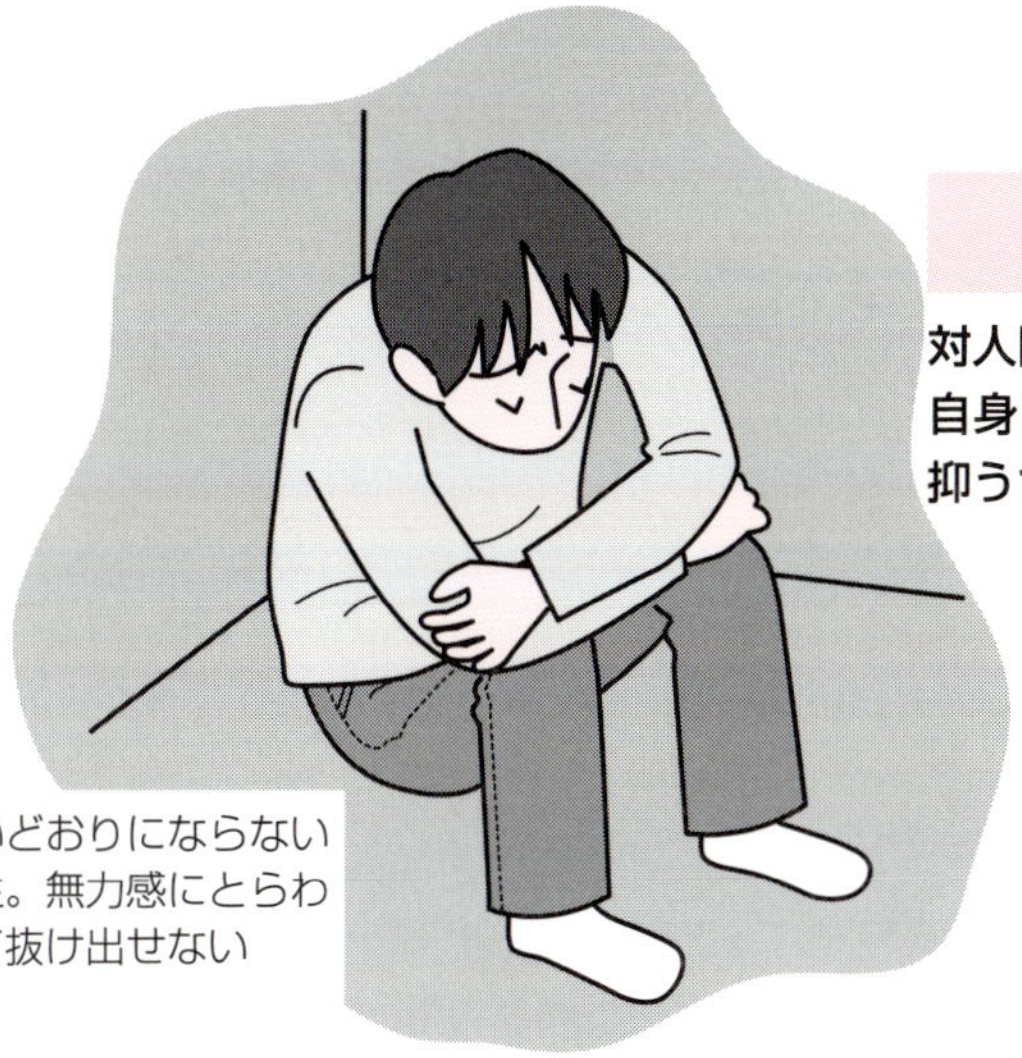

思いどおりにならない人生。無力感にとらわれて抜け出せない

うつ病

対人関係のトラブルが絶えず、自分自身、疲れきってしまう。無気力、抑うつに陥ることはよくある

うつ病とは

主要な気分障害のひとつ。深い憂うつ感が続き、なにに対しても興味がわかず、やる気が起きない状態。ときに自殺に結びつくおそれもある

気分変調性障害とは

比較的軽いうつ状態が、慢性的に続くもの。パーソナリティ障害とのかかわりがとくに強いとされる。気分障害のひとつ

自己愛性パーソナリティ障害で受診することはない

「自分は自己愛性パーソナリティ障害かもしれない」といって受診する患者さんは、まずいません。なにか具体的な悩みが生じないかぎり、自分のパーソナリティに疑問をもつことはないからです。

逆にいえば、心の病の奥にパーソナリティの障害がひそんでいる場合もあるということ。そこに気づかないと、いつまでも悩みが解消されないおそれもあります。

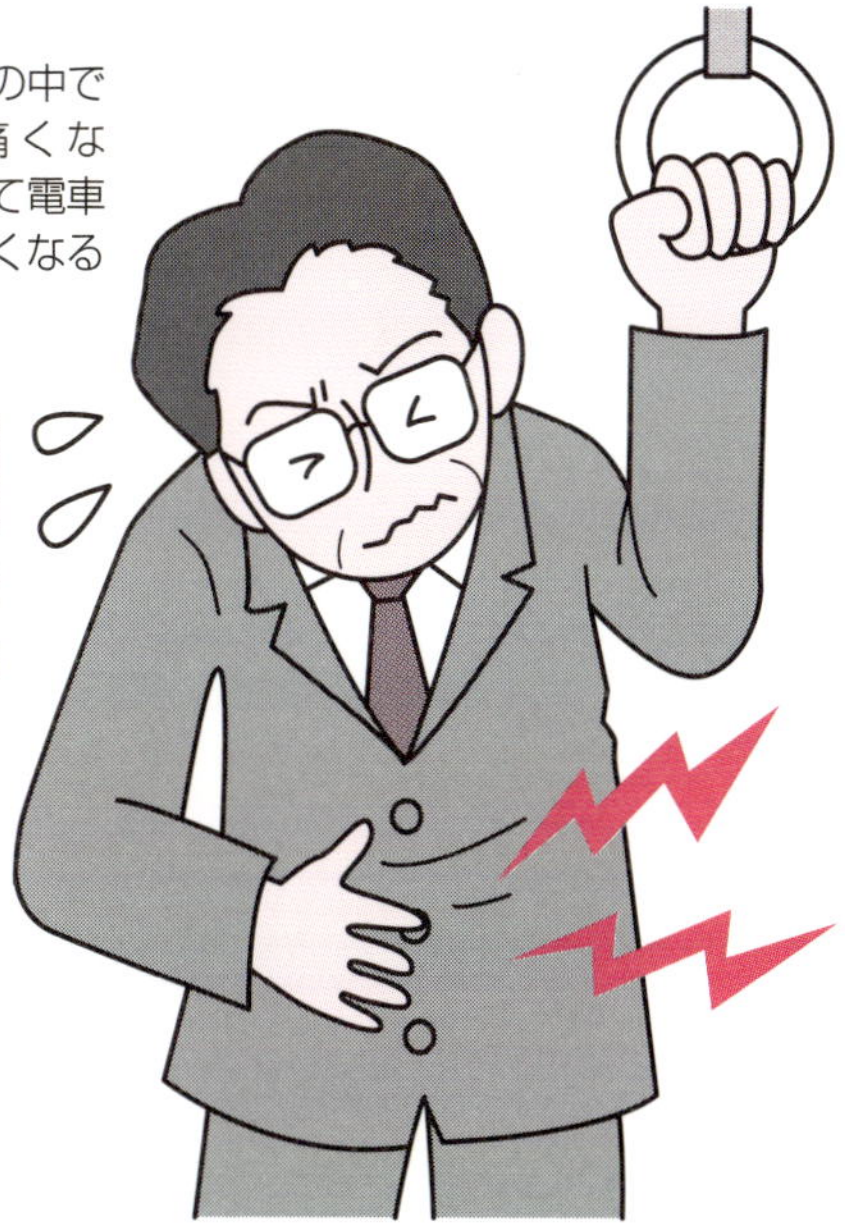

通勤電車の中で下腹が痛くなる。やがて電車に乗れなくなる人も

心身症

対人関係のストレスが体の症状となって現れたり、持病を悪化させたりすることもある

心身症とは

体の症状がでる病気ではあるが、心の問題が引き金になったり、悪化の原因になったりしていると考えられるもの

性格心身症とは

パーソナリティに問題があるため、ささいなストレスにも適応できず、体の症状の悪化につながってしまうタイプ

現れ方

共感できないため周囲と摩擦を起こしやすい

職場でも家庭でも、なぜかいつも人とぶつかってばかり。本人は不満でいっぱいですが、まわりの人にも相当なストレスを与える存在になりがちです。

職場での摩擦

上にはうまくとりいってそれなりに出世しても、多くの部下をうつ状態に追い込んでしまい、結局は左遷される——そんなパターンはよくあります。

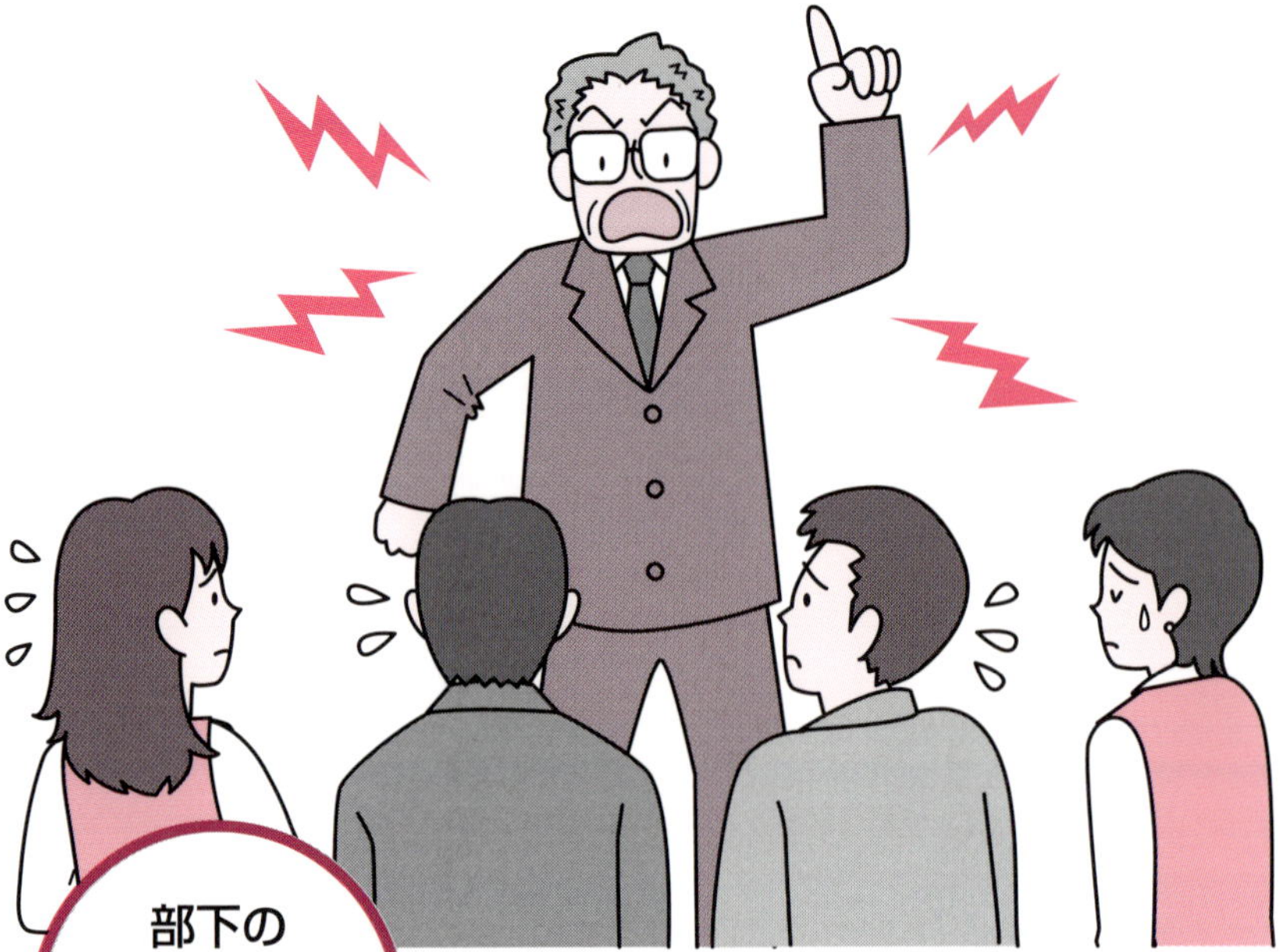

部下になったら最悪。とんでもないむちゃをしいられ、こき使われたうえ、手柄は平気で横取りされることもある

部下の気持ちや事情などまったく考えない

↓

職場のメンタルヘルスが保てない

人間関係がうまくいかない

互いに相手の気持ちを理解し、思いやることは、人間関係をうまく保つための基本です。

ところが、相手の気持ちを考えないのが自己愛性パーソナリティ障害の特徴。当然、人間関係はうまくいくはずがありません。しかも、その結果自分が苦しい立場に追い込まれても、なぜそうなるのか理解できないこともあります。

夫婦間の摩擦

「夫婦なのだから、自分の気持ちを満足させるようにふるまうのが当然」と、相手に自分のやり方をおしつけるため、夫婦関係は悪化しがちです。

自分の欲求ばかり言い、満たされないと相手を責め続けるため、相手はうんざり。愛想をつかされて離婚、というケースも

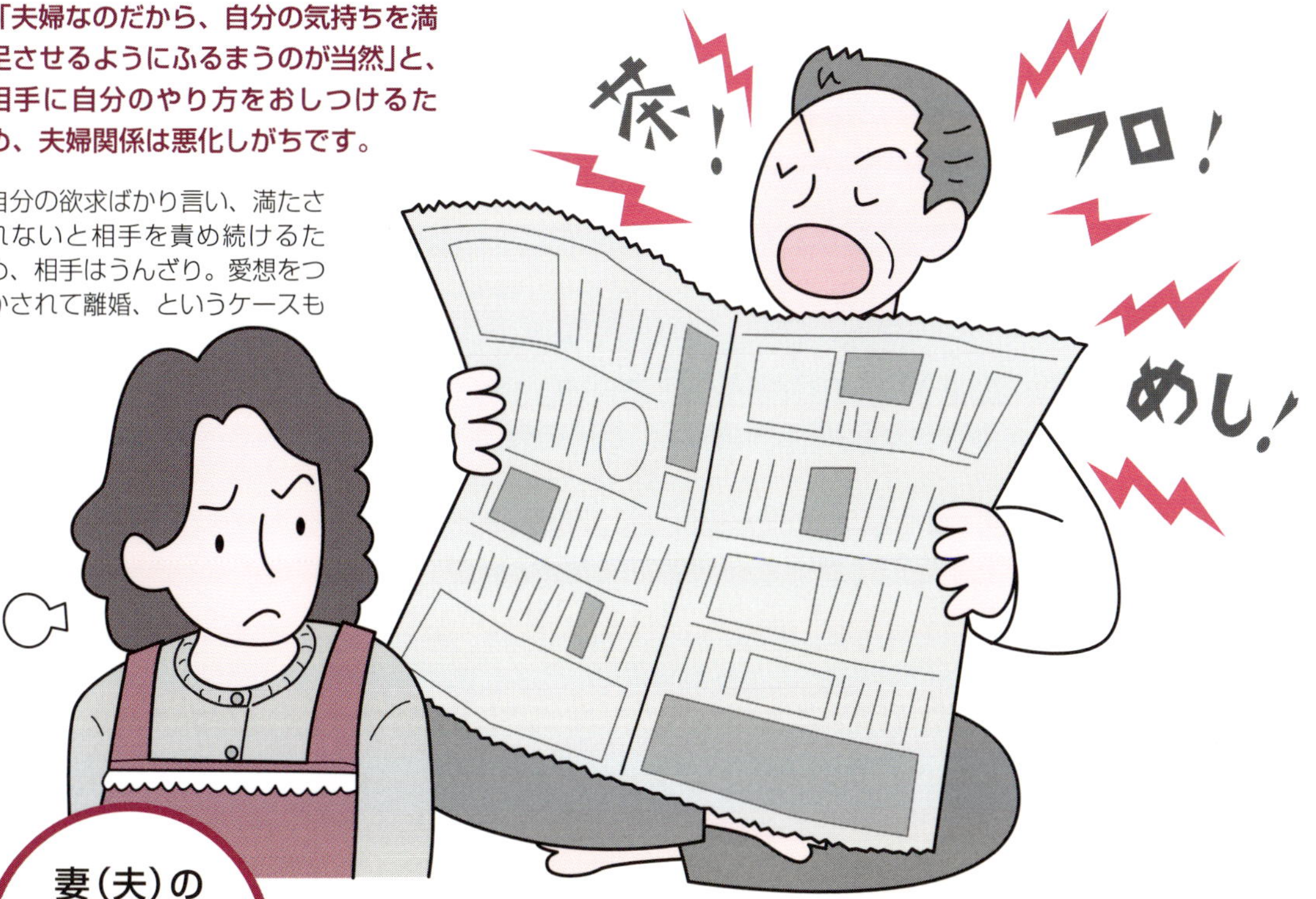

妻（夫）の気持ちなどまったく考えない

↓

夫婦関係がなりたたなくなる

こんな形でも現れる

パーソナリティの障害が生みだす摩擦は、自分自身に向かうこともあります。現れ方は違っても根っこにあるものは同じ、強すぎる自己愛です。

社会的ひきこもり

人間関係がうまく結べず、人とのかかわりを断とうとするため、社会生活が大きく制限されてしまう

リストカット

自分の手首や体などを刃物で傷つける行為をくり返す。とくに境界性パーソナリティ障害（P22参照）に近い人に多くみられる

タイプ

現れ方によって大きく二つのタイプに分けられる

かたや傲慢・不遜《ふそん》な精力家、かたや内気で過敏な臆病者。両極端にみえますが、その根本にあるものは同じです。

周囲を過剰に気にするタイプ

気にしているのは他者の目にうつった自分の姿です。内気にみえますが、尊大な自己イメージをもっています。

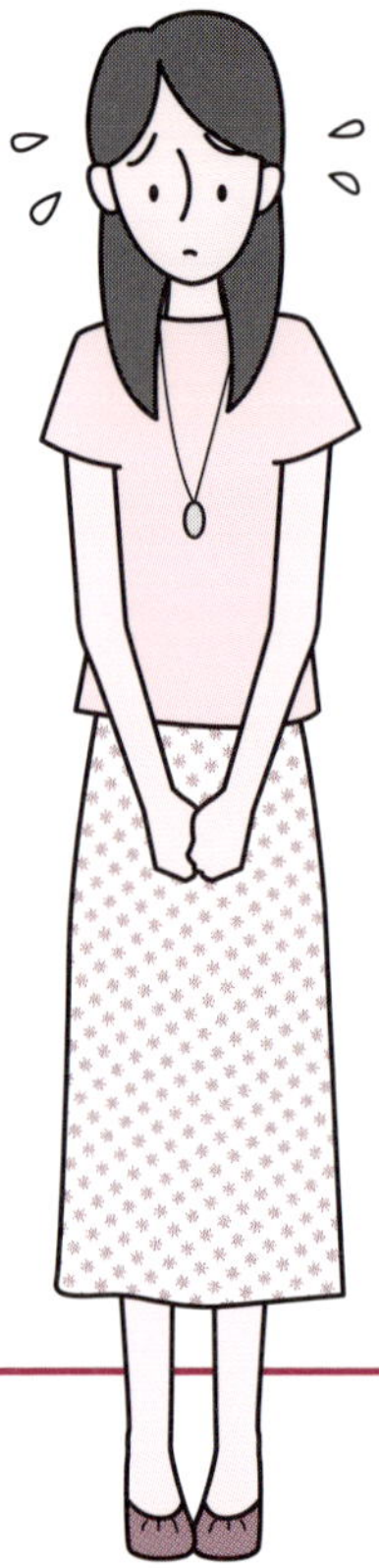

- 内気で恥ずかしがりや
- 自分を出さない
- 他者の反応に対して敏感
- 他者からの評価を気にする
- 注目の的になるのを避ける
- 傷つけられたと感じやすい

たとえば

『人間失格』（太宰治）の
葉蔵

他者の反応に過敏で、すぐに傷つく葉蔵ですが、自分には本当は才能があるという思いをもち続けています。過敏さと尊大さをあわせもつタイプの一例です。

一見しただけでは根本が同じとは思えない

強すぎる自己愛については、古くから研究されてきました。ただ、対人関係の面での障害として、「自己愛性パーソナリティ障害」という考え方が広まったのは、比較的

周囲を気にかけないタイプ

極端に自己中心的。他者からの賞賛を求めますが、他者への配慮はなく、傲慢・不遜な態度が目立ちます。

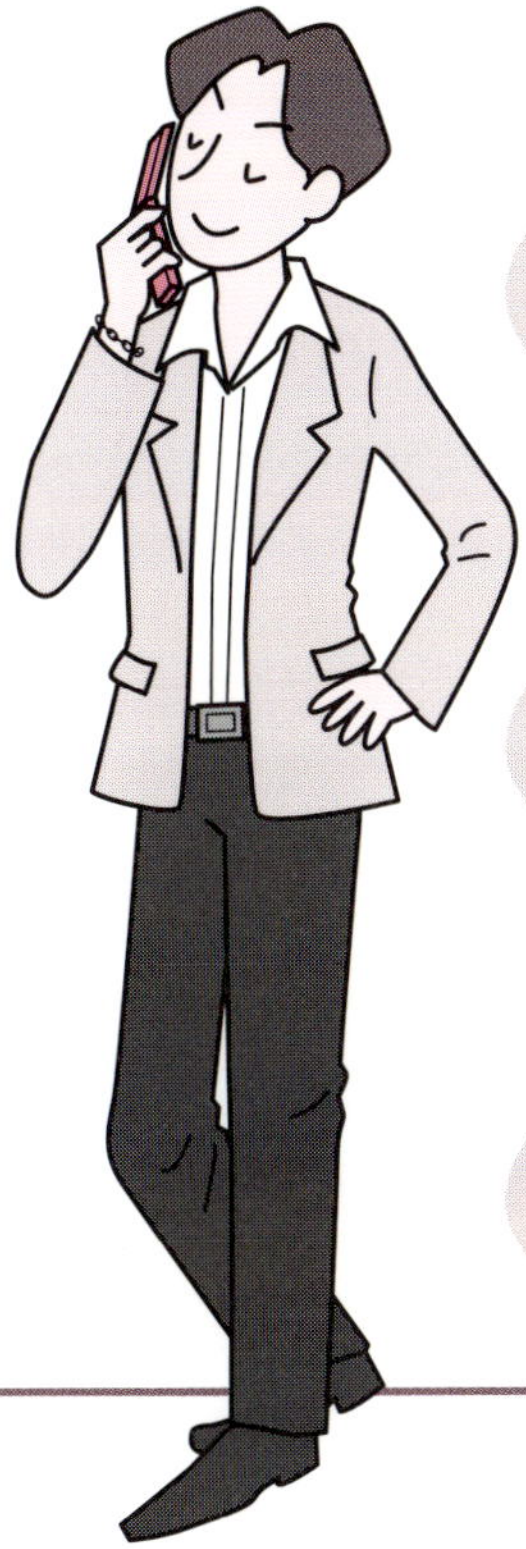

横柄で傲慢

自分に夢中

攻撃的

注目の的でないと気に入らない

他者の反応を気にしない

気持ちを傷つけられても平気そう

根本にあるもの

愛しているのは自分だけ

最近のことです。

自己愛性パーソナリティ障害は、同じ障害とは思えない両極端な現れ方をすることがあります。しかし、その根本にあるものは共通しています。強すぎる自己愛の延長としてしか、他者をとらえられないという点です。

また、現れ方は極端に違っても、尊大さの陰に劣等感があったり、内気にみえて尊大であったりと、同じ矛盾をかかえているという指摘もあります。

たとえば 『リア王』（シェイクスピア）の リア王

みえすいたお世辞と、真心をこめた言動の区別がつかず、孝行娘を勘当してしまうリア王。常に自分への賞賛を欲する自己愛性パーソナリティ障害の特徴が現れています。

参考：『こころのりんしょう à·la·carte』Vol.25　No.4より「パーソナリティ障害Q＆A集」関真粧美著部分（星和書店）

診断

最初から診断されることはほとんどない

自己愛性パーソナリティ障害は、行動や認識のパターンの問題であり、特有の症状があるわけではありません。そのため、すぐには診断がつかないのが一般的です。

「現れ方」から診断するのは困難

自己愛性パーソナリティ障害の人がかかえる問題は、さまざまな形で現れます。しかし、うつ病、パニック障害などと診断されるだけ。そこにあわせもっているパーソナリティの問題は見逃されてしまうことが少なくありません。

とくに、周囲を過剰に気にするタイプ（P18参照）の人は、よく使われている診断基準にはあてはまらないことも多く、なかなか診断がつかないこともあります。

自己愛性パーソナリティ障害の診断基準

パーソナリティ障害には、さまざまなタイプがあります。次のうち、5つ以上がみられる場合には、「自己愛性パーソナリティ障害」と診断されます。

□ **1.自己の重要性に関する誇大な感覚**
例：業績や才能を誇張する。十分な業績がないにもかかわらず、優れていると認められることを期待する

□ **2.限りない成功、権力、才気、美しさ、あるいは理想的な愛の空想にとらわれている**

□ **3.自分が「特別」であり、独特であり、他の特別なまたは地位の高い人達に（または団体で）しか理解されない、または関係があるべきだ、と信じている**

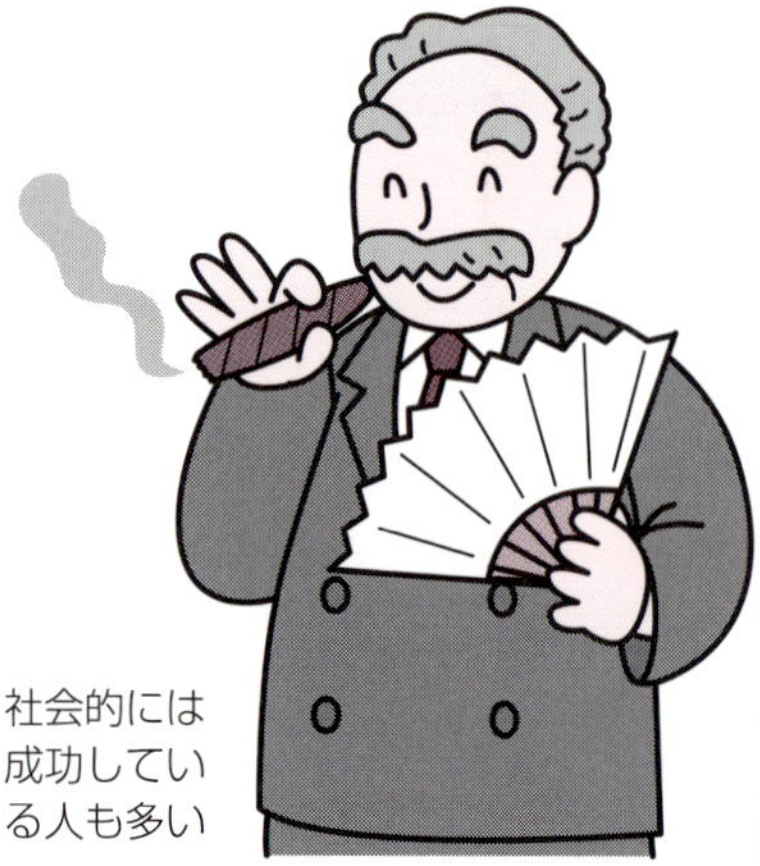

社会的には成功している人も多い

□
8.しばしば
他人に嫉妬する、
または他人が自分に
嫉妬していると
思い込む

□
4.過剰な賞賛を
求める

□
6.対人関係で
相手を不当に利用する、
つまり、自分自身の
目的を達成するために
他人を利用する

□
9.尊大で傲慢な行動、
または態度

□
5.特権意識、つまり、
特別有利な取り計らい、
または自分の期待に
自動的に従うことを
理由なく期待する

□
7.共感の欠如：
他人の気持ちおよび
欲求を認識しようとしない、
またはそれに
気づこうとしない

パーソナリティ障害の全般的診断基準

A.その人の属する文化から期待されるものより著しく偏った、内的体験および行動の持続的様式。この様式は以下の領域の2つ（またはそれ以上）の領域に現れる。
⑴ 認知（すなわち、自己、他者、および出来事を知覚し解釈する仕方） ⑵ 感情性（すなわち、情動反応の範囲、強さ、不安定性、および適切さ） ⑶ 対人関係機能 ⑷ 衝動の制御

B.その持続的様式は柔軟性がなく、個人的および社会的状況の幅広い範囲に広がっている。

C.その持続的様式が、臨床的に著しい苦痛、または社会的、職業的、または他の重要な領域における機能の障害を引き起こしている。

D.その様式は安定し、長期間続いており、その始まりは少なくとも青年期または成人期早期にまでさかのぼることができる。

E.その持続的様式は、他の精神疾患の表れ、またはその結果ではうまく説明されない。

F.その持続的様式は、物質（例：乱用薬物、投薬）または一般身体疾患（例：頭部外傷）の直接的な生理学的作用によるものではない。

『DSM-Ⅳ-TR　精神疾患の分類と診断の手引　新訂版』による（P22も同じ）

診断

自己愛性か境界性かの区別はむずかしい

「境界例」「ボーダーライン」などといわれる「境界性パーソナリティ障害」は、自己愛性パーソナリティ障害と似た点が多く、明確には区別できないこともあります。

境界性パーソナリティ障害と診断されることが多い

境界性パーソナリティ障害は、自己中心的で、対人関係での問題から情緒不安をまねく点など、自己愛性と共通する点が多くあります。診療の現場では、自己愛性との区別はむずかしく、境界性と診断されることが多いのが現状です。

ある程度の時間をかけないと、医師でも診断はむずかしい

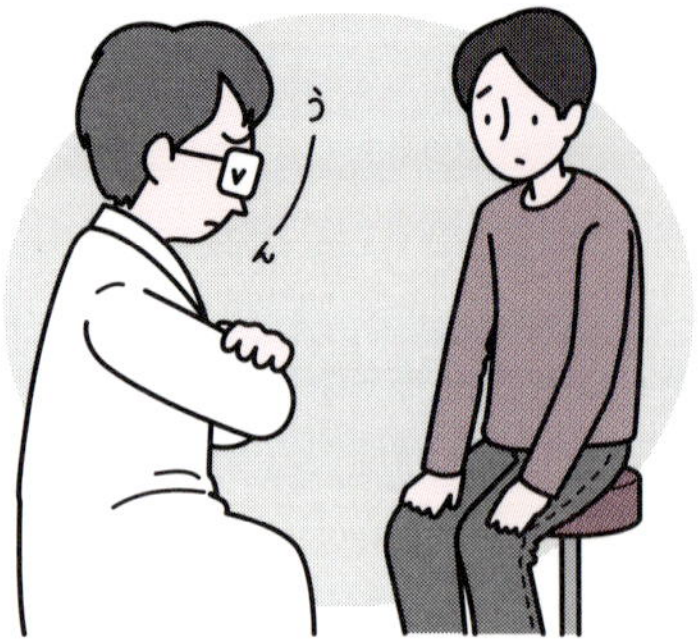

境界性パーソナリティ障害の診断基準

対人関係、自己像、感情の不安定および著しい衝動性の広範な様式で、成人期早期までに始まり、種々の状況で明らかになる。以下のうち5つ（またはそれ以上）によって示される。

(1) 現実に、または想像の中で見捨てられることを避けようとするなりふりかまわない努力
(2) 理想化とこき下ろしとの両極端を揺れ動くことによって特徴づけられる、不安定で激しい対人関係様式
(3) 同一性障害：著明で持続的な不安定な自己像または自己感
(4) 自己を傷つける可能性のある衝動性で、少なくとも2つの領域にわたるもの（例：浪費、性行為、物質乱用、無謀な運転、むちゃ食い）
(5) 自殺の行動、そぶり、脅し、または自傷行為の繰り返し
(6) 顕著な気分反応性による感情不安定性（例：通常は2〜3時間持続し、2〜3日以上持続することはまれな、エピソード的に起こる強い不快気分、いらだたしさ、または不安）
(7) 慢性的な空虚感
(8) 不適切で激しい怒り、または怒りの制御の困難（例：しばしばかんしゃくを起こす、いつも怒っている、取っ組み合いの喧嘩を繰り返す）
(9) 一過性のストレス関連性の妄想様観念または重篤な解離性症状

子どもを虐待する親にみられることも

子どもへの虐待は、悲惨な、あってはならないことですが、現実にはあとをたちません。

虐待する親のなかには、パーソナリティに問題があると考えられる人も少なからずいます。彼らは自己愛が強い一方で、「自分」への評価は低いという傾向があります。自分自身が愛情や満足を得たいという気持ちが強いうえに、精神的に未成熟で不安定な状態にあり、欲求が満たされないことにがまんできません。

虐待する親の多くは、自身、虐待された経験をもっています。思いどおりにいかない事態に直面すると、子どもと自分自身との関係を、自分と自分の親の関係と同一視し、衝動的な暴力が子どもに向かってしまうのです。

自己愛性と境界性の比較

2つのパーソナリティ障害には、共通する点が多いとはいえ、違いもあります。また、ひとりの人が、両方の特徴をあわせもつ場合もあります。

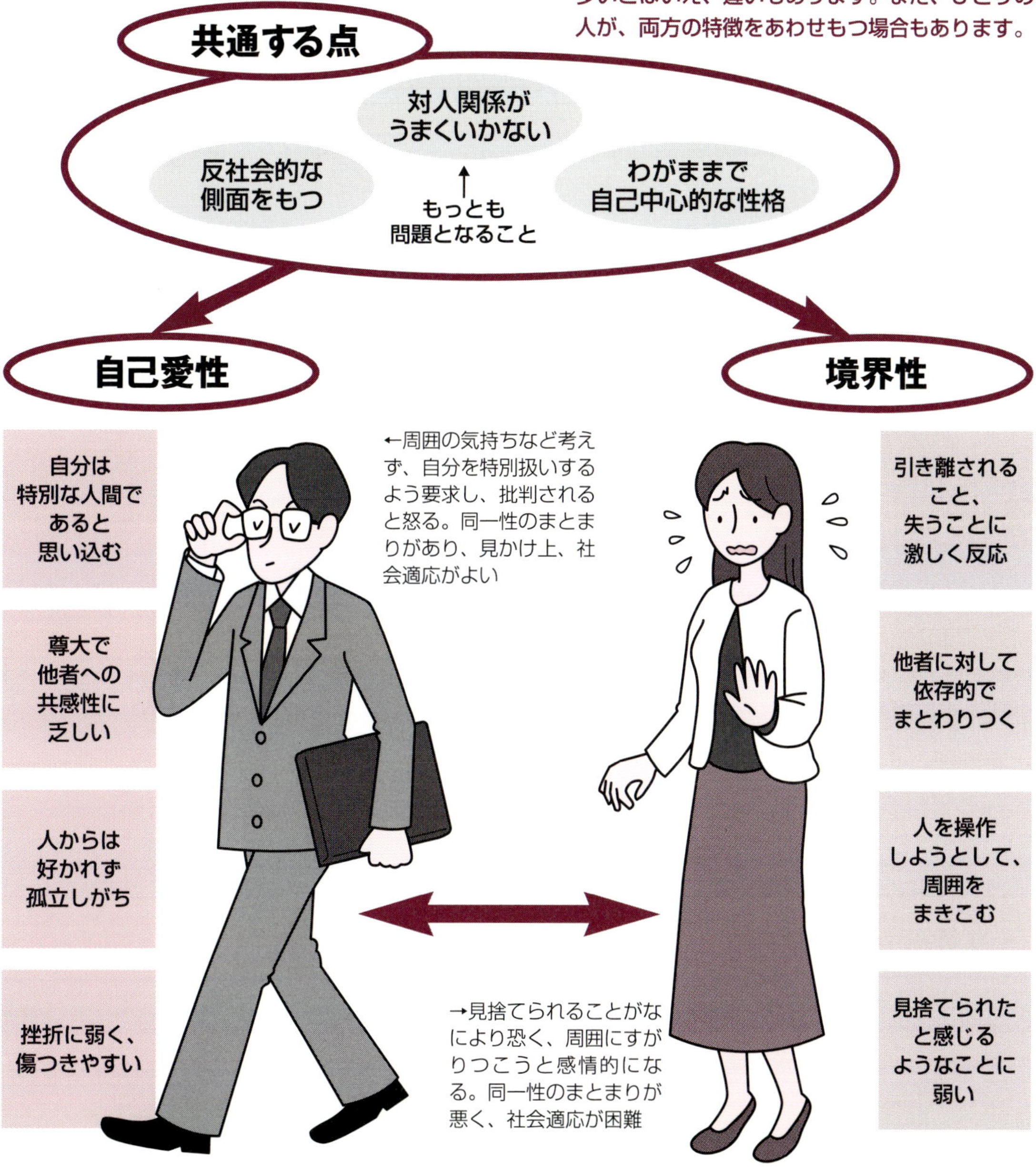

共通する点
対人関係がうまくいかない
反社会的な側面をもつ
わがままで自己中心的な性格
もっとも問題となること
自己愛性
境界性
自分は特別な人間であると思い込む
尊大で他者への共感性に乏しい
人からは好かれず孤立しがち
挫折に弱く、傷つきやすい
←周囲の気持ちなど考えず、自分を特別扱いするよう要求し、批判されると怒る。同一性のまとまりがあり、見かけ上、社会適応がよい
→見捨てられることがなにより恐く、周囲にすがりつこうと感情的になる。同一性のまとまりが悪く、社会適応が困難
引き離されること、失うことに激しく反応
他者に対して依存的でまとわりつく
人を操作しようとして、周囲をまきこむ
見捨てられたと感じるようなことに弱い

関連疾患

自己愛性以外のパーソナリティ障害との関連は

パーソナリティ障害は、自己愛性、境界性を含めて10のタイプに分類されています。ただし、その区分けは明確なものではありません。

はっきりと線引きできるものではない

パーソナリティのかたよりの傾向によって、さまざまなタイプに分類されているパーソナリティ障害ですが、いずれも明確に線引きできるものではありません。かたよりは連続的なものだからです。

パーソナリティ障害のレベルと合併症

パーソナリティ障害は「病気」としてとらえられるものではありませんが、本人の苦痛や心の病、あるいは社会的な問題をもたらしやすい精神状態といえます。

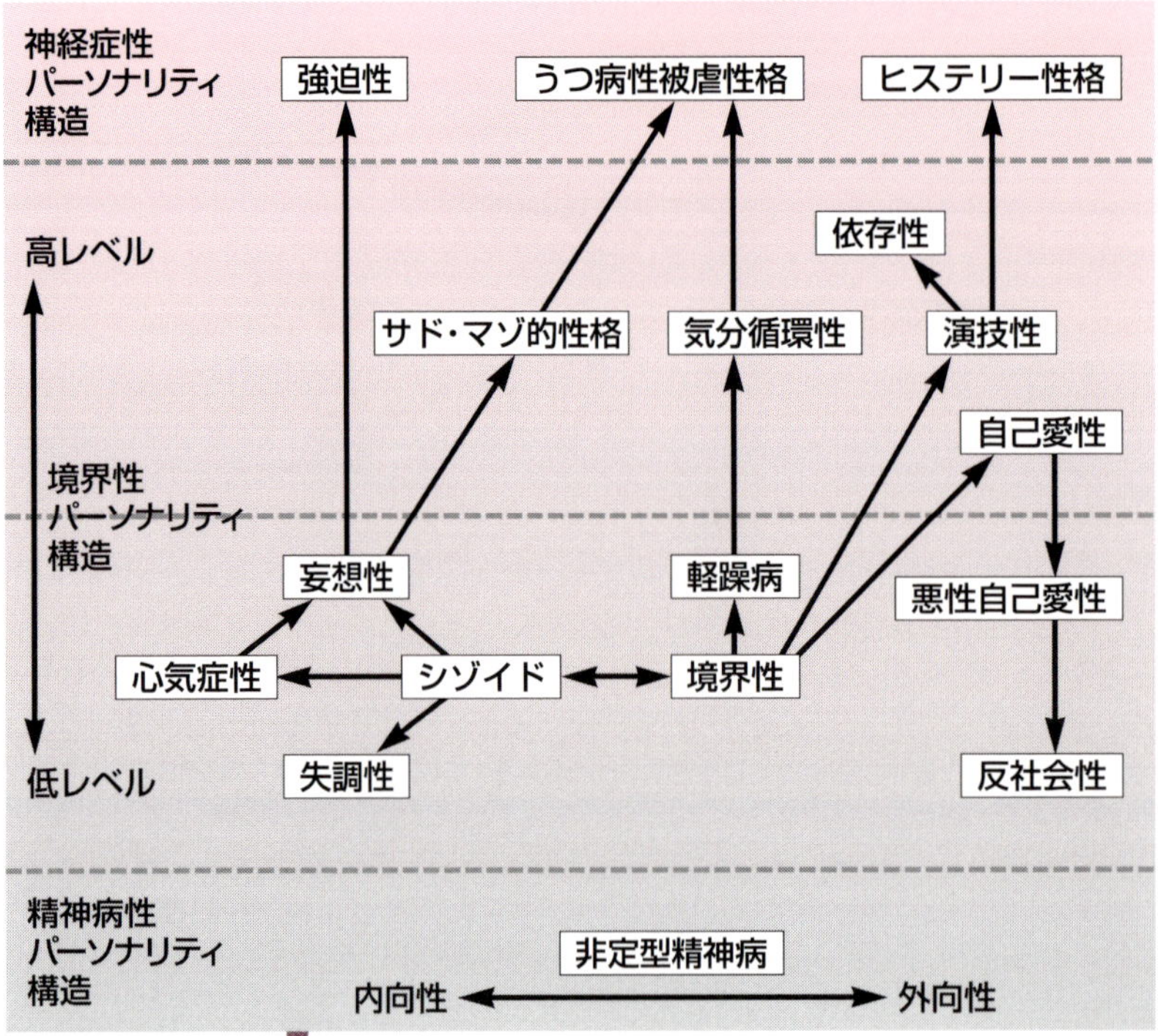

カーンバーグの分類表
『精神分析研究』第40巻第2号
（岩崎学術出版社）より改変

障害の程度と生きにくさは比例しない

障害の程度が重くなればなるほど、現実との折り合いがつけにくくなっていきます。ただ、障害が軽いからといって、本人の苦しさ、生きにくさが軽いとはいえません。

パーソナリティ障害の3群

10タイプのパーソナリティ障害は、大きく3つのグループに分類されています。

A群

- **妄想性パーソナリティ障害**：疑り深く警戒心が強い。なんでもわるいほうに解釈する
- **シゾイドパーソナリティ障害**：他人に関心がなく、感情が平板。喜びや楽しさをあまり感じない
- **失調型パーソナリティ障害**：外見、行動、話し方、考え方などに奇妙な感じが強い

特徴

風変わりな印象のグループ。対人関係からはひきこもりがち

B群

- **演技性パーソナリティ障害**：常に注目の的でありたいという思いが強く、過剰な表現、行動に走る
- **境界性パーソナリティ障害**：感情が不安定で衝動的。確かな自分がなく、他人への評価が激変する
- **自己愛性パーソナリティ障害**：空想や行動が誇大で、賞賛されたいという欲求が強く、共感が欠如
- **反社会性パーソナリティ障害**：社会的規範を無視した行動が多く、無責任で、良心の呵責《かしゃく》もない

特徴

周囲の人をまきこんで、対人関係に大きな問題を引き起こしやすいグループ

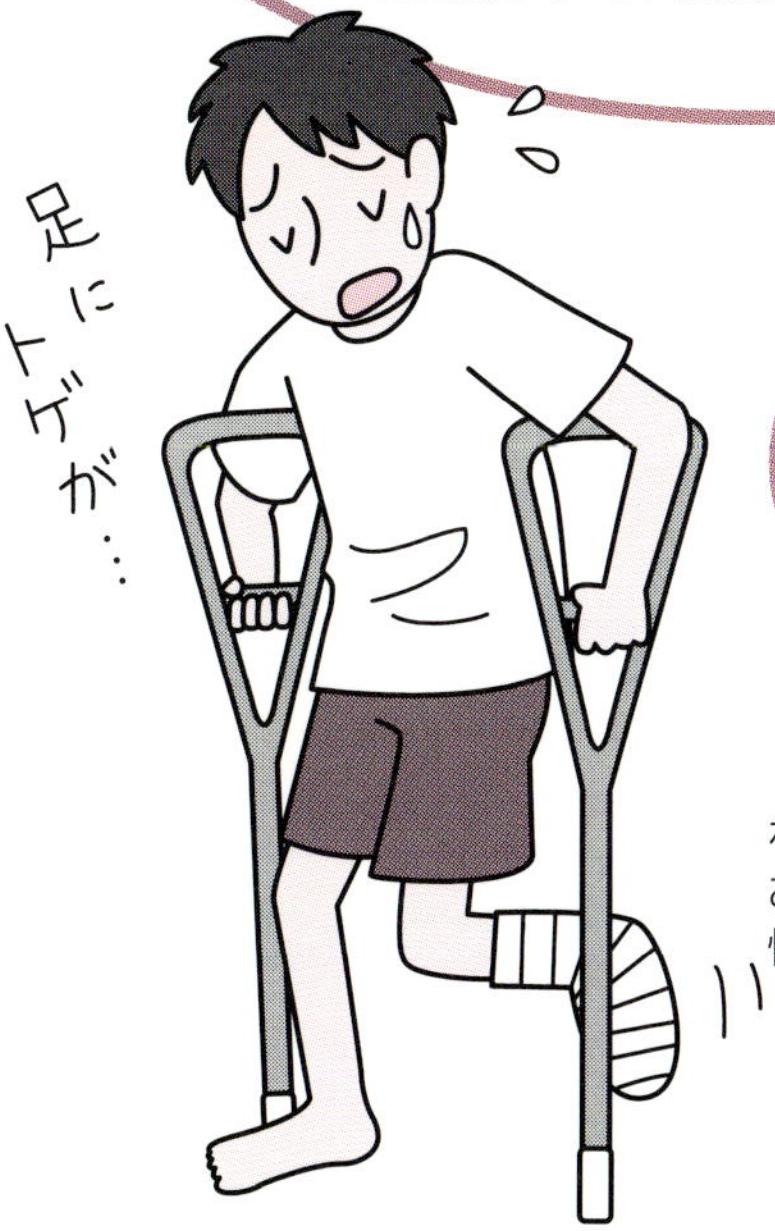

わずかなケガでもおおげさに騒ぎ同情を引こうとする

C群

- **回避性パーソナリティ障害**：他人からの批判、拒絶を極端におそれ、対人関係を避ける
- **依存性パーソナリティ障害**：他人に頼りたい欲求が並外れて強く、ひとりになるのが不安
- **強迫性パーソナリティ障害**：完全主義で、細部や形式にこだわり、極端に融通がきかない

特徴

強い不安ゆえに、行動や感情にかたよりが生じているグループ

このほか

- **特定不能のパーソナリティ障害**：複数のパーソナリティ障害の特徴がみられるが、上記それぞれの診断基準を満たすほどではないもの

関連疾患

発達障害との関連性も考慮する

自己愛性パーソナリティ障害と発達障害との関連ははっきりしませんが、影響しあっているのではないかと考えられています。

乳幼児期に注目する説がある

自己愛性パーソナリティ障害には、乳幼児期に親からの共感が得られなかったためではないかという仮説があります（Ｐ38参照）。

軽度の発達障害では、「育てにくい子」という印象を親がもってしまい、子に共感を与えられないことがあるといわれます。

現れ方の変化

発達障害もパーソナリティ障害も、年齢とともに現れ方は変化していきます。その変化は連続的で、ゆるやかです。

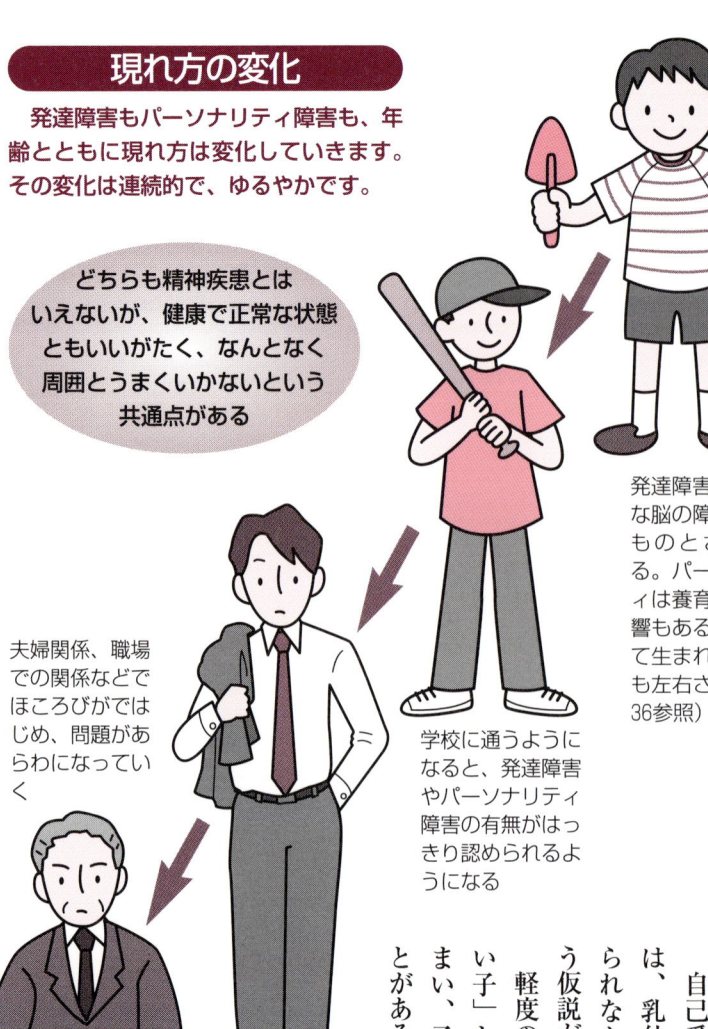

どちらも精神疾患とはいえないが、健康で正常な状態ともいいがたく、なんとなく周囲とうまくいかないという共通点がある

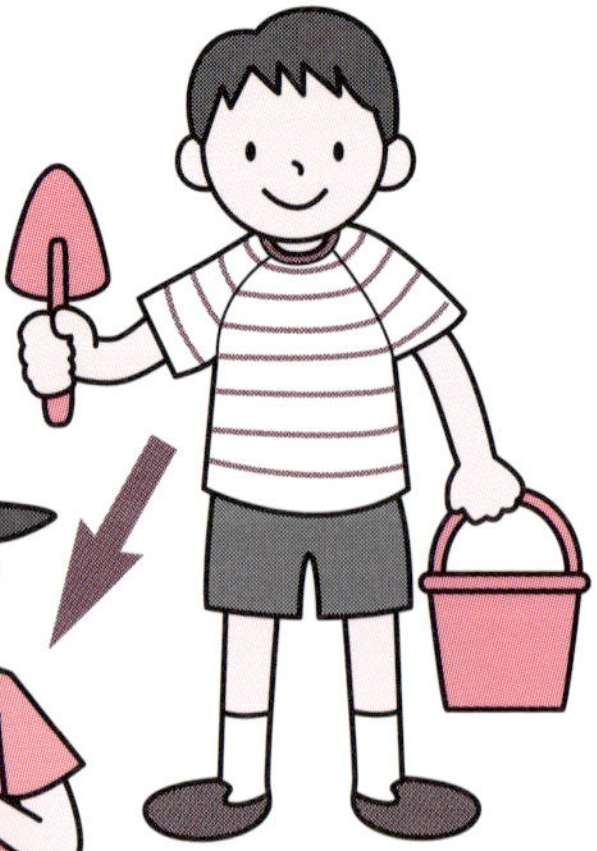

発達障害は先天的な脳の障害によるものとされている。パーソナリティは養育環境の影響もあるが、もって生まれた特性にも左右される（Ｐ36参照）

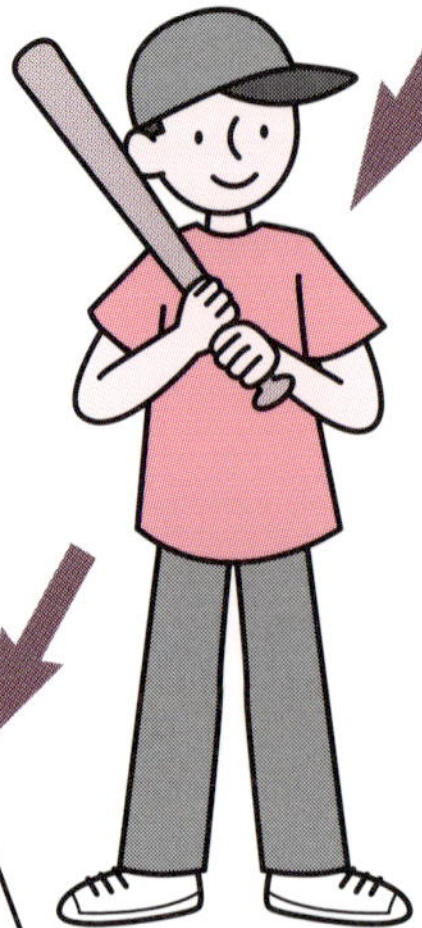

学校に通うようになると、発達障害やパーソナリティ障害の有無がはっきり認められるようになる

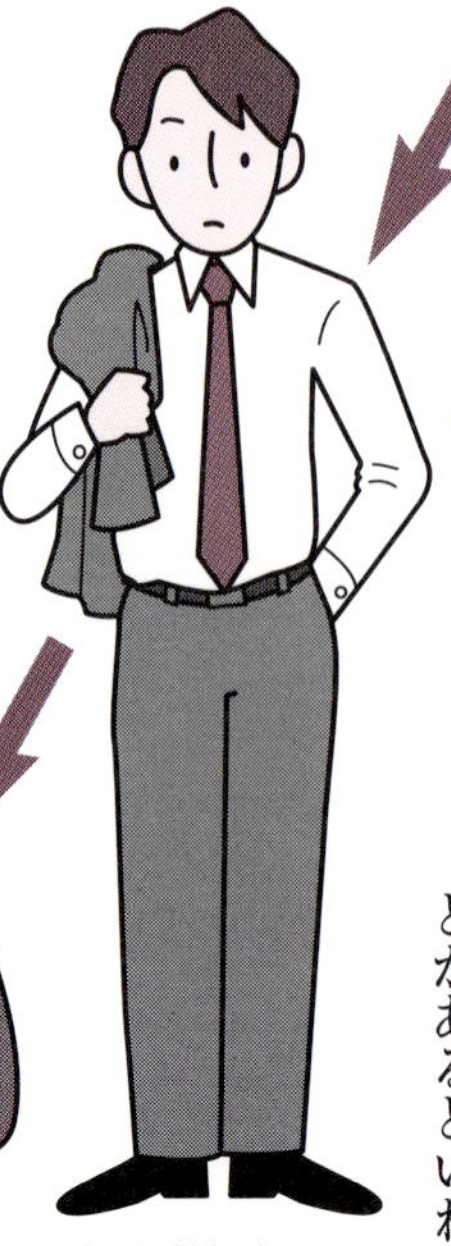

夫婦関係、職場での関係などでほころびがではじめ、問題があらわになっていく

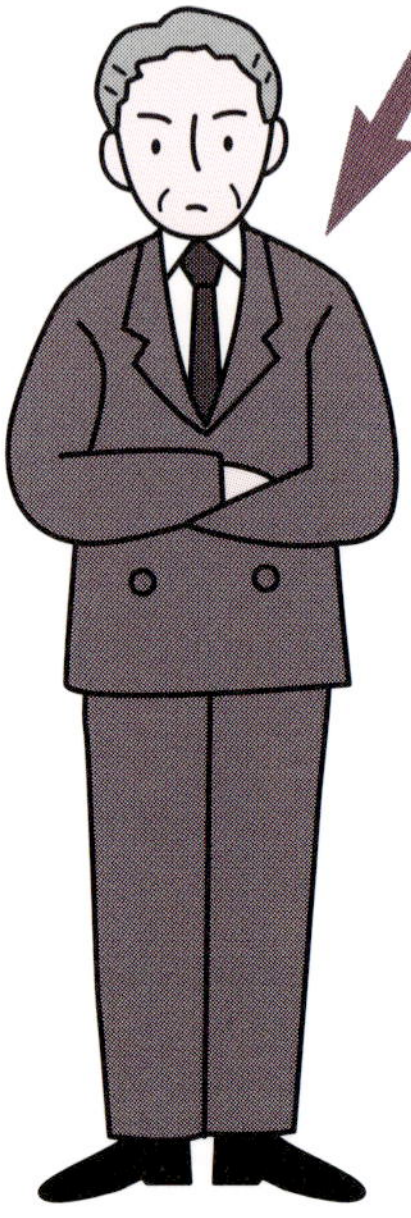

自己愛性パーソナリティ障害の場合、高い能力などによって問題がおおいかくされていることが多く、障害がみえにくくなる

共通してもっている特性がある

自閉症やアスペルガー症候群は、他者とのコミュニケーションが苦手という特性があります。シゾイドパーソナリティ障害や、失調型パーソナリティ障害との関連が強いとされていますが、他者の気持ちがわからないという点では、自己愛性パーソナリティ障害とも重なる点があります。

学童期には、それぞれの特徴がすでに現れていますが、はっきりと気づかれないまま成長していく人も少なからずいます。

他人の気持ちが推し量れないため友人が少なく、孤独であることが多い

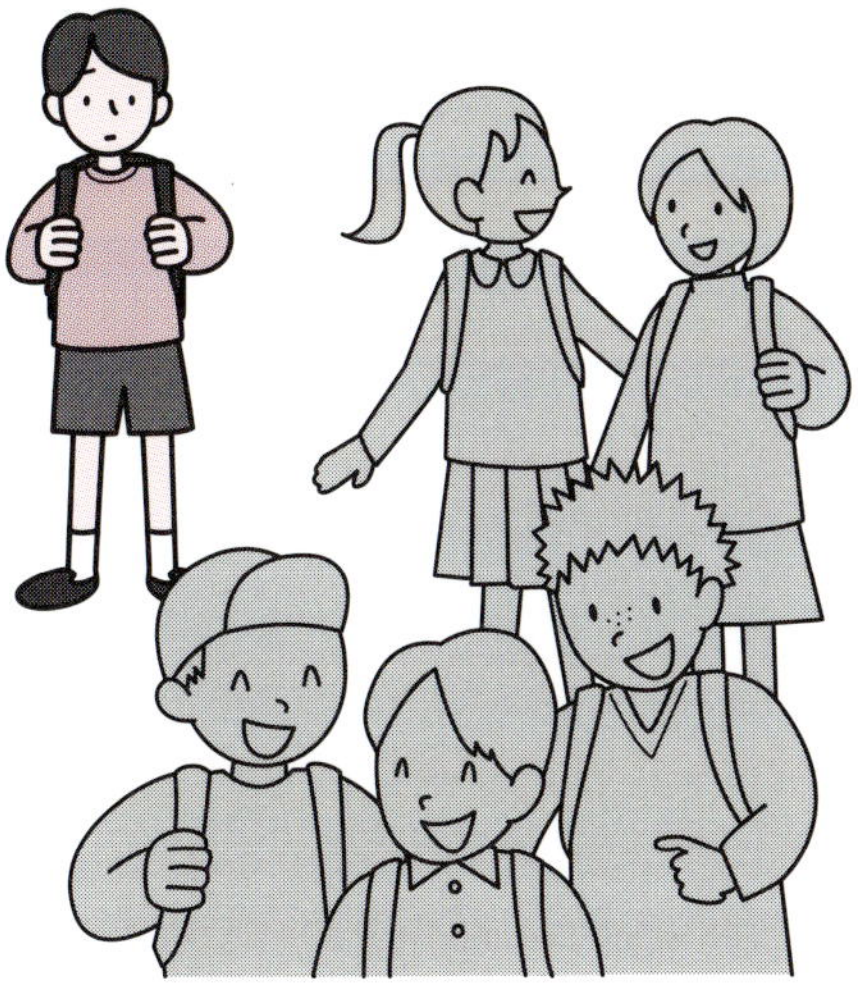

関連する発達障害

パーソナリティ障害と影響しあう可能性がある発達障害は、主に3つあります。

アスペルガー症候群

コミュニケーションが苦手という自閉症の特徴をもつが、言葉の遅れはなく、知的発達の遅れもない。見逃されることがあり、パーソナリティ障害との関連が強い

自閉症

言葉の発達が遅れるなどコミュニケーションが苦手、こだわりが強いといった特徴をもつ。知的障害のない高機能自閉症は見逃されやすく、パーソナリティ障害との関連が強い

AD/HD（注意欠陥/多動性障害）

年齢につりあわないほど注意力散漫で落ち着きがなく、衝動的に行動してしまうといった特徴をもつため、社会的な活動や学業の面で支障が現れやすくなる

広汎性発達障害

自閉症、アスペルガー症候群のほかにもいくつかの種類があるが、いずれもコミュニケーションが成立しにくいことから、対人関係に問題が生じやすい

気に入らないことがあると、暴れたり、パニックを起こすことがある

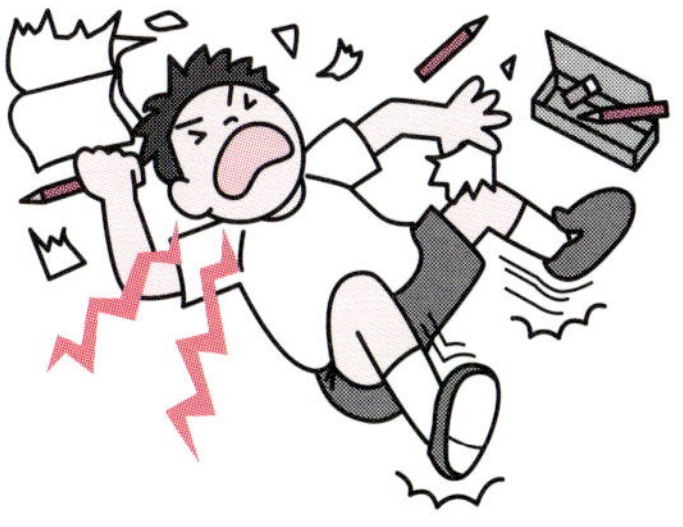

関連疾患

内科や外科の病気として現れることもある

病気やつらそうな症状に苦しんでいるときは、まわりの人が「特別扱い」してくれます。体はつらくても自己愛は満たされる状態なのです。

治りにくい病気なら一度疑ってみては

心の状態との関連が強い病気は、パーソナリティのかたよりゆえに治りにくいことがあります。

多くの場合、仮病とはいえませんが、みんなに心配され、注目される状態を手放したくないという思いが、治《ち》癒《ゆ》を遠ざけている可能性はあります。

自己愛性パーソナリティ障害が隠れているかも

「常に注目の的でありたい」という気持ちが、体の病気や症状を生みだしたり、悪化させてしまったりすることもあります。

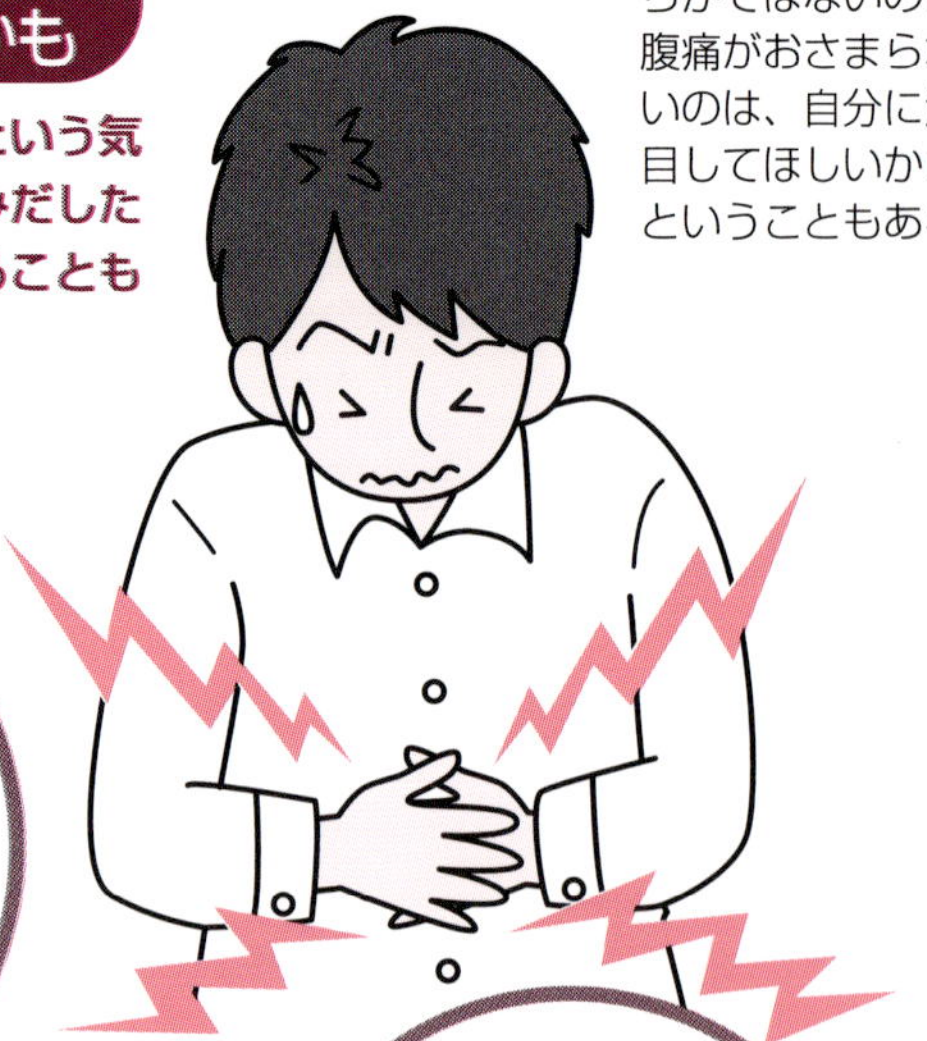

原因や病巣があきらかではないのに腹痛がおさまらないのは、自分に注目してほしいからということもある

内科系

過敏性腸症候群
潰瘍性大腸炎
気管支ぜんそく
自律神経失調症

皮膚科

アトピー性皮膚炎

外科系

ポリサージェリー＊
腰痛症

＊慢性的に腹痛を訴え、手術を受けることをくり返してしまう

婦人科系

月経前緊張症
子宮内膜症

このほか、心の病として現れる
（P14参照）

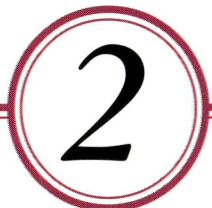

2

恥や屈辱感が耐え難く、怒りに結びつく

はたからは傲慢でジコチュー、
いやなヤツにみえる自己愛性パーソナリティ障害をもつ人。
本人はどのような心理状態なのでしょう。
だいたい、どうしてそんな人になってしまったのか……。
内面と背景をさぐります。

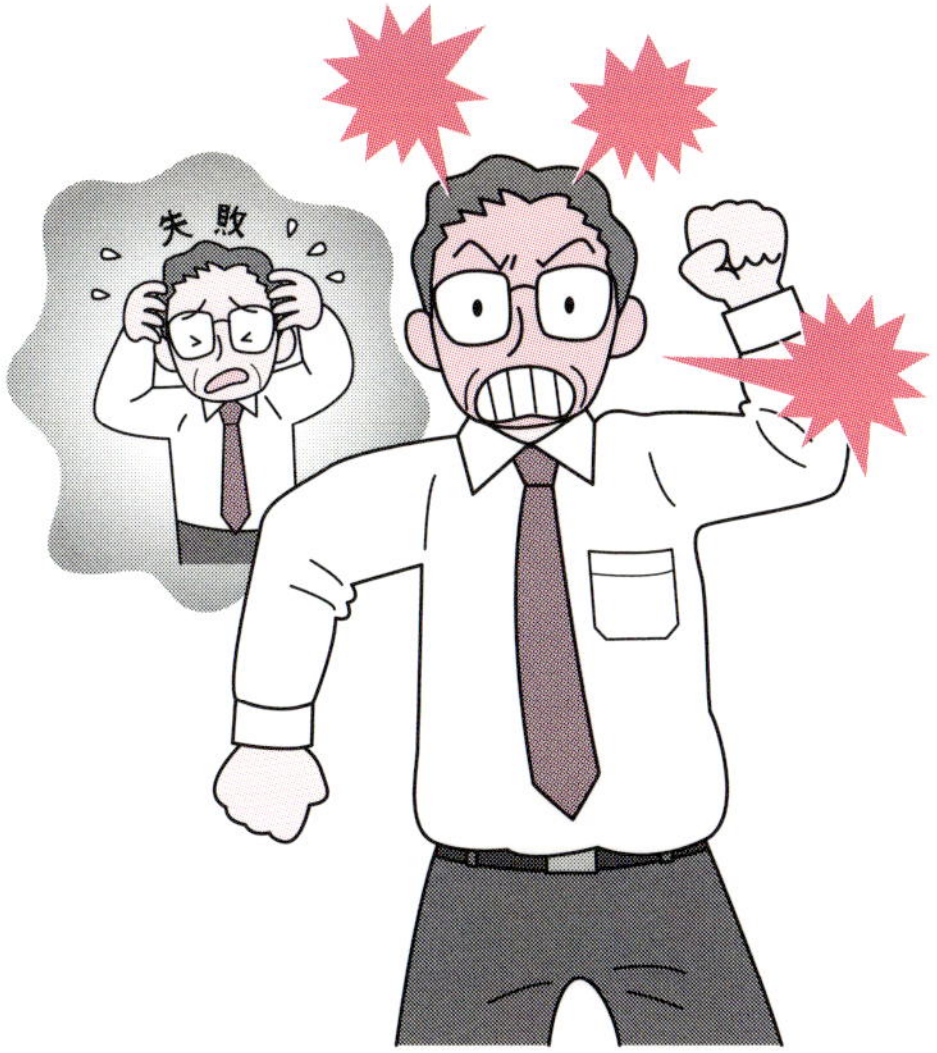

心理

傷つきやすい自分も尊大な自分も好きじゃない

強すぎる自己愛をかかえる人がいちばん大事なのは理想の自分。ありのままの自分を愛しているわけではありません。

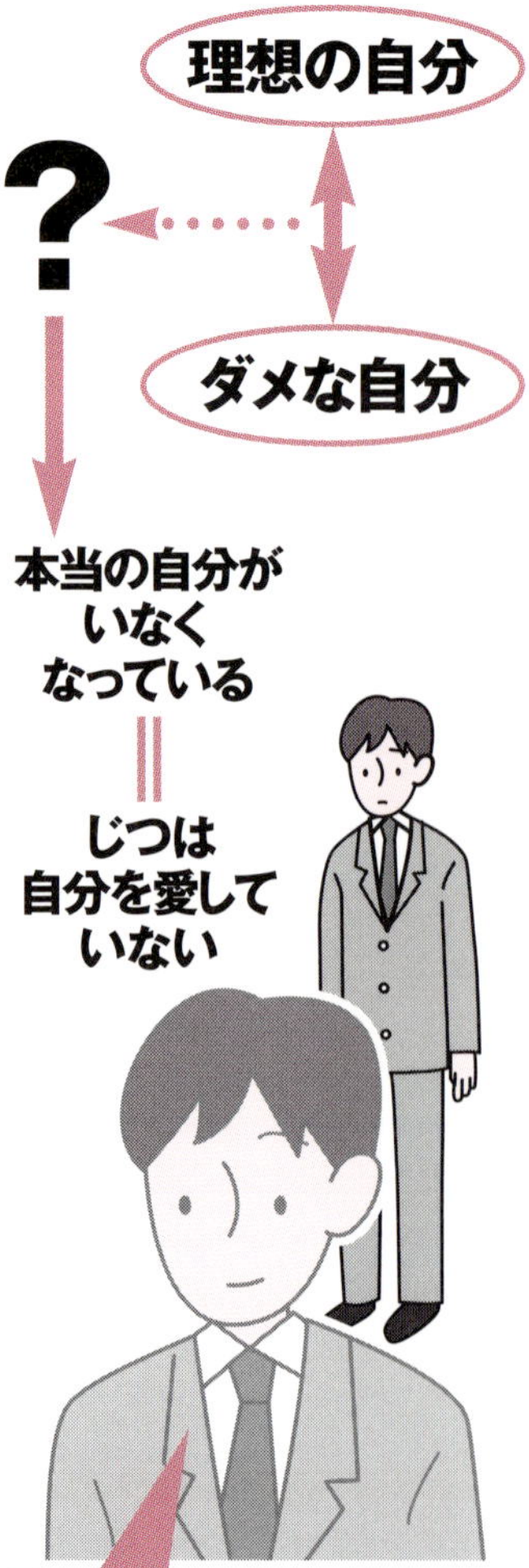

理想の自分
ダメな自分
？
本当の自分がいなくなっている
＝
じつは自分を愛していない

離人感を訴えることも

現実の自分を受け入れられない気持ちは、「自分が自分でないような気がする」「まわりで起きていることに現実感がない」といった「離人感」を生じさせることがあります。

二つの自分の間でゆれている

自己愛性パーソナリティ障害の人が描く自分の姿は、二極分化しています。ひとつは、人から賞賛を集めるような理想の自分、もうひとつは、無能でまったく取り柄のない、ダメな自分です。

理想の自分のイメージを保てる間は、まわりの人の気持ちはどうあれ、本人は万能感にあふれ、いきいきと過ごすことができます。

問題があらわになるのは、現実が本人の思いどおりにいかなくなったとき。自己イメージは反転し、自己評価は極端なまでに低下していきます。

こうなってはじめて、自己愛性パーソナリティは「障害」として現れてくるのです。

愛する「自己」とは？

自己愛の対象は、特別な才能にあふれ、なんでもできて人々の賞賛の的になるような、理想の自己です。現実の、等身大の自己ではありません。偽の自己です。

自己愛という言葉とは裏腹に、「本当の自己」は受け入れられない、愛することができない状態なのです。

理想と現実の差

自己愛性パーソナリティ障害をもつ人の心の内側には、誇大な自己イメージがあります。しかし、巧妙に隠していることも多く、外からはほとんどわかりません。

ギャップ

現実が思いどおりに運ばないと、現実以上に自分は無能であると思い込むため、理想の自分との間に大きなギャップが生まれる

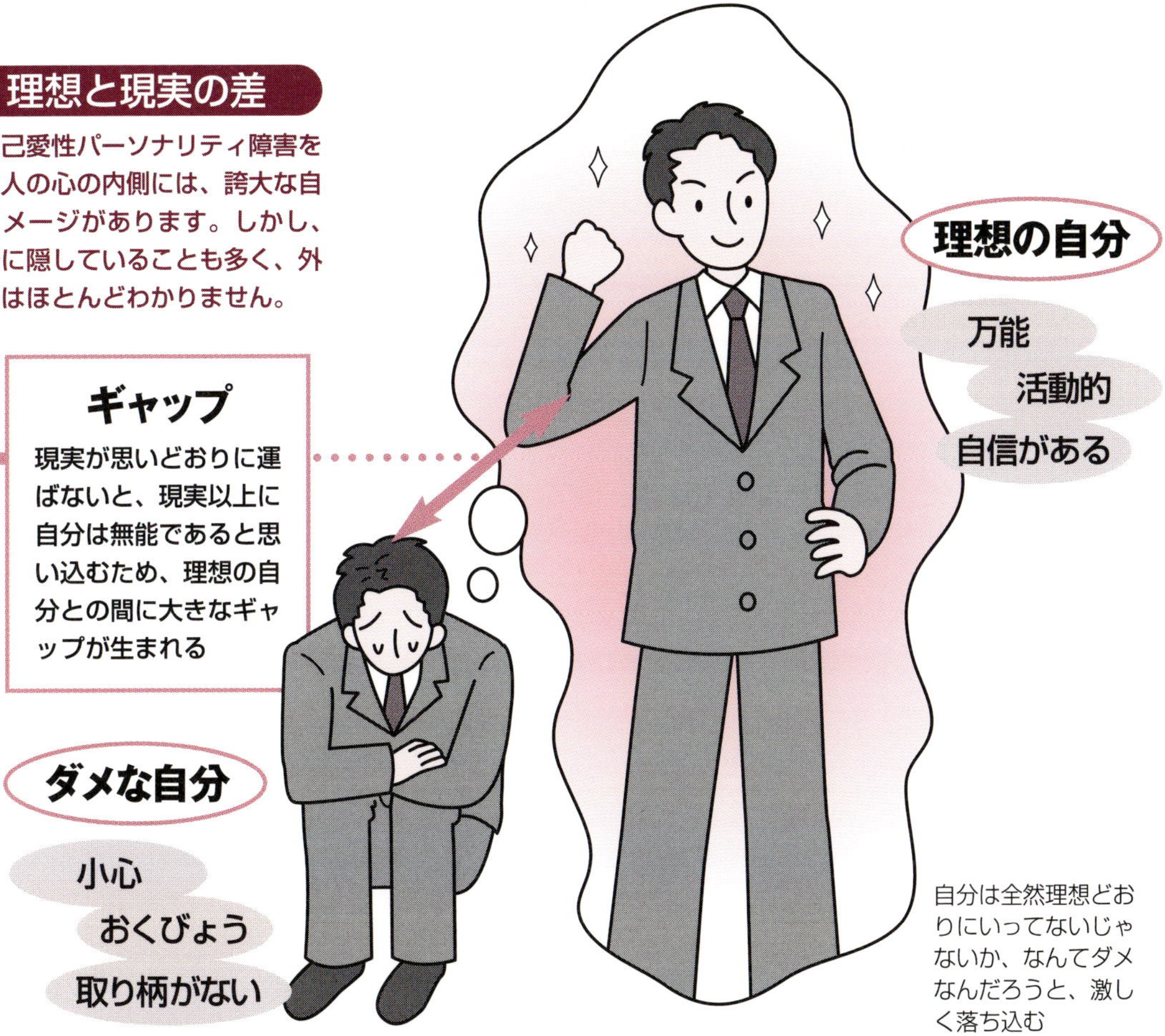
理想の自分
万能
活動的
自信がある
ダメな自分
小心
おくびょう
取り柄がない

自分は全然理想どおりにいってないじゃないか、なんてダメなんだろうと、激しく落ち込む

ギャップの存在に気づく

↓

自己愛が傷つく

↓

自己評価が低下

抑うつ、ひきこもりなどの形で現れる

ギャップが少なければ

実際に、理想の自分のイメージを保てるだけの能力があれば、現実とのギャップは少なく、社会的にうまくやっていける人もいます。しかし、強固で誇大な自己イメージをもっていることに変わりはないので、中高年以降に問題が露呈することもあります。

心理

「ばかにされること」にいちばん腹が立つ

ばかにされたと本人が思い込むと、とたんに激しく怒ったり、恥の感情や屈辱感でいっぱいになったりするのは、自己愛性パーソナリティ障害ではかならずみられる反応です。

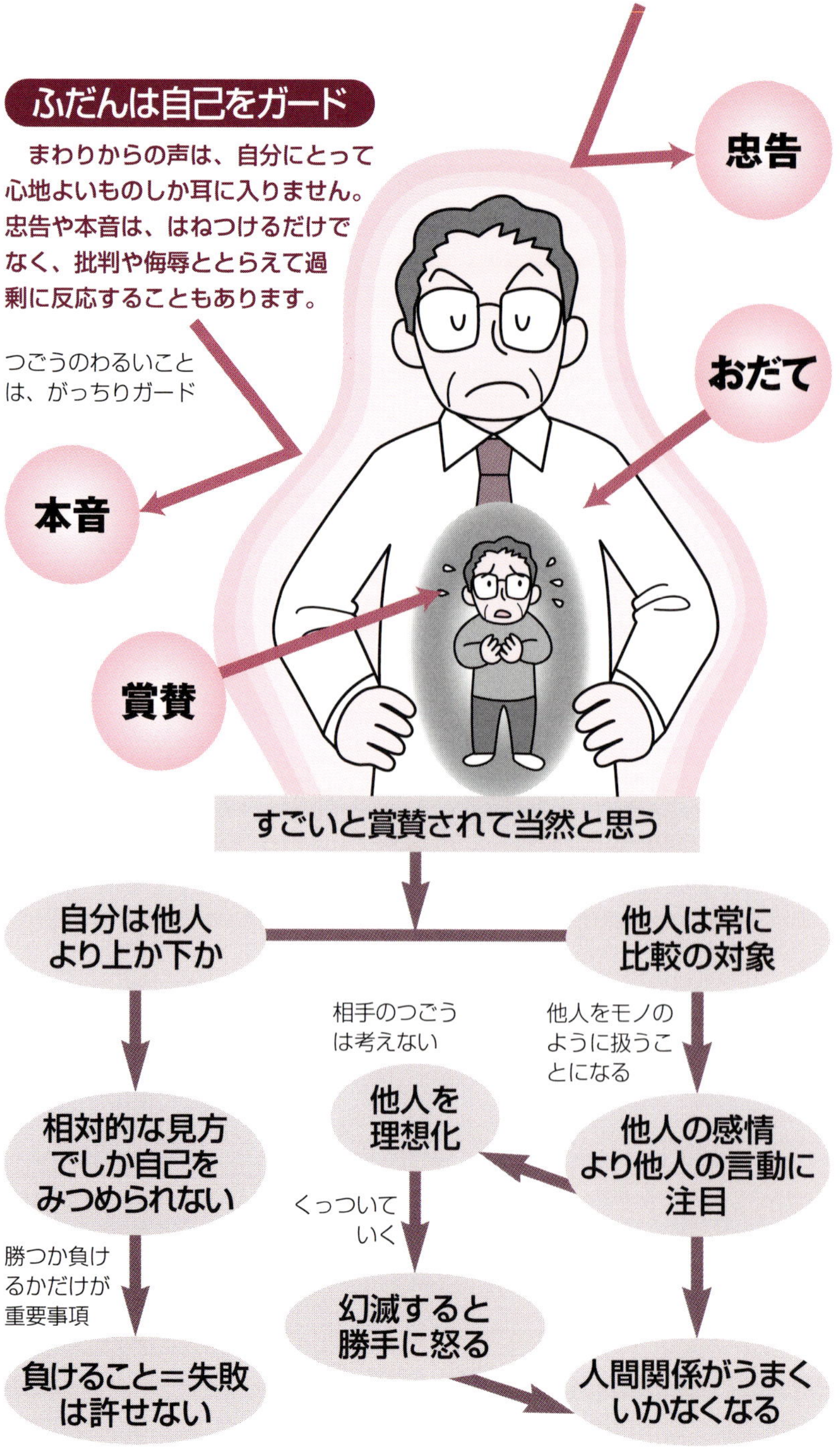

ふだんは自己をガード
まわりからの声は、自分にとって心地よいものしか耳に入りません。忠告や本音は、はねつけるだけでなく、批判や侮辱ととらえて過剰に反応することもあります。
忠告
おだて
つごうのわるいことは、がっちりガード
本音
賞賛
すごいと賞賛されて当然と思う
自分は他人より上か下か
他人は常に比較の対象
相手のつごうは考えない
他人をモノのように扱うことになる
相対的な見方でしか自己をみつめられない
他人を理想化
他人の感情より他人の言動に注目
くっついていく
勝つか負けるかだけが重要事項
負けること＝失敗は許せない
幻滅すると勝手に怒る
人間関係がうまくいかなくなる

失敗したときの反応

期待はずれの他者の言動に対して、恥じたり、屈辱感を抱いたり、激しく怒ったりするのは（自己愛的憤怒《ふんぬ》）、弱い自分を守るための防衛策ととらえることができます。

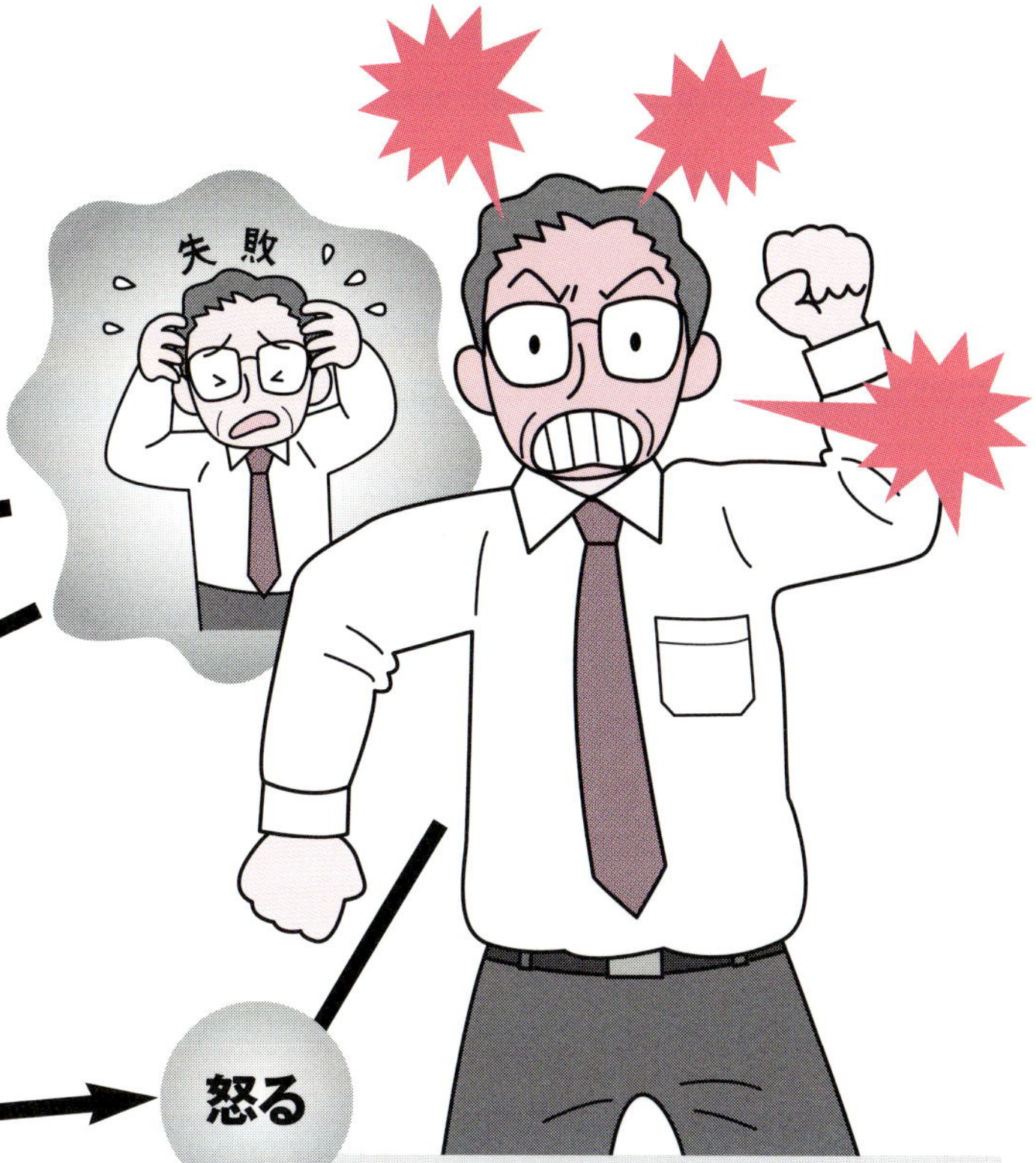

恥じる

屈辱感を抱く

↓

負の感情を支えきれない → **怒る**

↓

ダメな自己と向き合えない

過剰反応になることもある

内面では恥の感情や屈辱感でいっぱいでも、表には怒りの形で現れる

耐え難い状況

本人がこんなふうに感じる状況には耐えられません。

- 顔に泥をぬられた
- 体面が傷つけられた
- 面目を失った
- カッコわるいとみられた

横柄で文句ばかり言うのは自己を守るため

過剰な自己愛をもつ人にとって、他人は常に比較の対象です。自分が相手を見下す関係でいられるか、あるいは見下される立場に追い込まれるのか、二つに一つしかありません。

彼らが横柄で、文句ばかり言うようにみえるのは、他人を見下すことで、見下される立場になることを避けようとするからです。尊大な自己イメージを守るための防衛策なのです。

自己愛

健康な自己愛と不健康な自己愛の違いは

健康な自己愛は、自分にとっても社会にとっても必要なものです。生きづらさをまねくようなゆがんだ自己愛とは、どこがどう違っているのでしょうか？

大きな違いは3点

自己愛はだれもがもっているものですが、人とのかかわりを阻《はば》むような不健康な自己愛には、3つの特徴があります。

健康な自己愛とは

「自分だけは特別」「自分が中心でありたい」「大切にあつかわれたい」といった思いは、多かれ少なかれだれにでもみられる

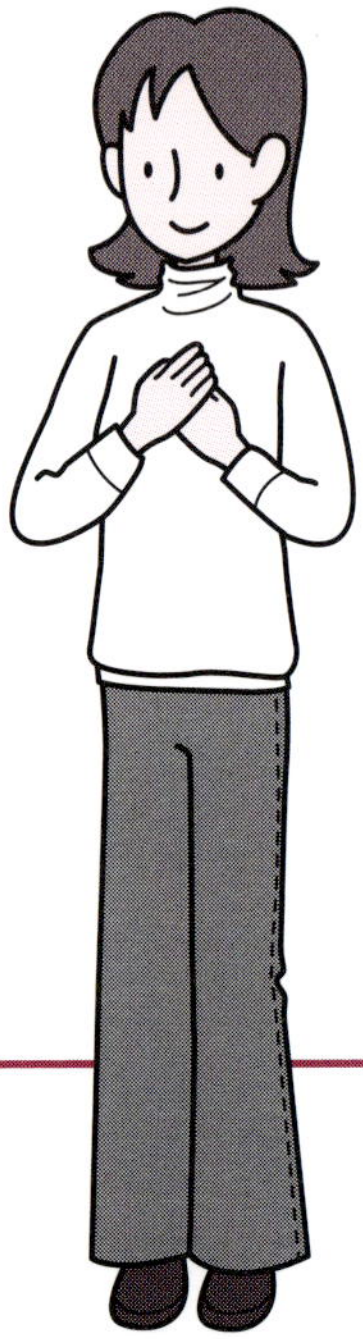

自己愛性パーソナリティ障害の場合には……

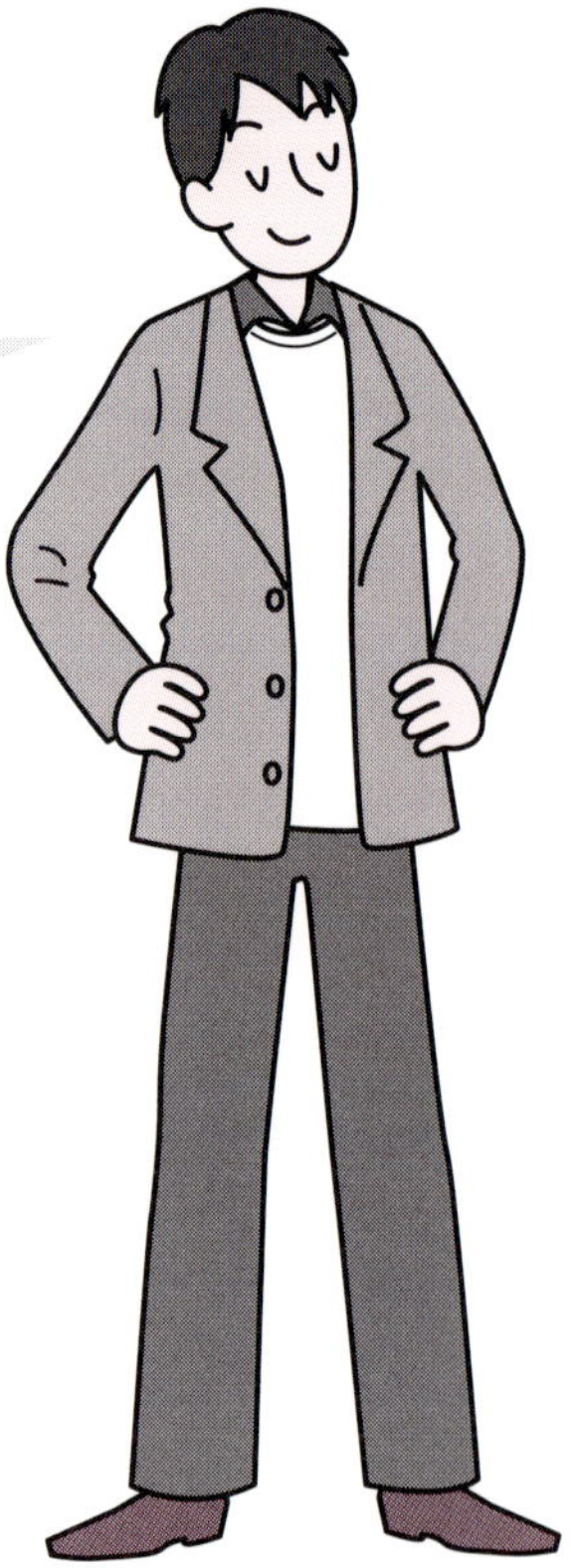

自分が自己愛性パーソナリティ障害だと自覚している人は、まずいない

‖

本人は困らないから

1 自分に対する誇大で現実離れしたイメージが強く、修正がきかない

2 人とのかかわりが自己中心的で、特別扱いされることを当然視する

3 他者への共感性に欠けていて、人がどう感じているかを思いやれない

「自己愛」の2つの考え方

自己愛は発達していくものです。健康な自己愛は、はじめから手に入るわけではありません。

ウィーンの神経学者、フロイトによれば、自己愛は他者への愛をもつようになる前段階のもの

自体愛
まずはじめに自分の体に興味をもち、愛するようになる

↓

自己愛
みえない部分も含めた自分全体のイメージを肯定し、愛する

↓

対象愛
自分以外の他者に愛情を注げるようになる

→ 自己愛とは、そもそも未熟なものと考える

心理学者のコフートによれば、自己愛は未熟なものから成熟したものへと発達していくもの

自己愛
子どもは「なんでもできる」という誇大感と、自信のなさをあわせもつ

↓

成熟
より現実的な自己愛へと育つ。自分が自分であることに安心できる

→ 自己愛の発達が止まると、自己愛性パーソナリティ障害になると考える

成熟しない自己愛は不健康な自己愛

人は幼いころから自己愛をもっています。自分を愛する気持ちは、生きていくうえで欠かすことができないからです。

未熟な自己愛は発達し、成熟していきます。成熟した健康な自己愛があればこそ、等身大の自分を受け入れ、他者との信頼関係を結べるようにもなっていきます。

未成熟なままの自己愛しかもてない人は、それができません。不健康な自己愛に苦しむことになってしまうのです。

人格　気質や性格のほか、価値観や倫理観を含めてみられる傾向。その人らしさ

＝

性格　考え方や感じ方、行動のしかたなどにみられる、習慣化されたパターン

＋

気質　ものの見方、感情の動き、行動力などにみられる、もって生まれた傾向

病因

なぜこんなふうになったのか簡単にはわからない

そもそも、なぜ自己愛性パーソナリティ障害が形成されていくのでしょう。気になるところですが、「これが原因」とはっきり断定することはできません。

もともともっている気質的な素因か

パーソナリティ障害の権威であるカーンバーグは、生まれながらにもっている気質的な素因に環境的な影響が加わって不健康な自己愛が形成されていくといいます。そして、思いどおりにならないような事態をきっかけに、パーソナリティの「障害」として問題があらわになるとしています。

自己愛性パーソナリティ障害が生まれる原因については、さまざまな説が唱えられていますが、いずれも仮説にすぎません。本書でもそのうちの主なものを解説しますが、実際の対応を考えるうえでは、原因探しに意味はないのが本当のところです。

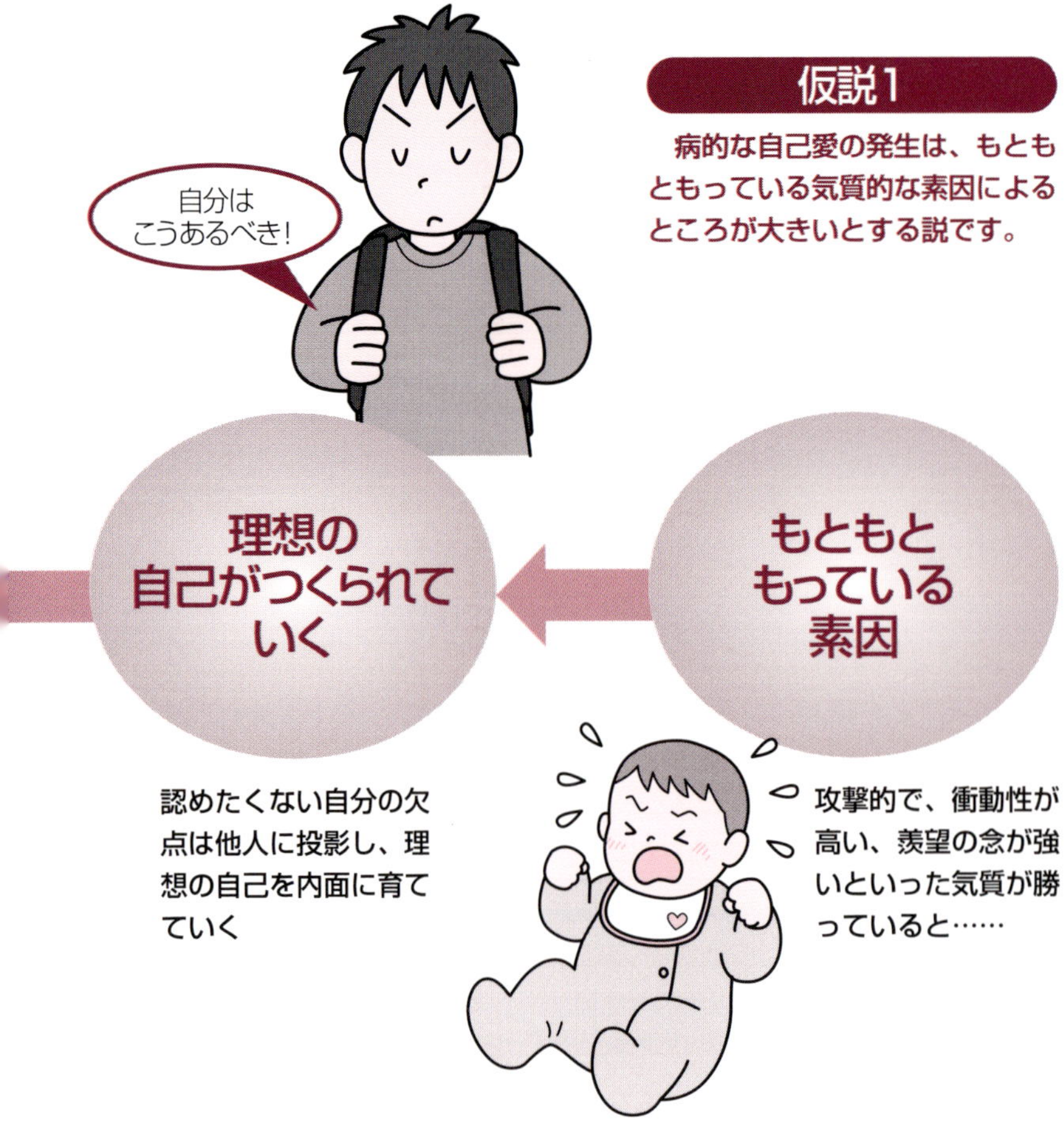
自分はこうあるべき!
もともともっている素因
理想の自己がつくられていく
攻撃的で、衝動性が高い、羨望の念が強いといった気質が勝っていると……
認めたくない自分の欠点は他人に投影し、理想の自己を内面に育てていく

仮説1

病的な自己愛の発生は、もともともっている気質的な素因によるところが大きいとする説です。

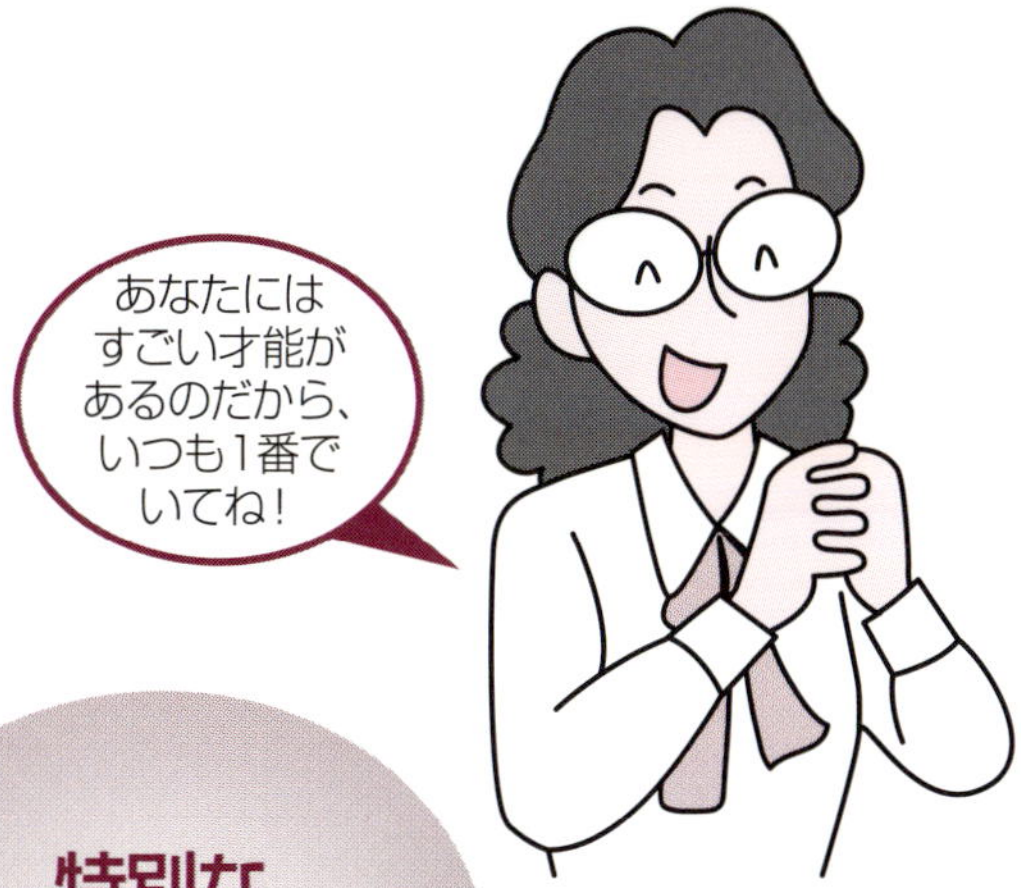
あなたには
すごい才能が
あるのだから、
いつも1番で
いてね！

自己愛的な親

自己愛性が強い親は、わが子も自己愛の延長上にある。その才能を誉めそやし、「特別な子ども」として扱う傾向が強い

↓

特別な子どもとして育っていく

高い資質や才能は、他人とのかかわりを必要としないでいられる逃げ場となる

↓

自己愛性パーソナリティ障害になる

周囲はふりまわされ、ほとほとまいっているが、本人はおかまいなし。ただし、思いどおりにならなかったり自尊心を失うような事態に直面すると、なんらかの「問題」をかかえて受診することも

過度に自己中心的で、特別扱いされることを当然視。他人の評価を著しく気にしたり、他人に攻撃的になりやすい

トラブル

↓

受診のきっかけに

関係している要素　仮説１に加え、以下のような要素も障害の形成に関係していると考えられます。

状況

周囲の人々が、自分の思うとおりに動く状況であれば、本人はなにも困らない。思いどおりにならない状況になってはじめて問題はあらわになる

人間関係

目の前の相手の気持ちを考えず、もっぱら自分を中心に考えて行動するため、こころよく思わない人も多く、人間関係はもつれやすい

本人の能力

客観的にみて高い能力をもっている場合は問題化しにくい。軽い発達障害がある場合にはパーソナリティのかたよりを生じやすい

病因

乳幼児期に得られなかったものをさがし続ける

もって生まれた気質というより、後天的な要因によって自己愛性パーソナリティ障害は生まれると考える説もあります。

仮説2

自己愛性パーソナリティ障害は後天的な影響により自己愛の発達が止まった状態とする説です。

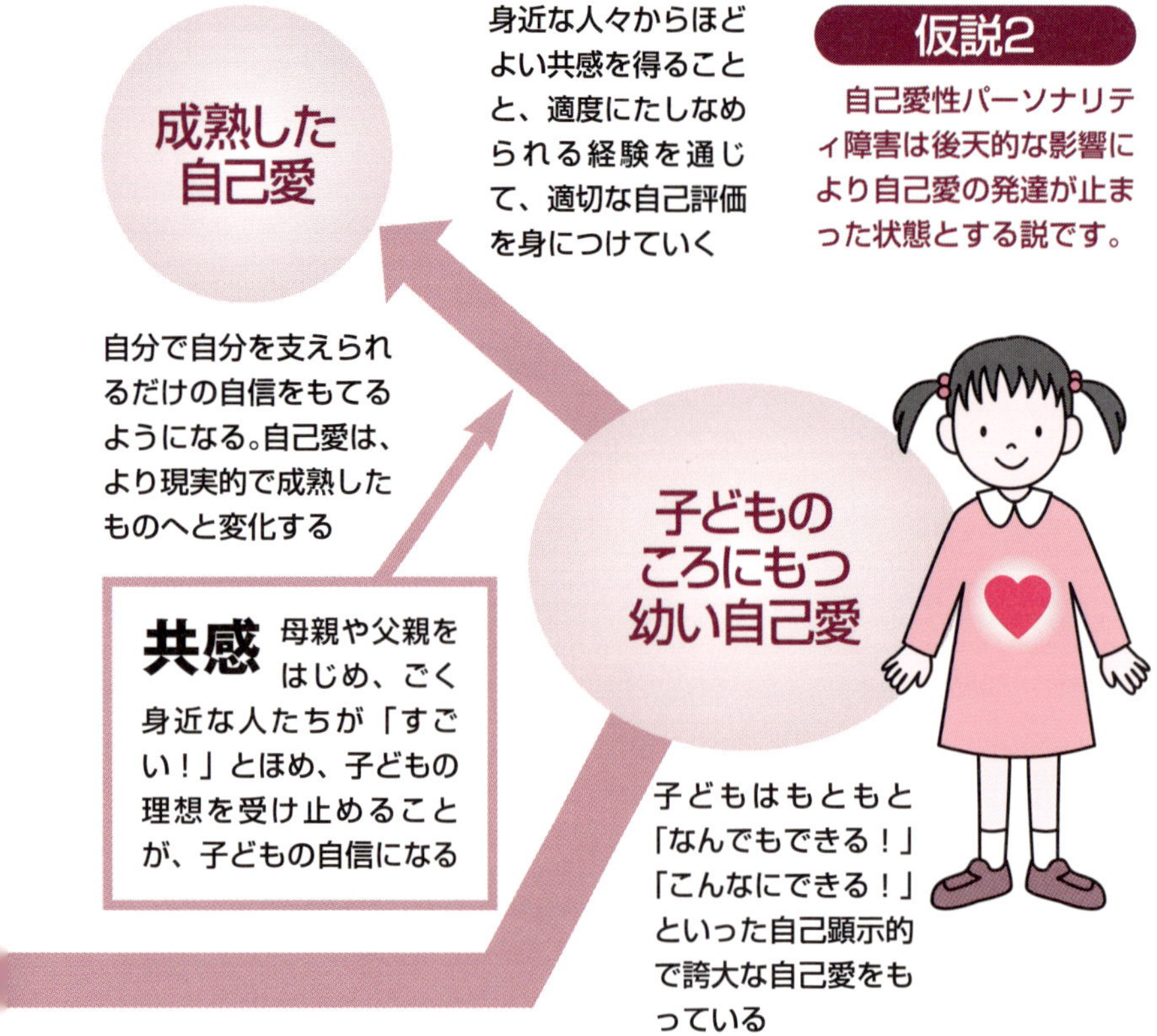

成熟した自己愛
身近な人々からほどよい共感を得ることと、適度にたしなめられる経験を通じて、適切な自己評価を身につけていく
自分で自分を支えられるだけの自信をもてるようになる。自己愛は、より現実的で成熟したものへと変化する
子どものころにもつ幼い自己愛
共感　母親や父親をはじめ、ごく身近な人たちが「すごい！」とほめ、子どもの理想を受け止めることが、子どもの自信になる
子どもはもともと「なんでもできる！」「こんなにできる！」といった自己顕示的で誇大な自己愛をもっている

得られなかったのは「共感」

カーンバーグと並ぶ権威であるコフートは、幼い未熟な自己愛を満たす「共感」を得られなかったために、自己愛の成熟が阻まれたことに原因があると考えます。

共感とは、自分のしたことをみてほしくて、誇らしげに振り返る子どもに、「すごい！」と賞賛を送ったり、子どもの夢物語を受け止めたりするようなことです。

育て方の問題ではない

ただし「育て方に問題があった」というだけでは片づけられません。子どもが共感を十分に得られない理由もまた、いろいろだからです。

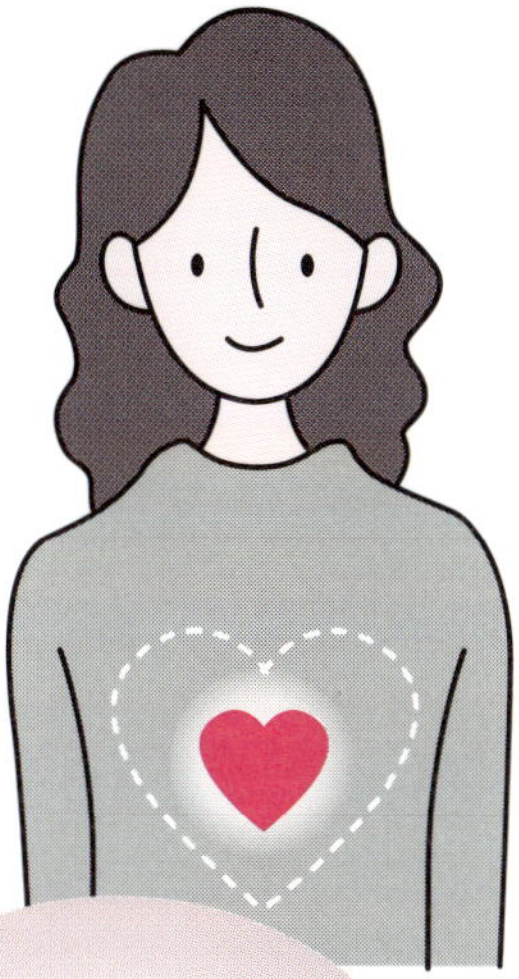

環境とのほどよい相互作用の慢性的な失敗

共感を得られない経験が度重なることで、「自分をわかってもらえた」という実感がもてないまま成長していく

共感不全

乳幼児期に幼い自己愛を満たしてくれるような共感が得られないと、自己愛は未熟なまま発達が止まってしまう

自己愛性パーソナリティ障害になる

自分に対する賞賛や、特別な扱いなど、欠けたままになっている未熟な自己愛を満たしてくれるものを求め続ける

トラブル

受診のきっかけに

母親を責めてもなんにもならない

乳幼児期にもっとも身近な存在は母親であることが多いのですが、病因をただ「母親のせいだ」と責めてもしかたがありません。

共感不全には、親子の相性も影響しています。最近の研究では「育てづらい子」がいることがわかってきました。そういう子に対しては、親といえども共感しにくい場面が多くなってしまうのです。

育てづらさの原因のひとつに、軽い発達障害が隠れていることもあります。

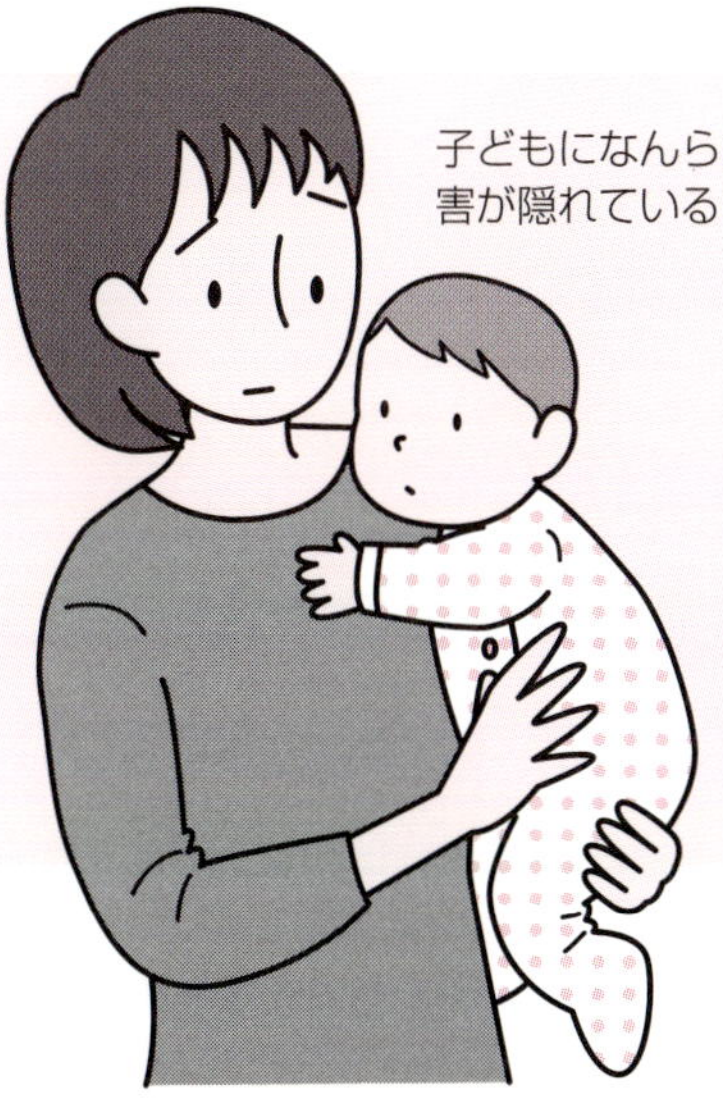

子どもになんらかの障害が隠れていることも

病因

脳内の神経伝達物質の過不足という説

パーソナリティ障害の形成を、生物学的に理解しようとする研究もあります。注目されているのは脳内で飛び交うさまざまな神経伝達物質です。

神経伝達物質とは

神経細胞は脳内の情報の伝達役。快感を高めたり、逆に不安感を引き起こしたりと、それぞれ異なった役割をもっています。

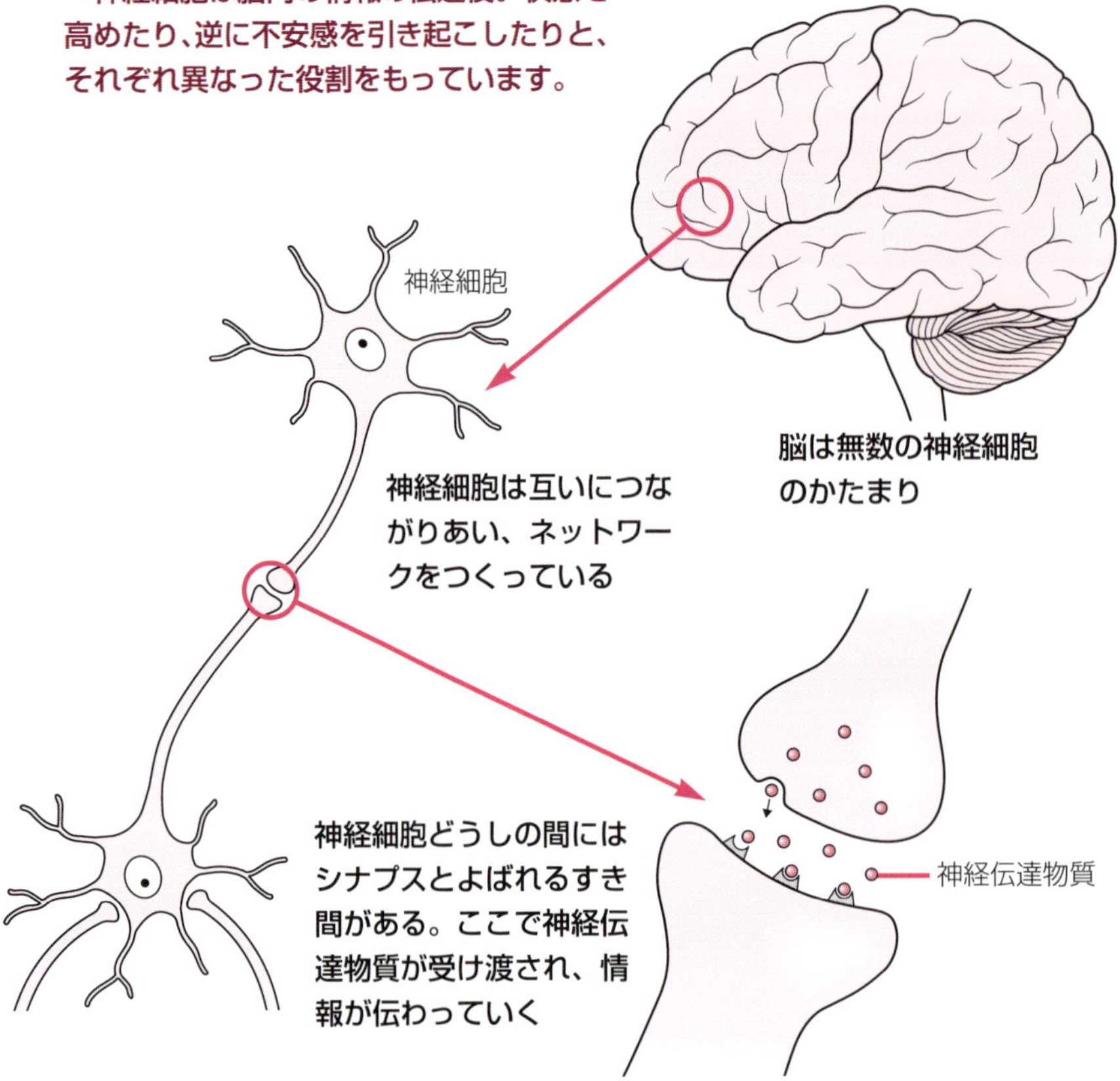

神経細胞
脳は無数の神経細胞のかたまり
神経細胞は互いにつながりあい、ネットワークをつくっている
神経細胞どうしの間にはシナプスとよばれるすき間がある。ここで神経伝達物質が受け渡され、情報が伝わっていく
神経伝達物質

主な神経伝達物質

セロトニン	ドパミン	ノルアドレナリン
やる気を起こし気持ちを明るくさせる。食欲、睡眠などにもかかわる	覚醒や陶酔感、快楽などのもと。攻撃性、創造性などを高める働きも	神経を興奮させ、不安や恐怖を引き起こす。ストレス時に増加する

参考：『こころのりんしょう à·la·carte』Vol.25　No.4より「パーソナリティ障害Q＆A集」藤澤大介著部分（星和書店）

神経伝達物質は気質に関係する？

神経伝達物質の種類や量、バランスなどによって、私たちの感情は左右されます。気質としてとらえられている感情の動きや行動のパターンなどに、神経伝達物質の過不足がかかわっていることは確かでしょう。

ただ、それだけでパーソナリティが決まるわけではありません。また、どのような生物学的な特性があると自己愛性パーソナリティ障害になりやすいのか、統一した見解も出ていないのが現状です。

仮説3

アメリカの精神科医クロニンジャーは、パーソナリティを7つの因子に分けてとらえられるとしています。神経伝達物質の多寡が影響する因子もあります。

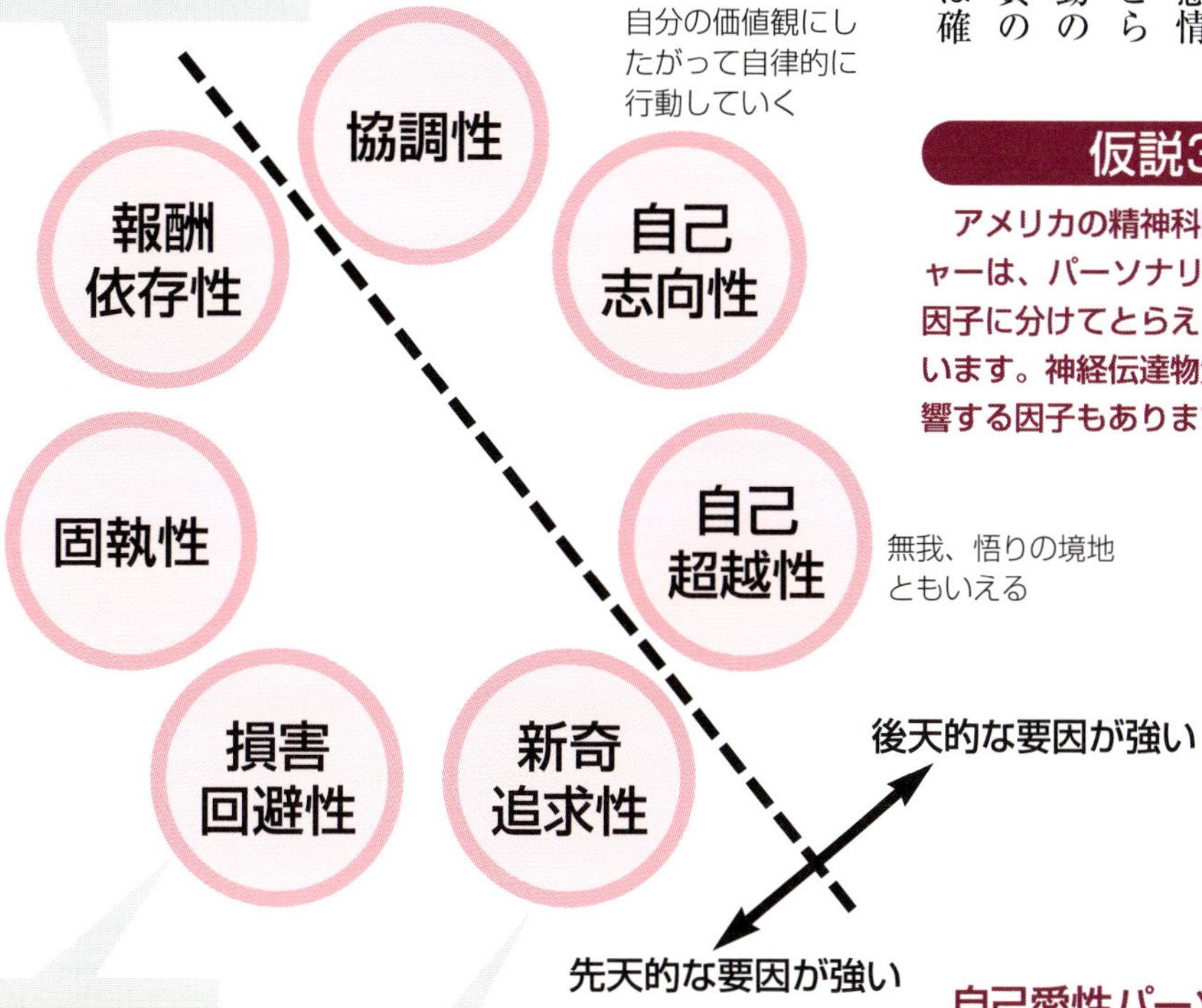

協調性
自己志向性
報酬依存性
固執性
自己超越性
損害回避性
新奇追求性
自分の価値観にしたがって自律的に行動していく
無我、悟りの境地ともいえる
後天的な要因が強い
先天的な要因が強い

ノルアドレナリン

社会的孤立を苦痛に感じるか、友好的な人間関係を築けるか、社会的なできごとに共感性をもてるかどうかは、ノルアドレナリン量に相関することが確かめられている

セロトニン

セロトニンの取り込みがわるいと損害回避性が高くなる。心配性で悲観的、内気になりやすい。損害回避性が低ければ楽天的で外向的

ドパミン

新奇追求性とは、好奇心いっぱいで、刺激を追い求める傾向が強いかどうかということ。ドパミン系の神経回路と関連すると考えられている

自己愛性パーソナリティ障害では

損害回避性や協調性、自己志向性は低い。自己超越性は高く現れる。しかしこれは、無我というより、むしろ他者がみえていないため

環境

家族の役割と立場があいまいになっている

パーソナリティが育《はぐ》まれていくのは子ども時代。もっとも身近な環境となる家族のあり方をみておくことも大切です。

本来の世代間境界

親の世代と子の世代との間にほどよい境界があれば、夫婦の結びつきは強く、家族の役割も明確になり、安定した家族関係が保たれます。

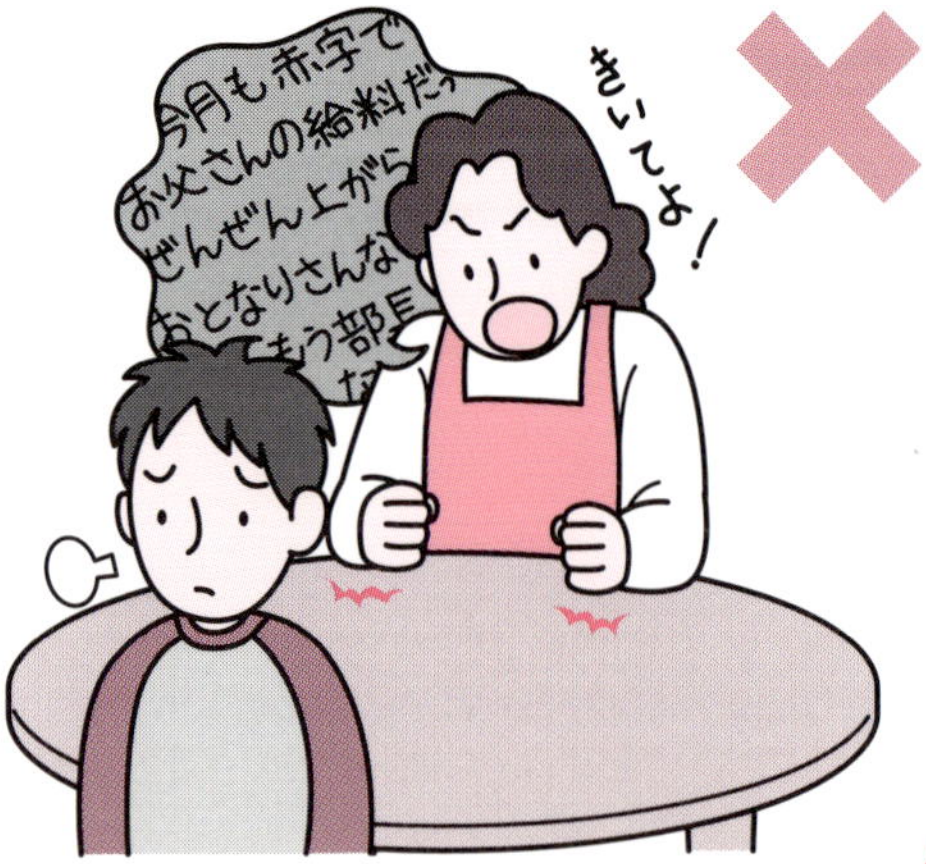
きいてよ！
月も赤字で
お父さんの給料だ
ぜんぜん上がら
となりさんな
もう部長

子どもに聞かせたくない話をわきまえていないと、世代間境界があいまいになる

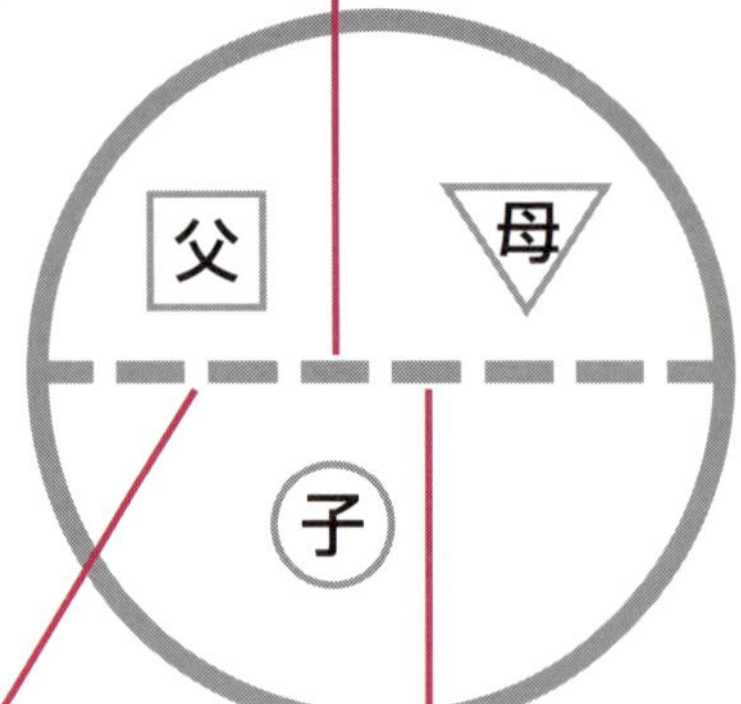

交流しない

家計のこと、夫婦間の性の話など、子どもの耳に入れないことがはっきりしている

交流がある

親子間でいっしょに遊んだり、話したり、世話をするといった関係は保たれる

境界線は「破線」が重要

健康な世代間境界は、親密な交流と、「子どもは知らなくていい」と突き放せる部分がある「破線」の状態が理想

「実線」は交流がないことに

世代間の境界が堅牢な壁のようにそびえたってしまうのでは、親子間の交流が断たれてしまい、問題が大きい

良好な親子間交流があるのは、世代間境界が適切だから

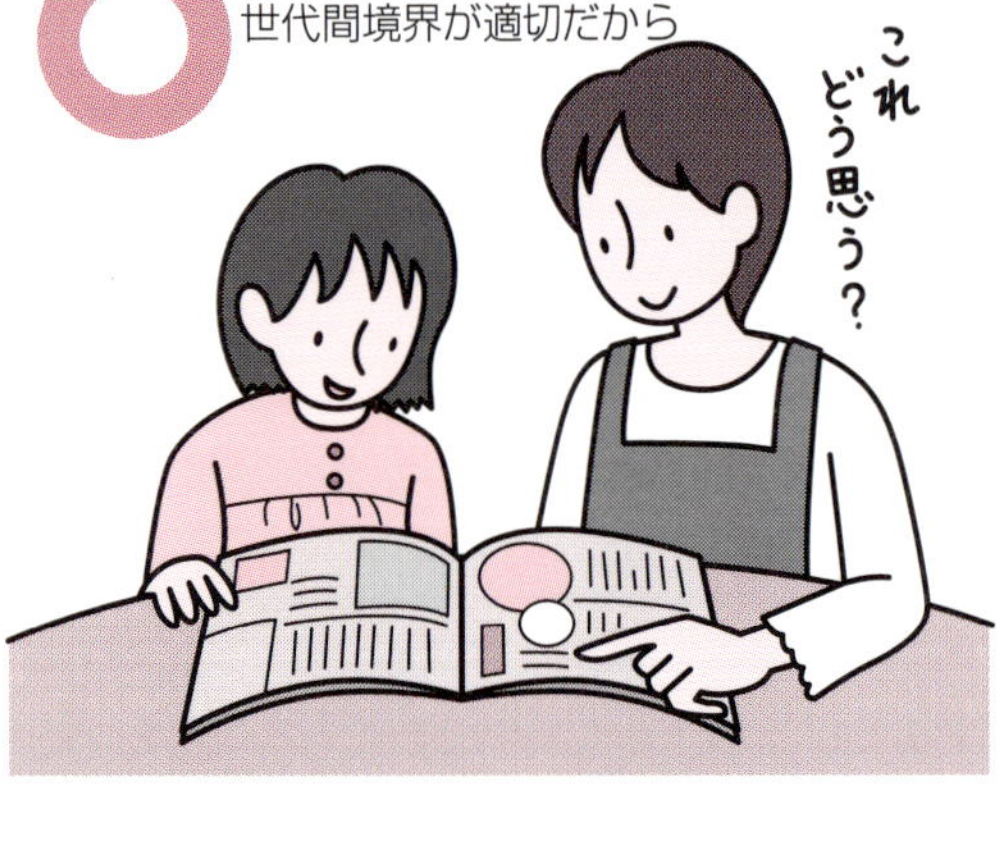
これどう思う？

あいまいな世代間境界

今どきの家族は、世代間境界の破線の間隔が大きくなり、交流にゆがみがみられる傾向があります。

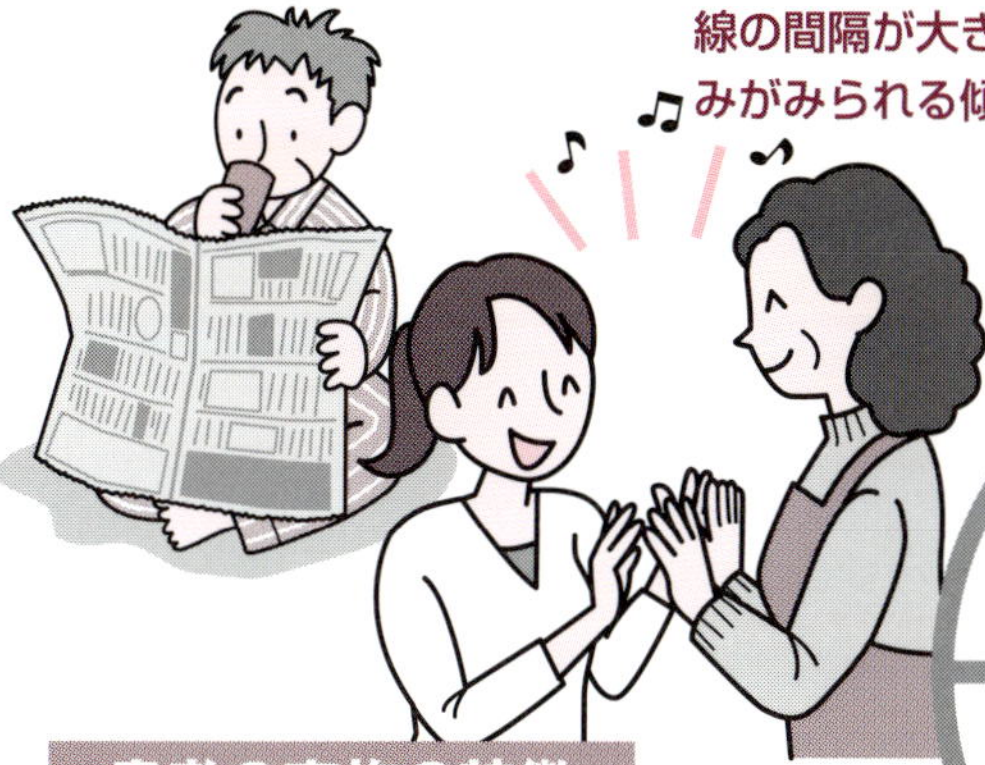

疎外されている父親も、その状態に慣れてしまうと、修復は困難

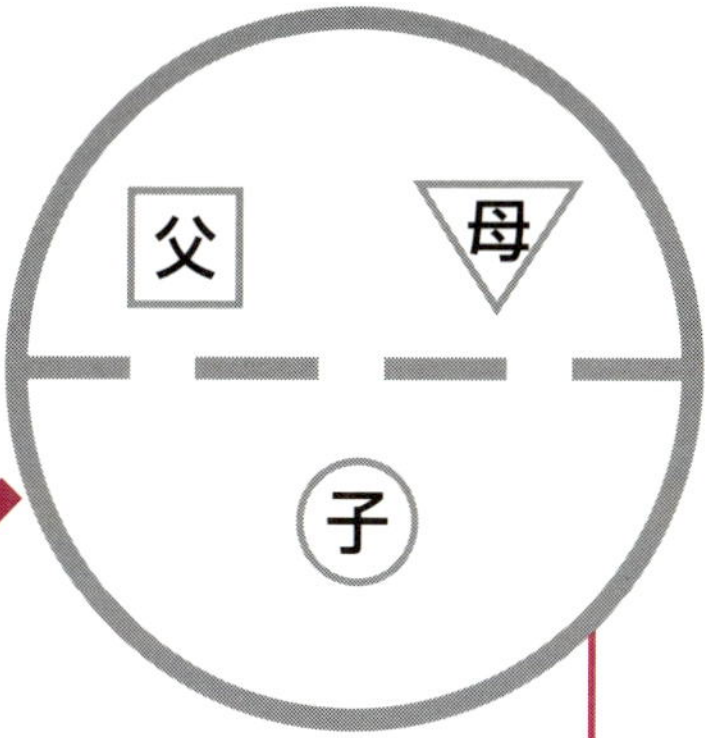

大きな破線。本来、夫婦で共有されるべき情報が、子の世代につつぬけになってしまう

‖

家族の世代間境界があいまいになっている

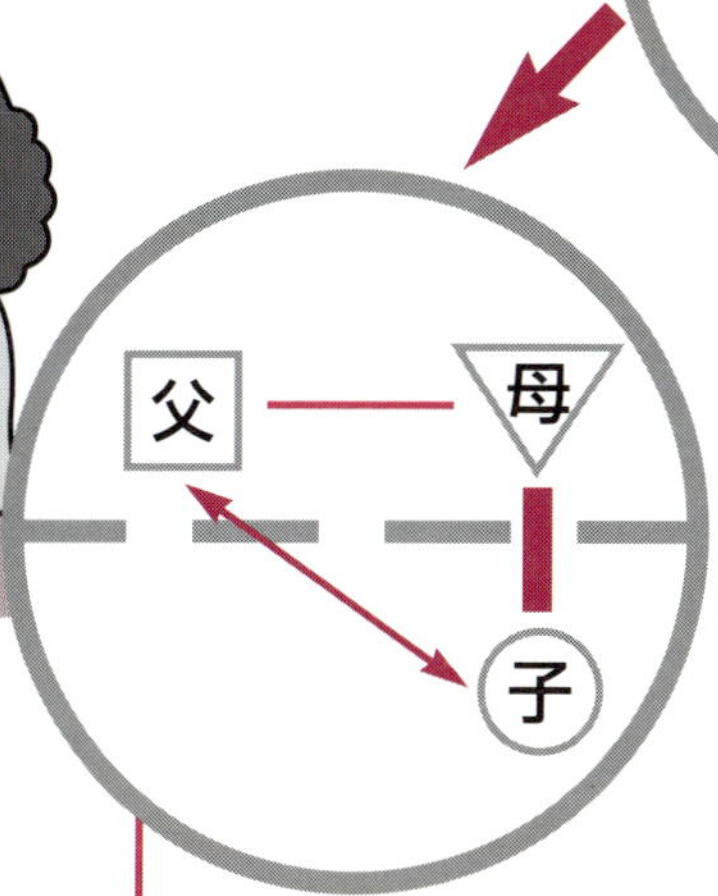

不在がちな父親よりも、母親は子どもとの結びつきが強くなり、三角関係化する

↓

母子は密着、父親だけが疎外され、子と敵対する立場に陥りやすい

患者の家族の特徴

- 父親の影が薄く、親としての役割が十分に果たせていない
- 育児をめぐって夫婦間で意見が異なっている
- 親自身、自分の親との関係で問題をかかえている
- ごく幼いころに子どもがトラウマを負うようなできごとがあった場合が多い
- 夫婦としての役割と親としての役割の区別がはっきりしていない
- 世代間境界があいまい
- 対人関係の問題をかかえているメンバーが多い
- さまざまな葛藤に耐えられない。葛藤などないようにふるまう
- 表面的には「しあわせな家族」であろうとする
- 言うとおりにするか、自立するか、二者択一を迫る
- 家族みんなの関係より、母と子など、二者の結びつきが強い

原因というより患者の家族の現状

安定した家族関係は、健全なパーソナリティを育むうえでよりよい環境となります。

不安定な家族関係のなかで育った子どものパーソナリティは、かならずかたよるというわけではありません。ただ自己愛性パーソナリティ障害をもつ人の家族には、親子の関係にゆがみがみられることが少なくありません。世代間境界があいまいになってきていることが、ゆがみを生じさせる原因になっています。

環境

社会の変化に伴って患者が増えている

自己愛性パーソナリティ障害をかかえる人は増加傾向にあるといわれます。その背景には、社会全体の変化がありそうです。

現代の特徴を如実に反映している

「努力より結果が大事」「大きな利益があがればそれでよい」「いつまでも若々しく、美しく」——現代社会では、「自分さえよければ」「自分がいちばん大事」という自己中心的な考えが幅をきかせています。

自己愛性パーソナリティ障害は、こうした時代の空気を如実に反映した、きわめて現代的なものということができます。

家族のあり方が大きく変わった

家族の役割がゆらぎ、それぞれがかかえる問題を家族で乗り越えていく力が弱まっています。それも、病的な自己愛を増大させる一因になっていそうです。

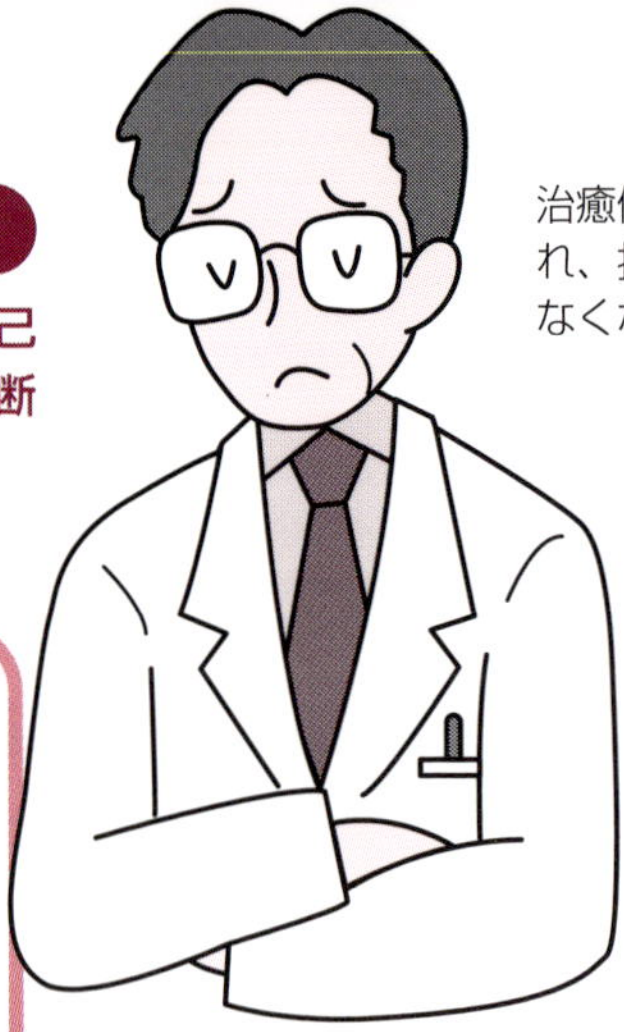

治癒例も報告され、抵抗感は少なくなっている

増加の理由は3つ

ひと昔前にくらべると、「自己愛性パーソナリティ障害」と診断される例が多くなっています。

1 診断することに抵抗感がなくなった

パーソナリティ障害（かつては人格障害）という言葉が一般化し、診断名から受ける否定的なイメージが薄らいできた

2 DSMが広く採用されるようになった

DSMとは、アメリカ精神医学会が発行している『精神疾患の分類と診断の手引』のこと。特徴的な症状をもとにした診断基準が広まったことで、診断がつけやすくなった

3 社会状況

現代の日本では、あらゆる面が急速に変化してきている。その多くが、不健康な自己愛を生みやすい土壌をつくることにつながっている

価値観の変化

どんなものの価値でも金銭に換算して考え、心よりもものの豊かさを追い求める傾向が強くなってきた。子どもや若者の自己愛的行動を礼讃し、彼らの行動を商品化する大人や社会。人の気持ちなど考えなくてもいいという時代

家族の変容

家族を支えてきた地域のつながりが弱くなるにつれ、それぞれの家族が孤立し、個人を支えにくくなってきた

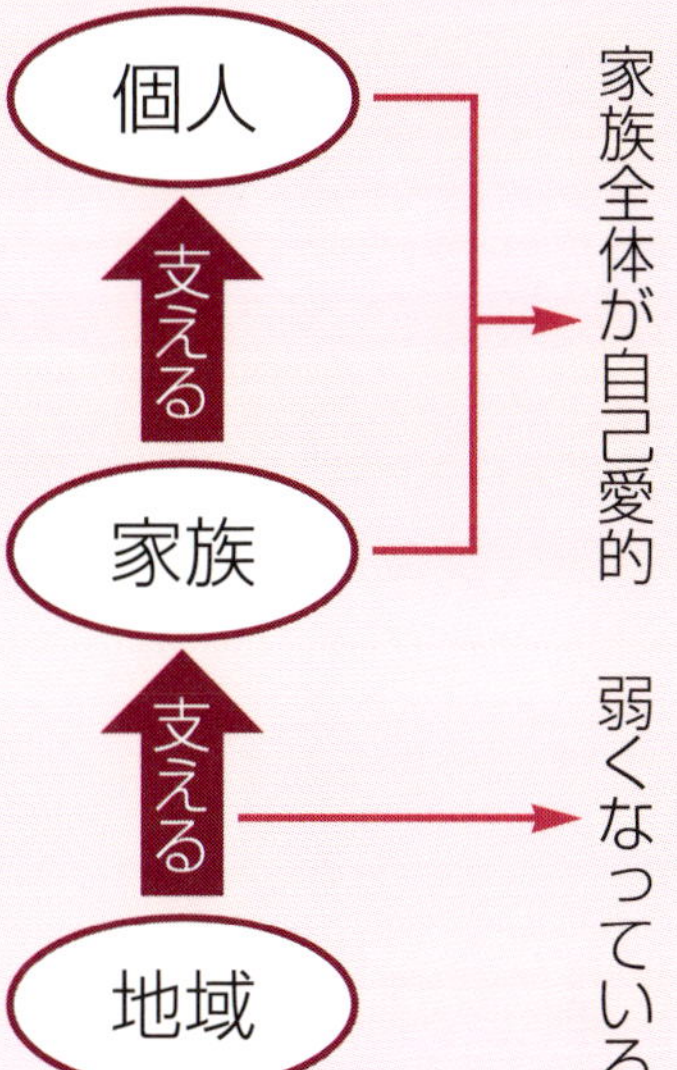
個人
支える
家族
支える
地域
家族全体が自己愛的
弱くなっている

競争社会

ものごとも、人と人との関係も、勝ち負けがすべてととらえる風潮が強い。勝つか負けるか、常に争っている。みんな自分が勝つことが大事に

結果重視

プロセスよりも結果を重視する成果主義が、職場だけでなく社会全体に広まってきている

人を押しのけてでも、自分の成功がなにより大切

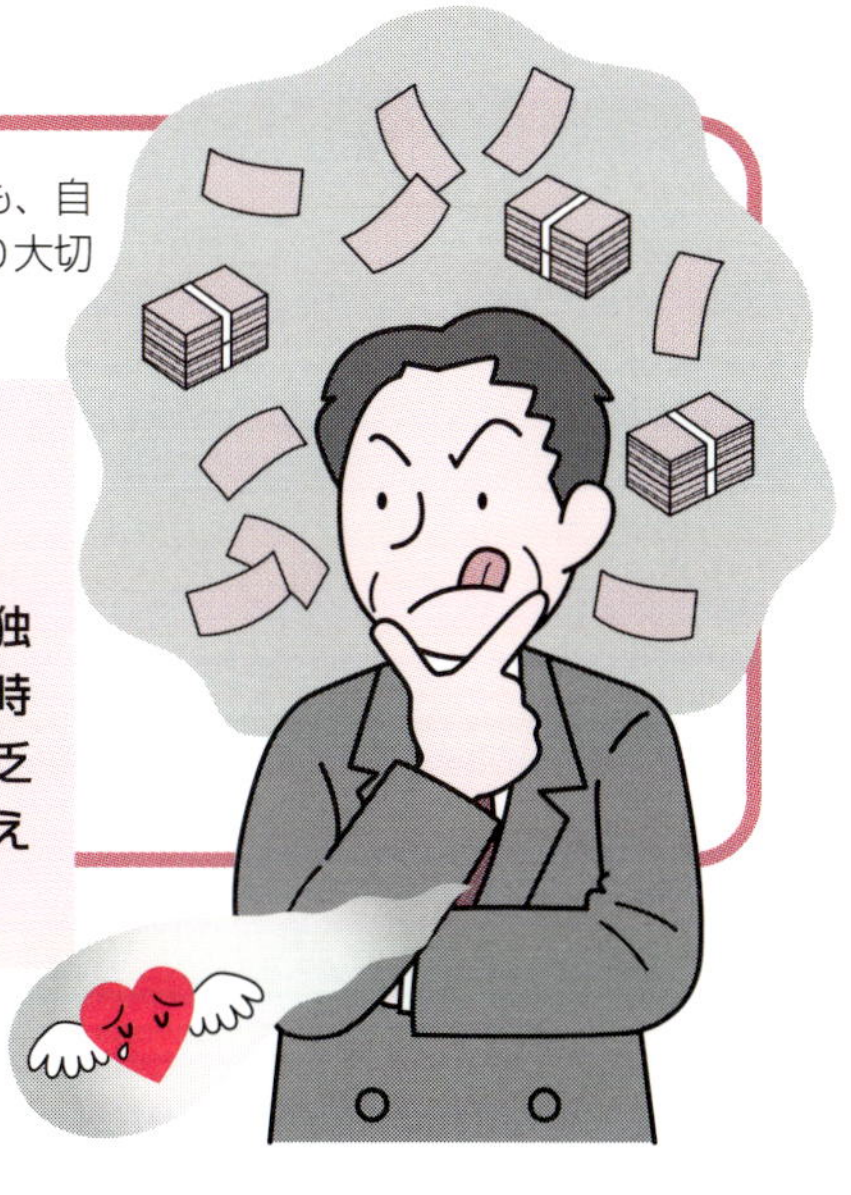

人の心のあり方が変化

それぞれが孤立感、孤独感をかかえていると同時に、他人への共感性が乏しく、自己中心的な考えをもつ人が増えている

見通し

高齢になるほど孤立し、生きにくくなる

パーソナリティ障害の多くは年をとれば落ち着いていくことが多いのですが、自己愛性パーソナリティ障害は、中年期以降に問題化することが少なくありません。

ライフサイクルとの関係

ライフサイクルの過程と自己愛性パーソナリティ障害の現れ方は、密接に関係しています。

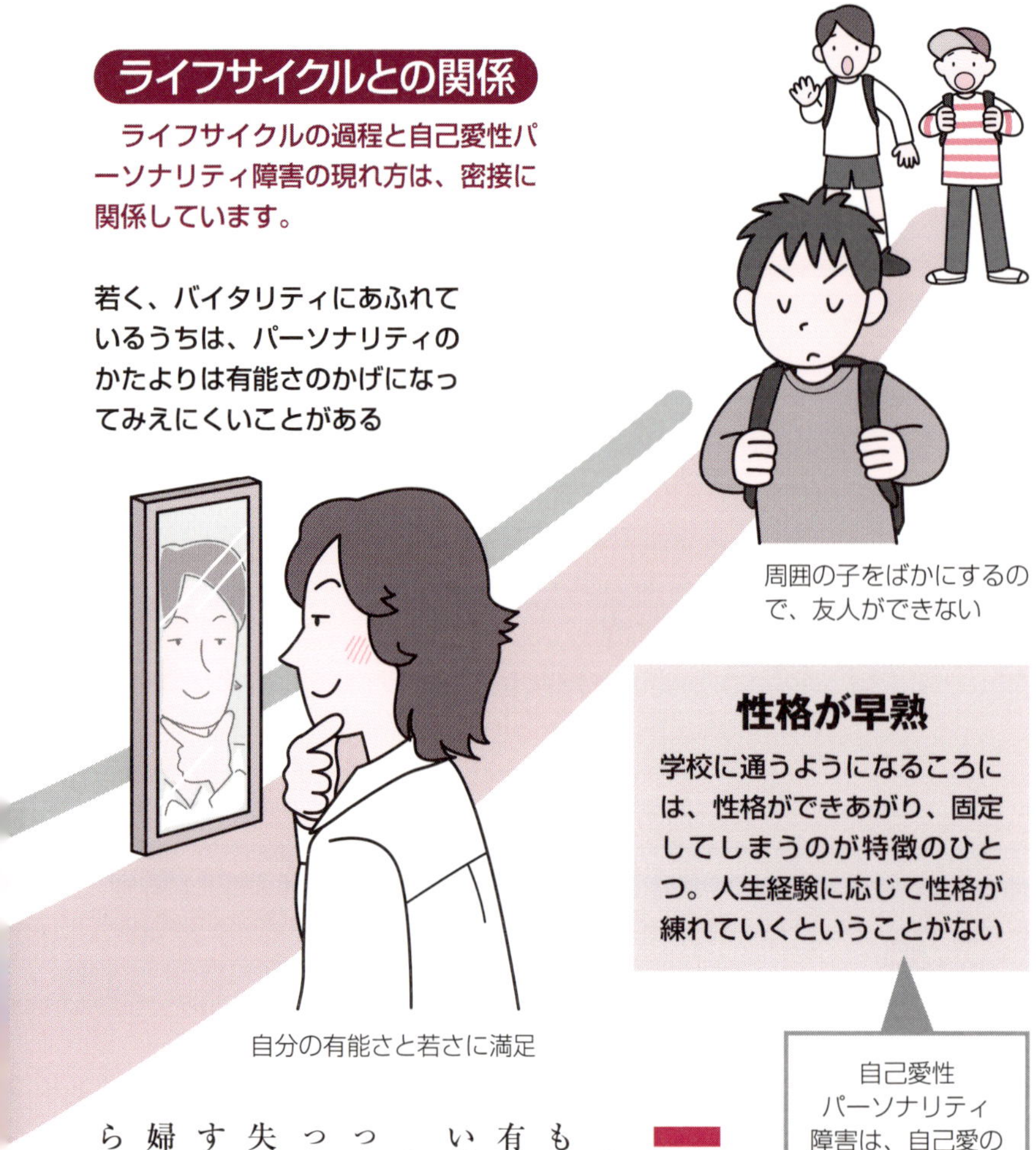

若く、バイタリティにあふれているうちは、パーソナリティのかたよりは有能さのかげになってみえにくいことがある

周囲の子をばかにするので、友人ができない

自分の有能さと若さに満足

性格が早熟

学校に通うようになるころには、性格ができあがり、固定してしまうのが特徴のひとつ。人生経験に応じて性格が練れていくということがない

自己愛性パーソナリティ障害は、自己愛の成熟が止まるゆえに起こるという説がある（Ｐ35参照）

学童期までには自己愛性パーソナリティ障害かどうかがわかるといわれている

年齢を重ねるにつれ問題が現れてくる

自己愛性パーソナリティ障害をもっていても、理想にみあうほど有能なら、社会を渡っていけるあいだはなんとかなるでしょう。

ところが、だれにでも老いはやってきます。さまざまなものを失っていく年代にさしかかると、喪失体験に耐えられないため、発症することがあります。抑うつ、夫婦の不和、離婚、高齢になってからの孤独といった形で現れます。

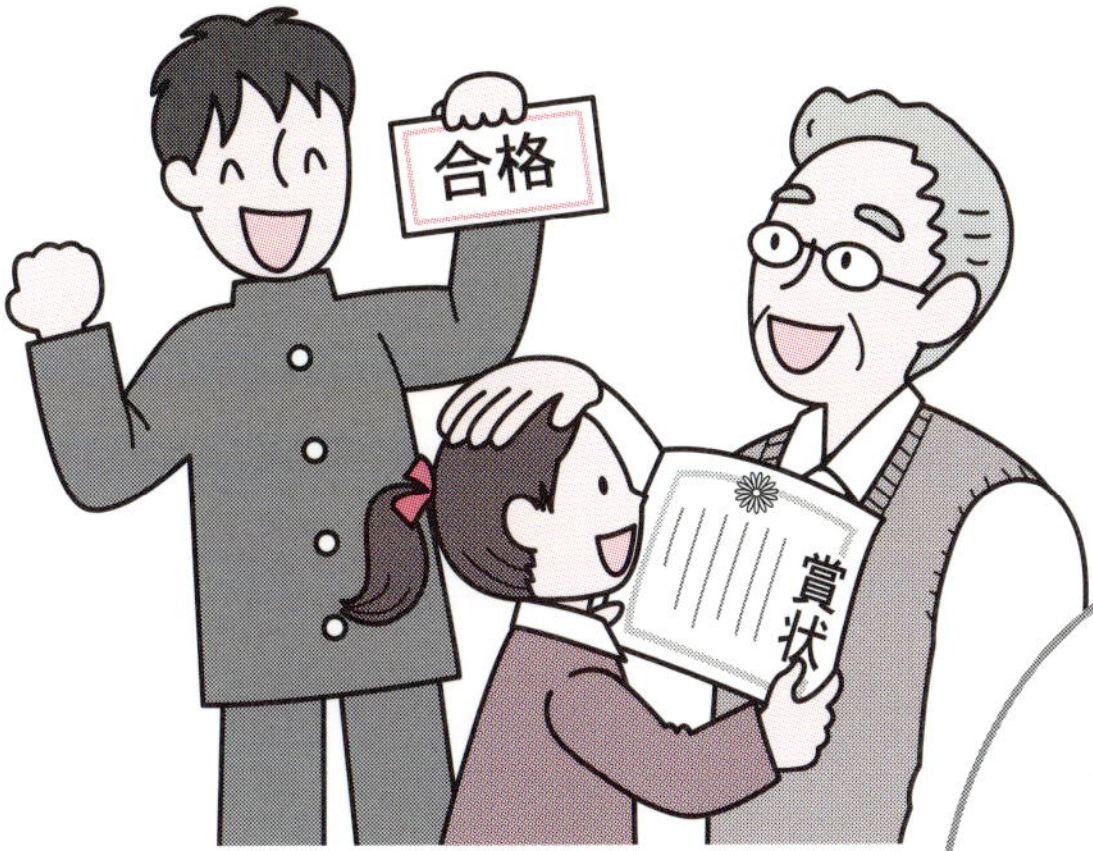

高齢になると、若者の成功を自分のことのように喜ぶのが、楽しみのひとつなのだが……

分離、喪失、孤独に耐えられない

身近な人々の死、自分自身の病気、退職など、中高年期に起こってくるさまざまな葛藤を乗り越えられず、孤独感や空虚感に悩むことになる

問題が現れてくる

中年期に入り、身体的にも精神的にも、また職業的にも限界を感じることが多くなるにつれ、夫婦関係の不和や抑うつなどといった形で問題があらわになってくる

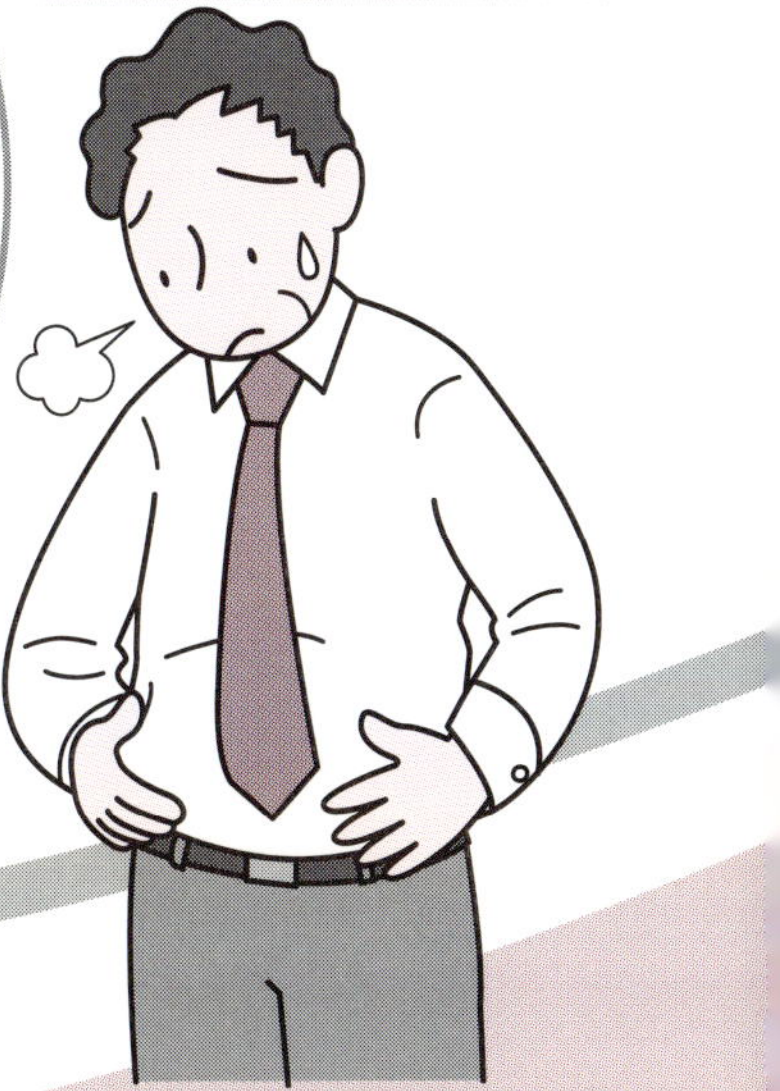

カッコわるくなってきた自分にがっかりする

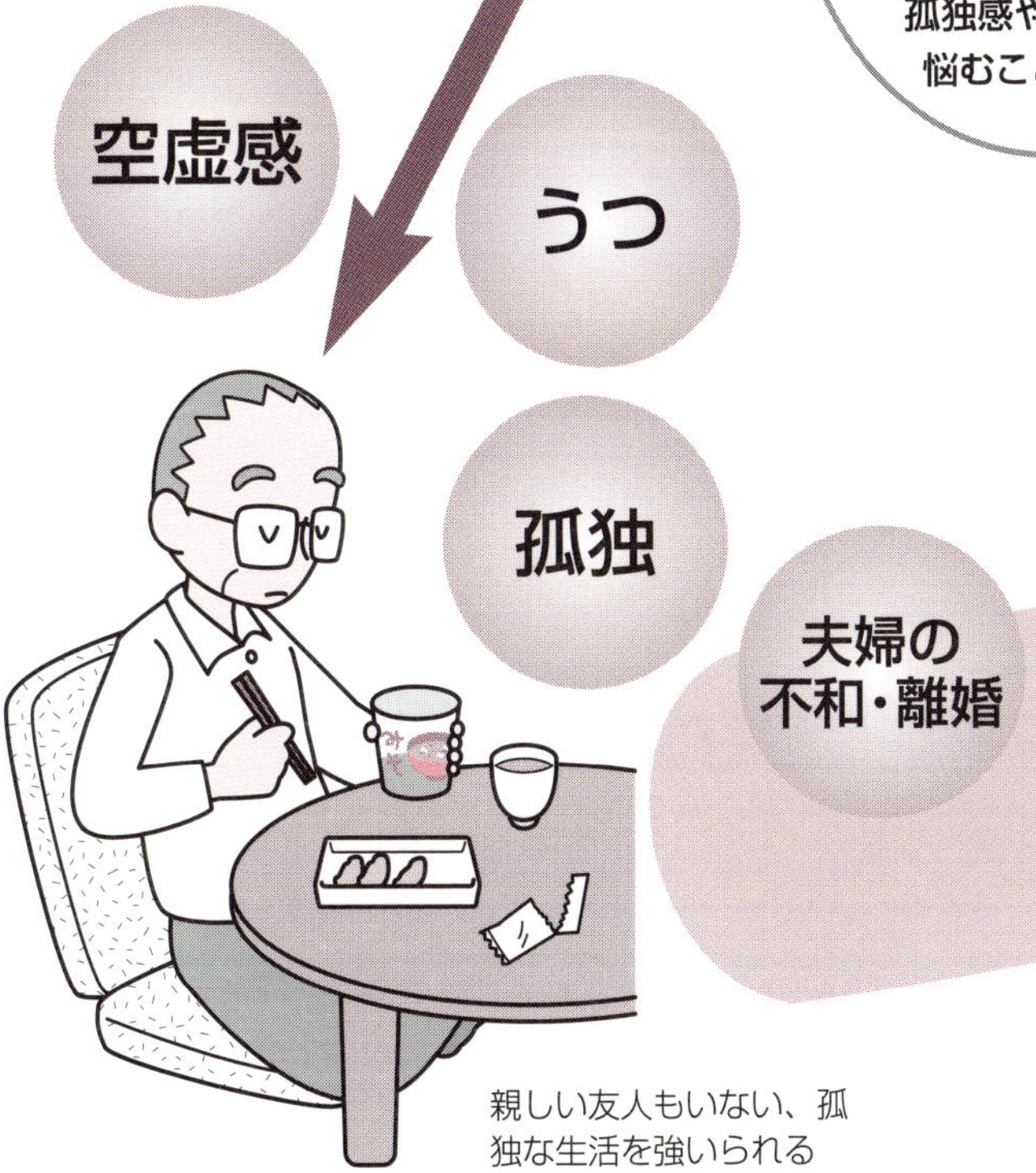

親しい友人もいない、孤独な生活を強いられる

体の衰えを認められない

年をとるにつれ、体の故障が多くなり、容貌も変化していくのは自然の摂理だが、自己愛性が強い人にとっては受け入れがたく、苦痛に感じる

COLUMN

自己愛性パーソナリティ障害は遺伝するのか？

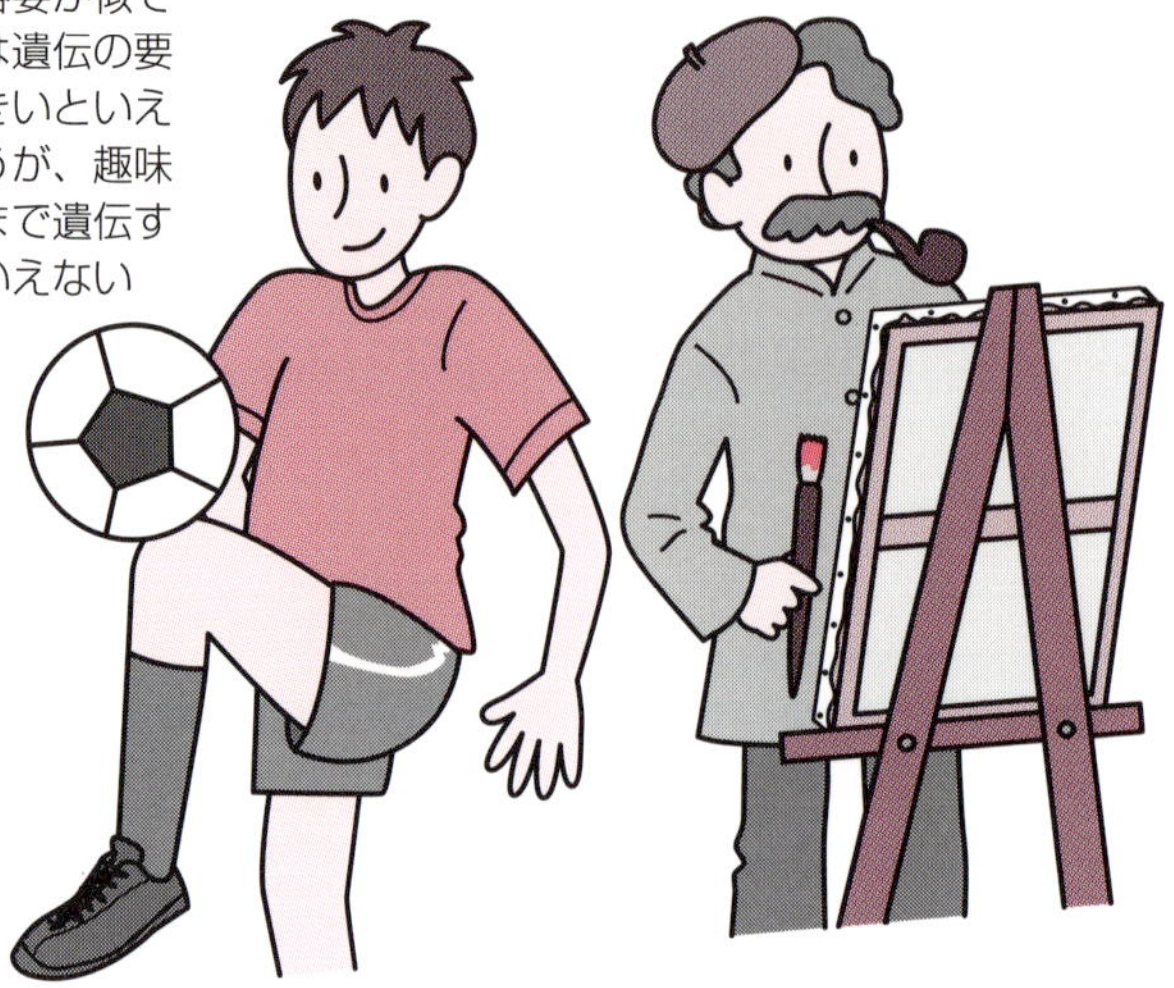

親子の容姿が似ているのは遺伝の要素が大きいといえるだろうが、趣味や思考まで遺伝するとはいえない

「性格」の傾向は親子で似ることも

　双子のきょうだいの一方が自己愛性パーソナリティ障害だった場合、もう一方もそうである確率を調べたところ、一卵性双生児は二卵性双生児の五倍にのぼったという報告があります。この結果から考えると、どうやらこの障害は遺伝と関係があるようです。

　たしかに、よく似た性格の親子はめずらしくありません。病的な自己愛をもつ人の家族には、やはり自己愛性が強い傾向がみられる場合もあります。

性格は先天的な要素だけでは決まらない

　ただし、パーソナリティは、遺伝的、先天的な要素が大きい「気質」の傾向だけで決まるわけではありません。環境の影響も大きく受けます。さらに、そうして形成されたパーソナリティが「障害」としてたちはだかるかどうかは、周囲の状況しだいです。

　遺伝するのはパーソナリティを形作る気質や性格の一部であって、パーソナリティ障害そのものが遺伝するわけではないと考えてよいでしょう。

ケース例 Aさん 前編

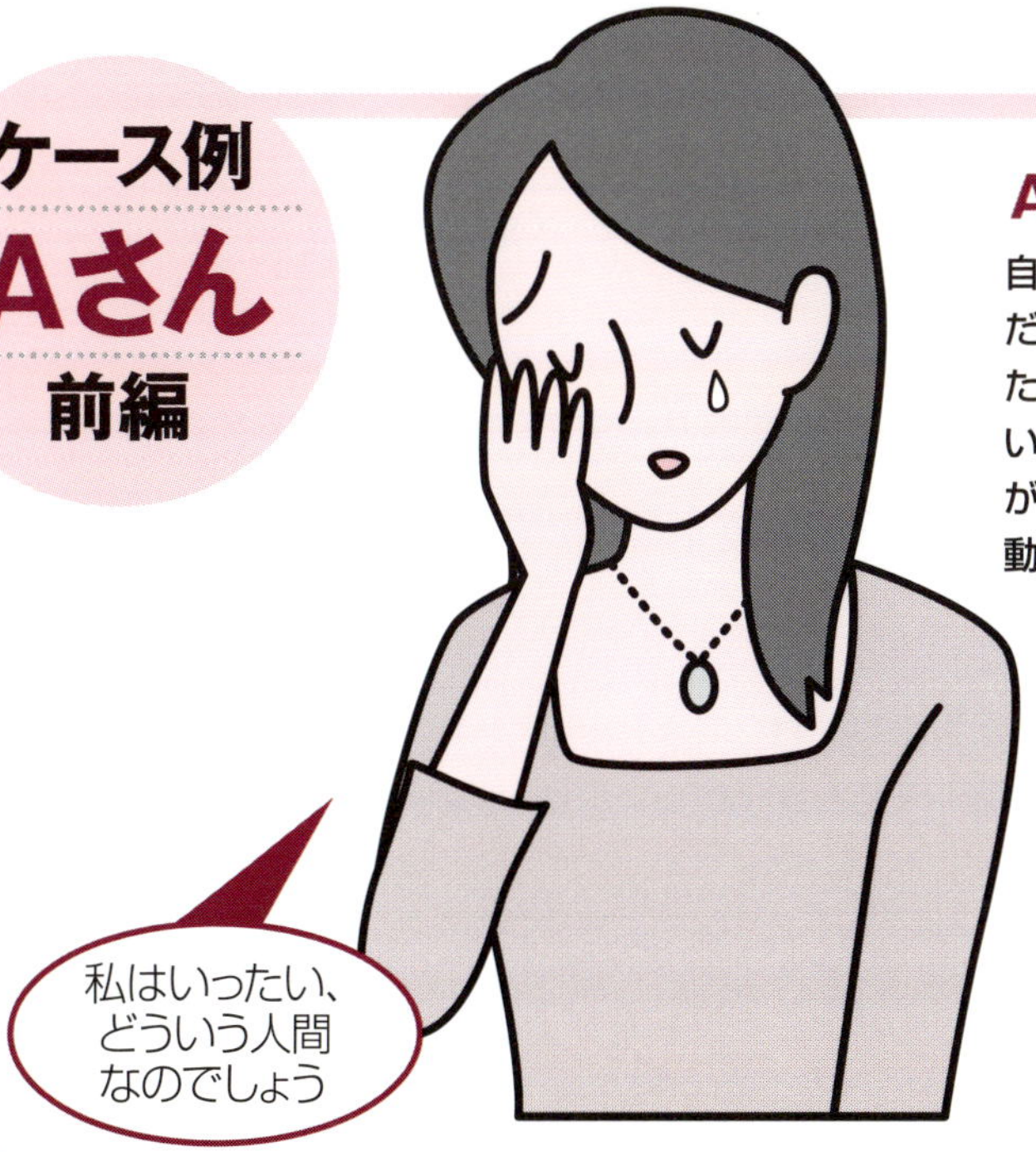
私はいったい、
どういう人間
なのでしょう

Aさんの訴え

自信喪失。自分がもともとどういう人間だったのかさえわからなくなってしまった。自分が遠いところにいて自分をみているような、地に足がついていない感じがする。全身がだるくて思うように体が動かず、なにも手につかない

プロフィール

21歳の音大生。美人。両親はひとりっ子であるAさんに英才教育をほどこしてきた。3歳からピアノをはじめ、これまでずっと順調にすすんできた。将来はプロのピアニストをめざしている

子ども時代

両親の果たせなかった夢を託されて生まれてくることになったAさん。おしつけられる理想像は生まれる前から決まっていたのだ

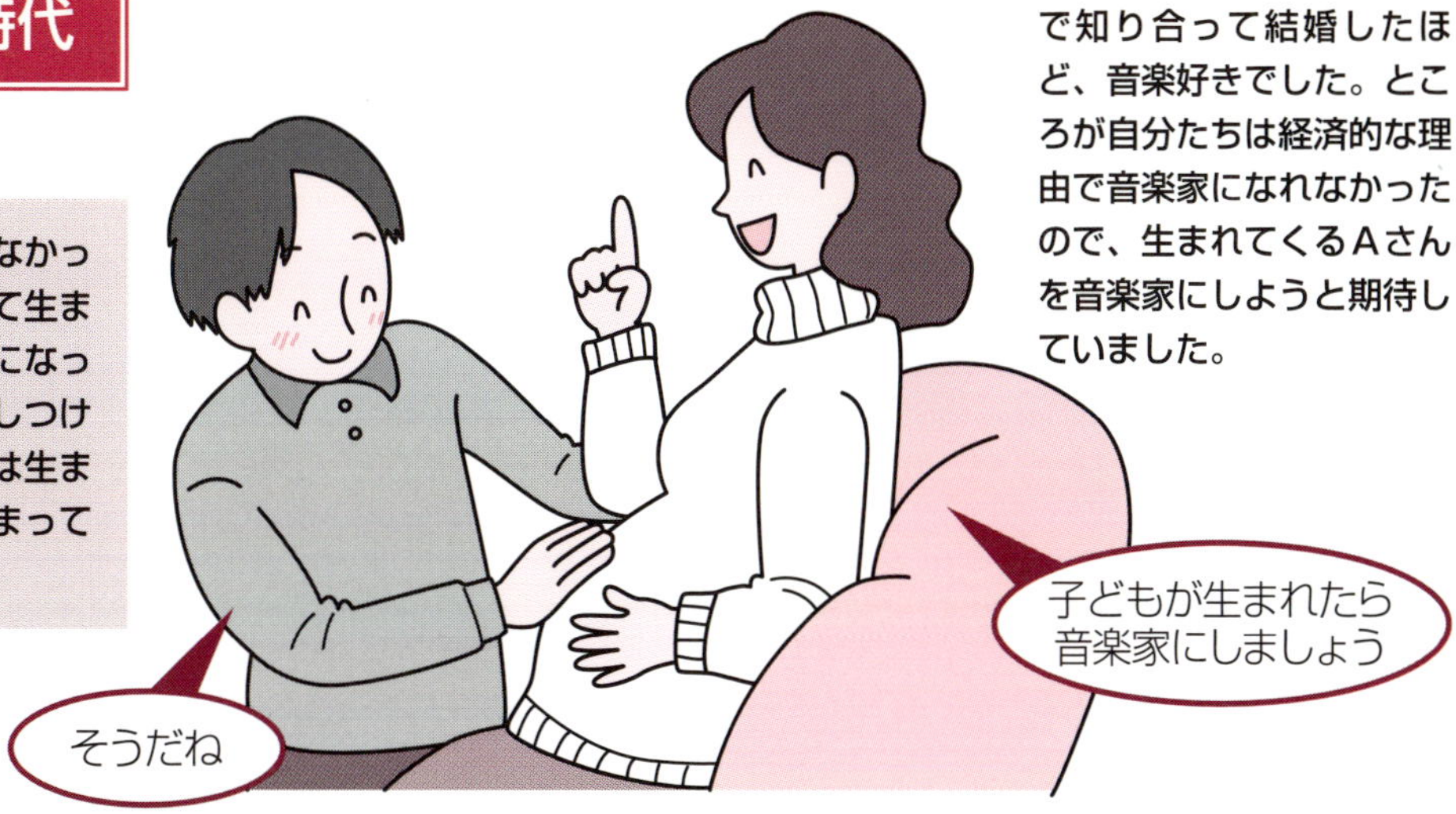
そうだね
子どもが生まれたら
音楽家にしましょう

両親は、コンサート会場で知り合って結婚したほど、音楽好きでした。ところが自分たちは経済的な理由で音楽家になれなかったので、生まれてくるAさんを音楽家にしようと期待していました。

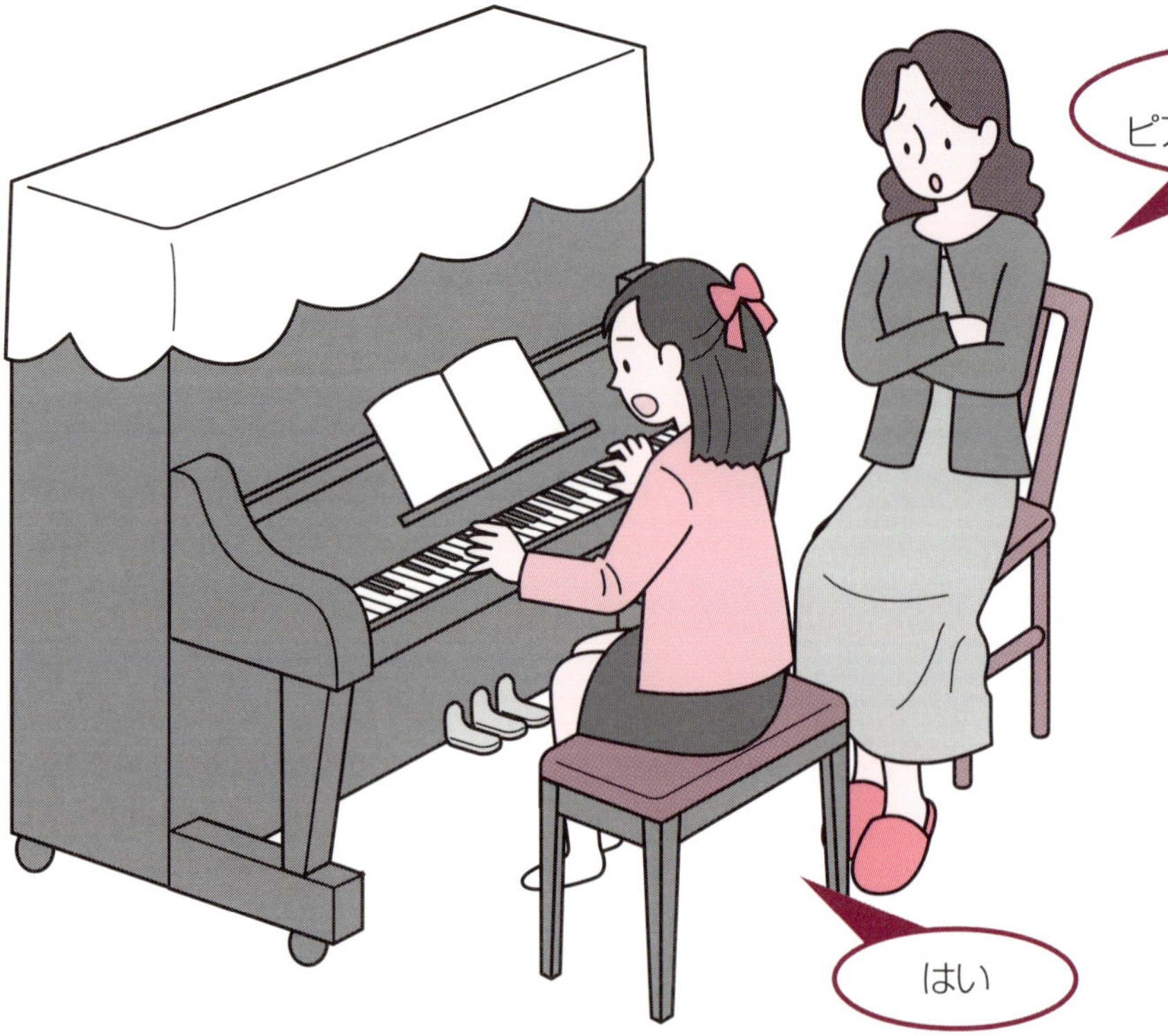
りっぱな
ピアニストになってね
はい

3歳から先生についてピアノのレッスンをはじめたAさん。家に帰ると母親がつききりで練習しました。小学生のうちに、むずかしい曲もひけるようになり、母親の期待はふくらむ一方。

母親はAさんが天才だと思い込んでいた。Aさんも母親に誉められることがうれしくて一生懸命ピアノの練習に励み、充分期待にこたえていた

いつも自宅でピアノをひいていたため、遊び友達はほとんどできませんでした。わがままで自分勝手な性格のせいもあったでしょう。Aさんはさびしい思いをかかえていましたが、どうしていいかわからなかったのです。

Aさんの孤独感に母親は無関心で、共感を与えられなかった。期待どおりにピアノさえひいていれば満足して、子どもを過保護にしていた

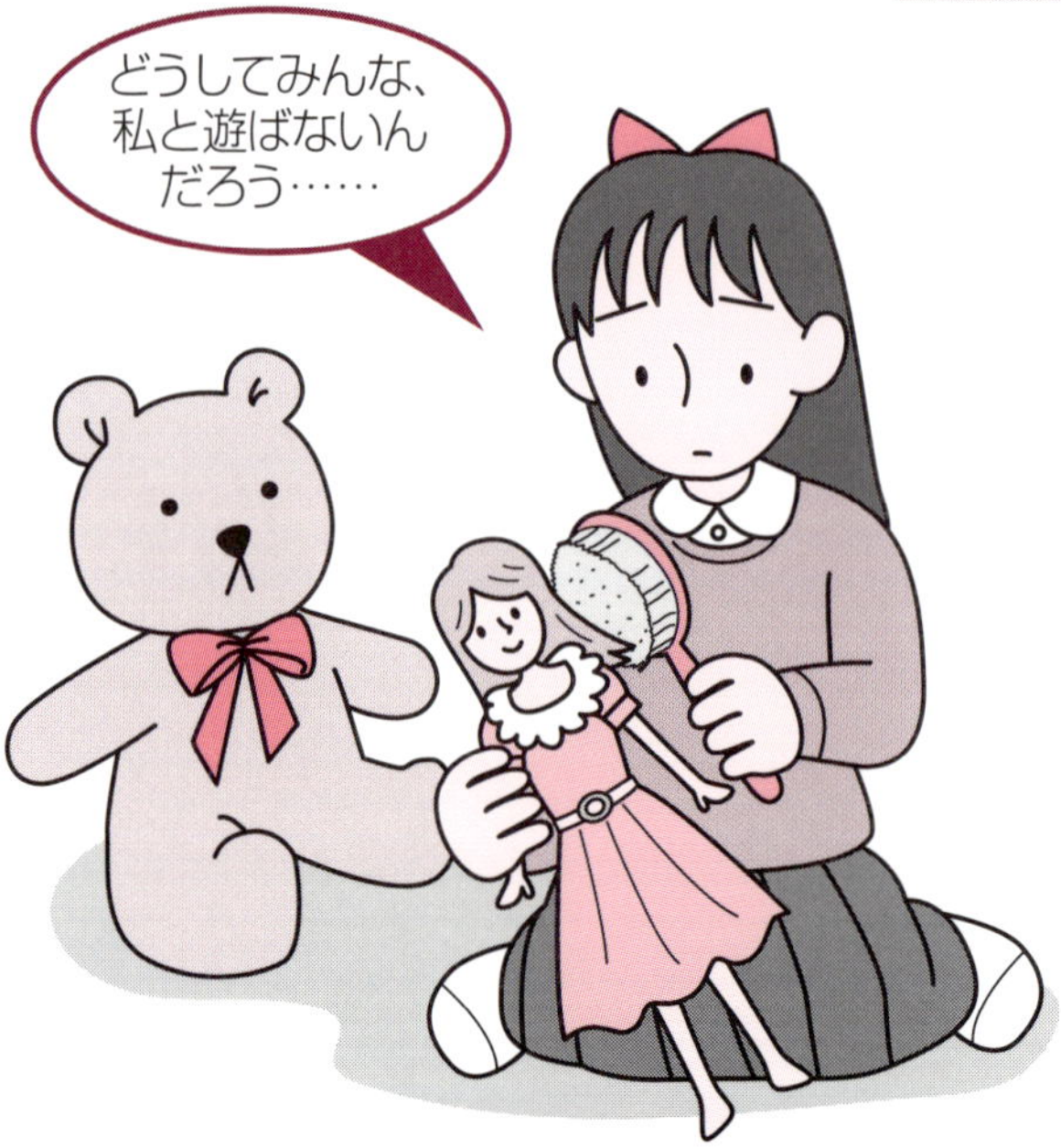
どうしてみんな、
私と遊ばないんだろう……

音大に入学したAさん。美人でピアノのじょうずな彼女は大学でも目立った存在でした。やがてYさんという友人ができました。Yさんはおとなしい性格で、いつもニコニコとAさんの話を聞いていました。

2人は親友のようにみえたが、じつはYさんは自信のなさから自己主張をしないタイプで、わがままなAさんの言いなりになっていただけだった

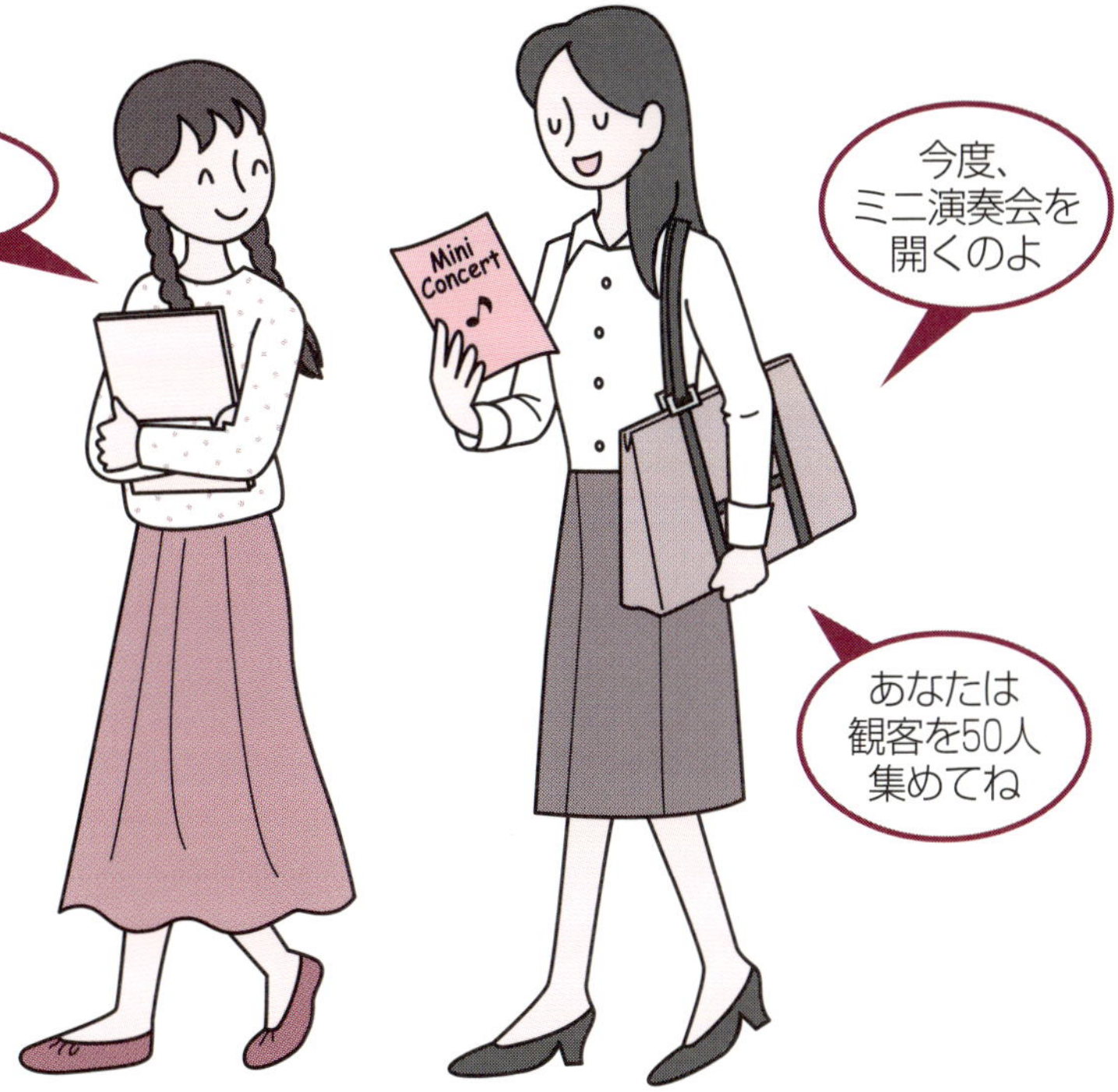
Aさん、ピアノ
じょうずですものね
Mini Concert
今度、
ミニ演奏会を
開くのよ
あなたは
観客を50人
集めてね

学生時代

Yさんは練習を積み、じょじょにピアノの腕は上達。そのうえ恋人ができたこともあって、自信がついてきました。あるときAさんの勝手な言い分にがまんできなくなり、Aさんから離れていくことに……。

内心Yさんのことを見下していたのに、先に恋人ができたことが、少なからずショックだったAさん。はじめての友人だっただけに、かなりがっかりした

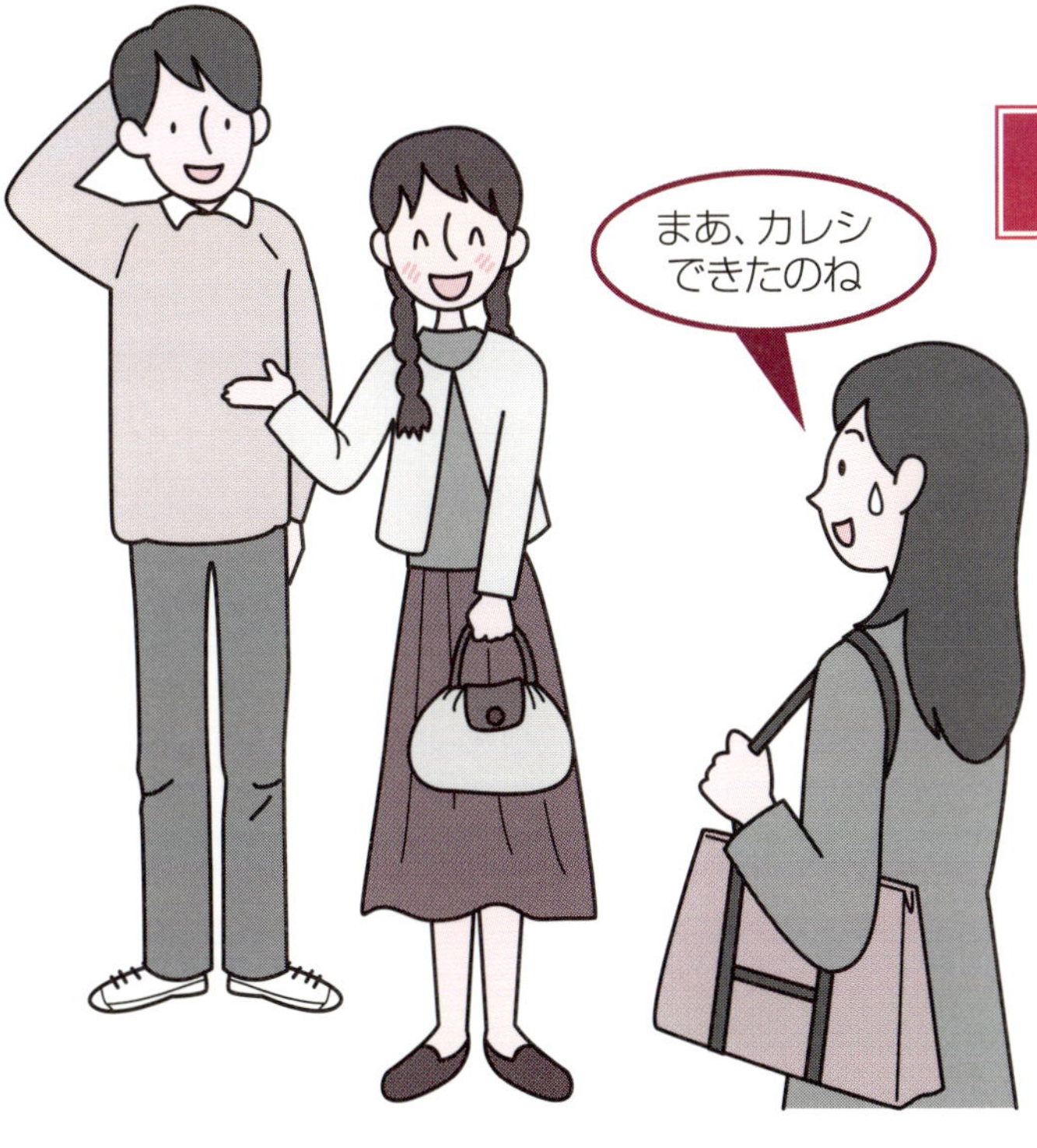
まあ、カレシ
できたのね

Ｙさんに恋人ができて自分にできないはずがないと思ったＡさん。かっこいい先輩にアプローチを開始しました。高価なプレゼントもしたし、当然自分を好きになるはずでした。

先輩はハンサムでもてるタイプ。そのことがＡさんの自尊心を満足させた。Ｙさんとの喪失体験を受け入れられず、自分も恋人をつくることで見返したい気持ちもあった

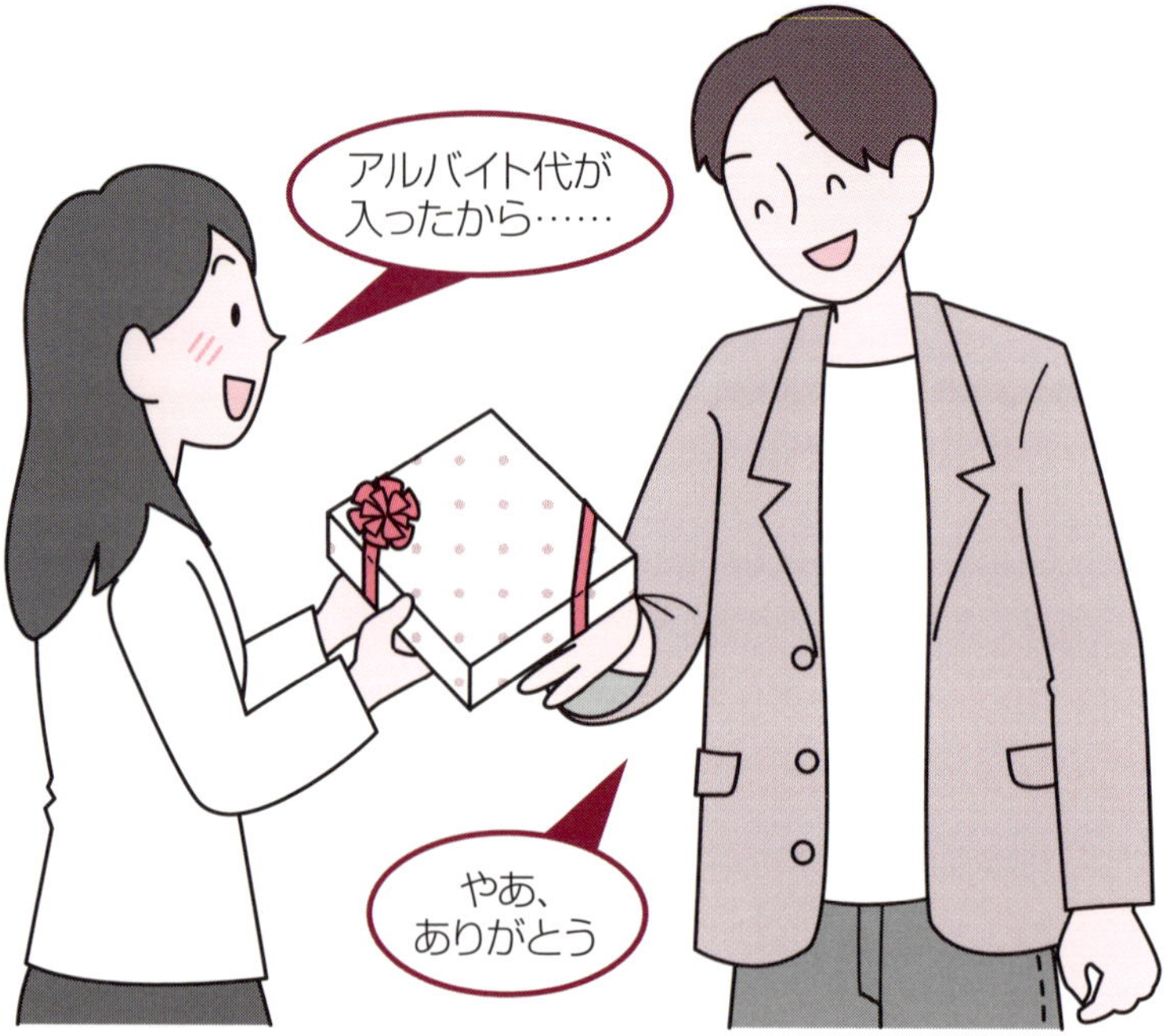
アルバイト代が入ったから……
やあ、ありがとう

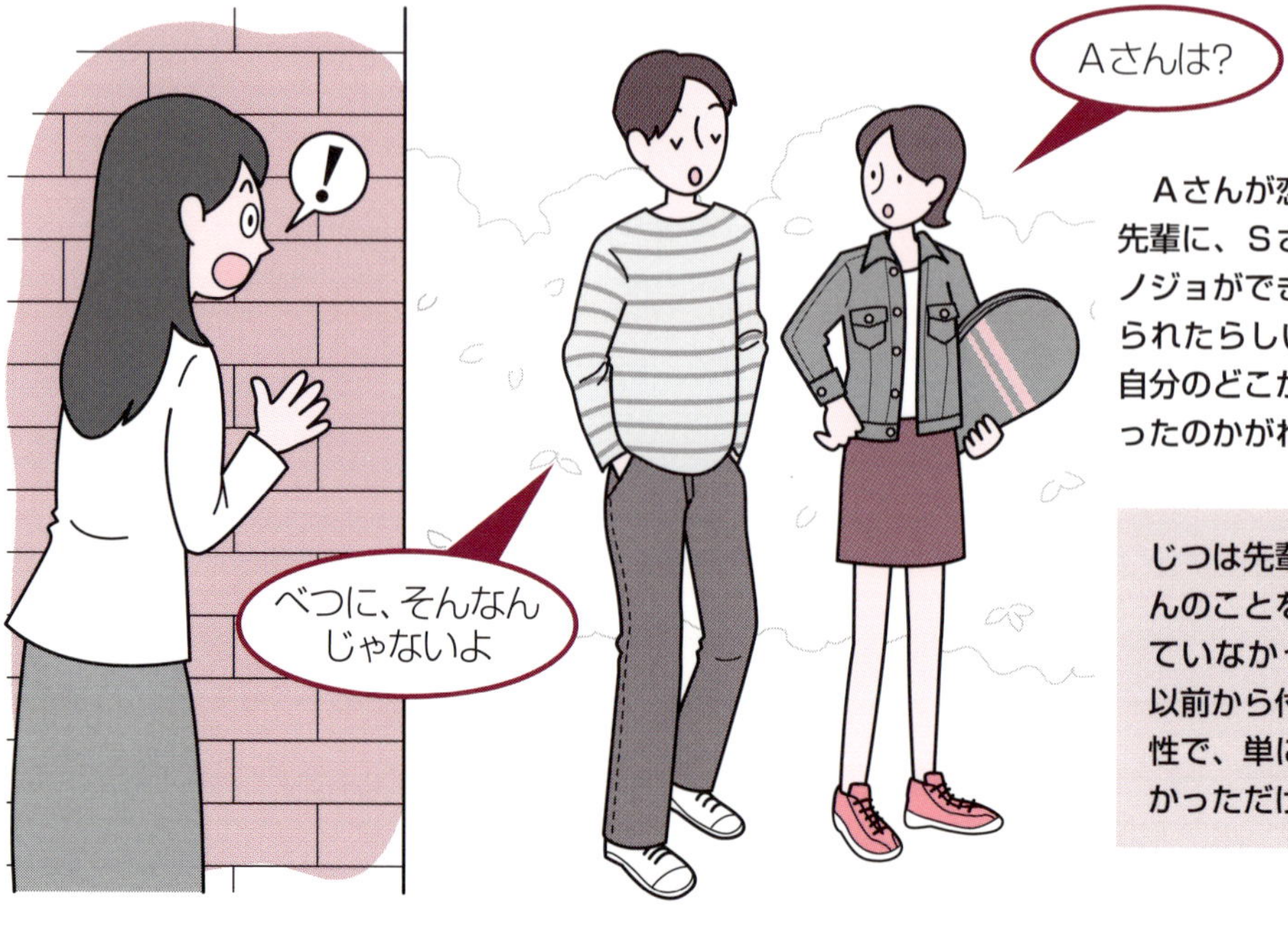
!
Ａさんは?
べつに、そんなんじゃないよ

Ａさんが恋人だと思っていた先輩に、Ｓさんという新しいカノジョができたことが発覚。ふられたらしいと感じたものの、自分のどこが彼の気に入らなかったのかがわかりません。

じつは先輩は最初からＡさんのことを恋人だとは思っていなかった。Ｓさんも、以前から付き合っていた女性で、単にＡさんが知らなかっただけ

受診のきっかけ

Ｓさんは、雰囲気も好みもＡさんとはかなり違うタイプ。でもＡさんは、自分をふった先輩をなんとかして振り向かせようと、Ｓさんのしぐさや服装を研究して、とりいれようと努力を始めました。

これまでのＡさんのパーソナリティが否定されたかのように、まったく自信をなくしてしまった。先輩の評価や好みばかりを気にする毎日に……

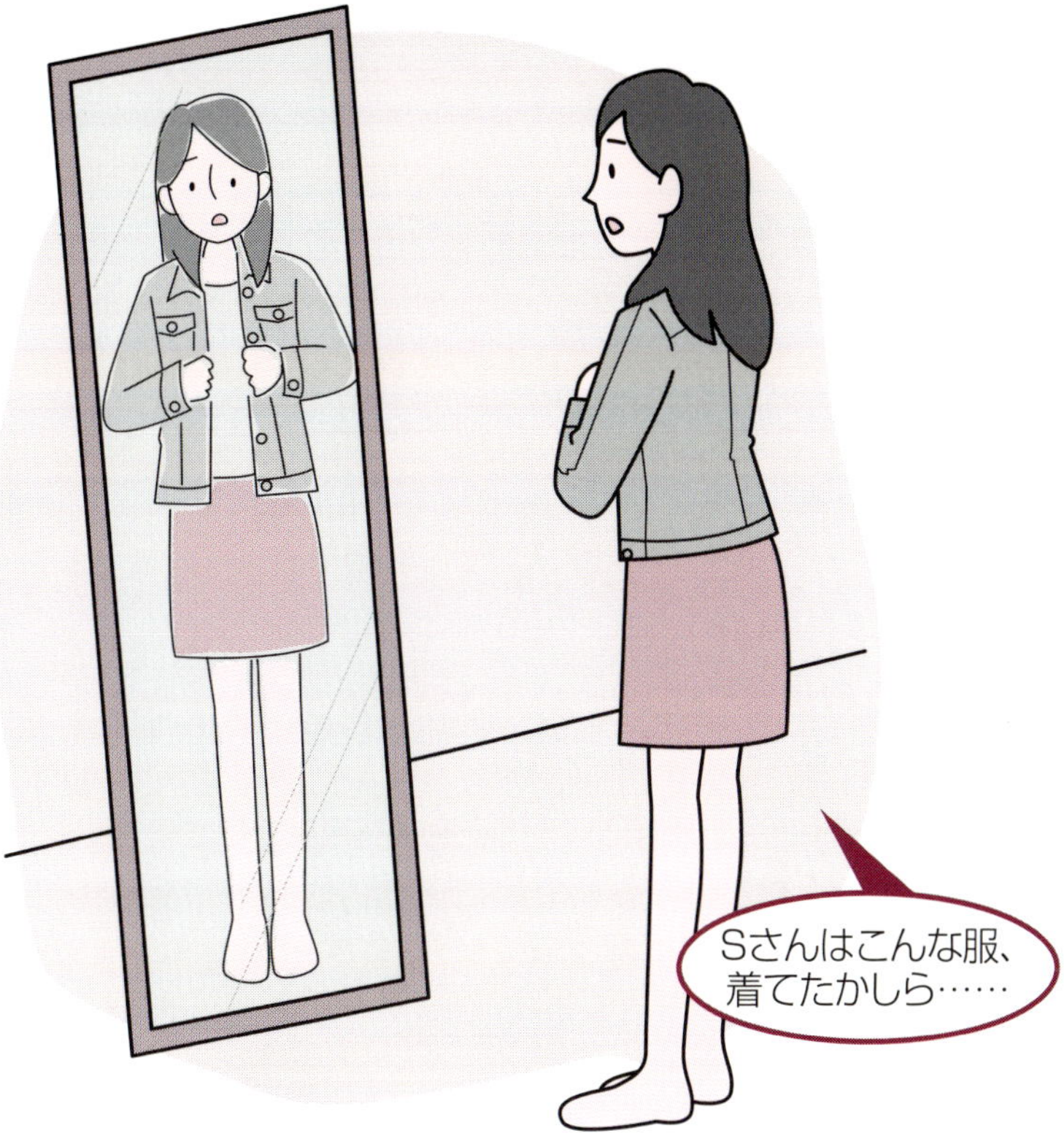
Ｓさんはこんな服、
着てたかしら……

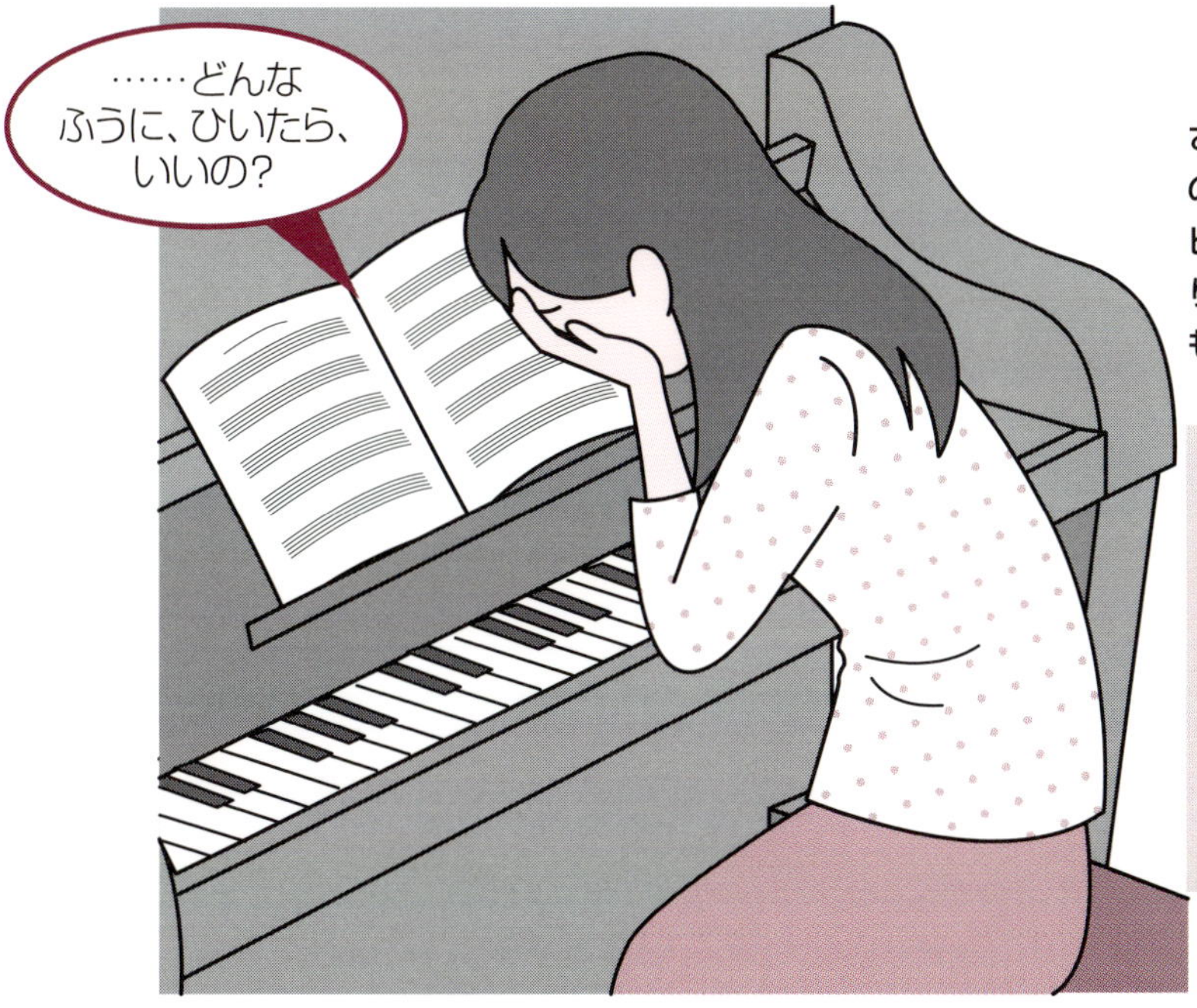
……どんな
ふうに、ひいたら、
いいの？

Ｓさんを意識するあまり、Ａさんは自分がどんな人間だったのか、忘れてしまったのです。ピアノのひき方もわからなくなり、自信もうちくだかれ、なにもできない状態に陥りました。

これまで母親に誉められ、音大でも優秀だった。自尊心を高く保ち、過剰な自信をもって生きてきたのだ。ところが自分が無価値であるかのような経験をしたため、自分を支えきれなくなってしまったのだ

ケース例 Bさん 前編

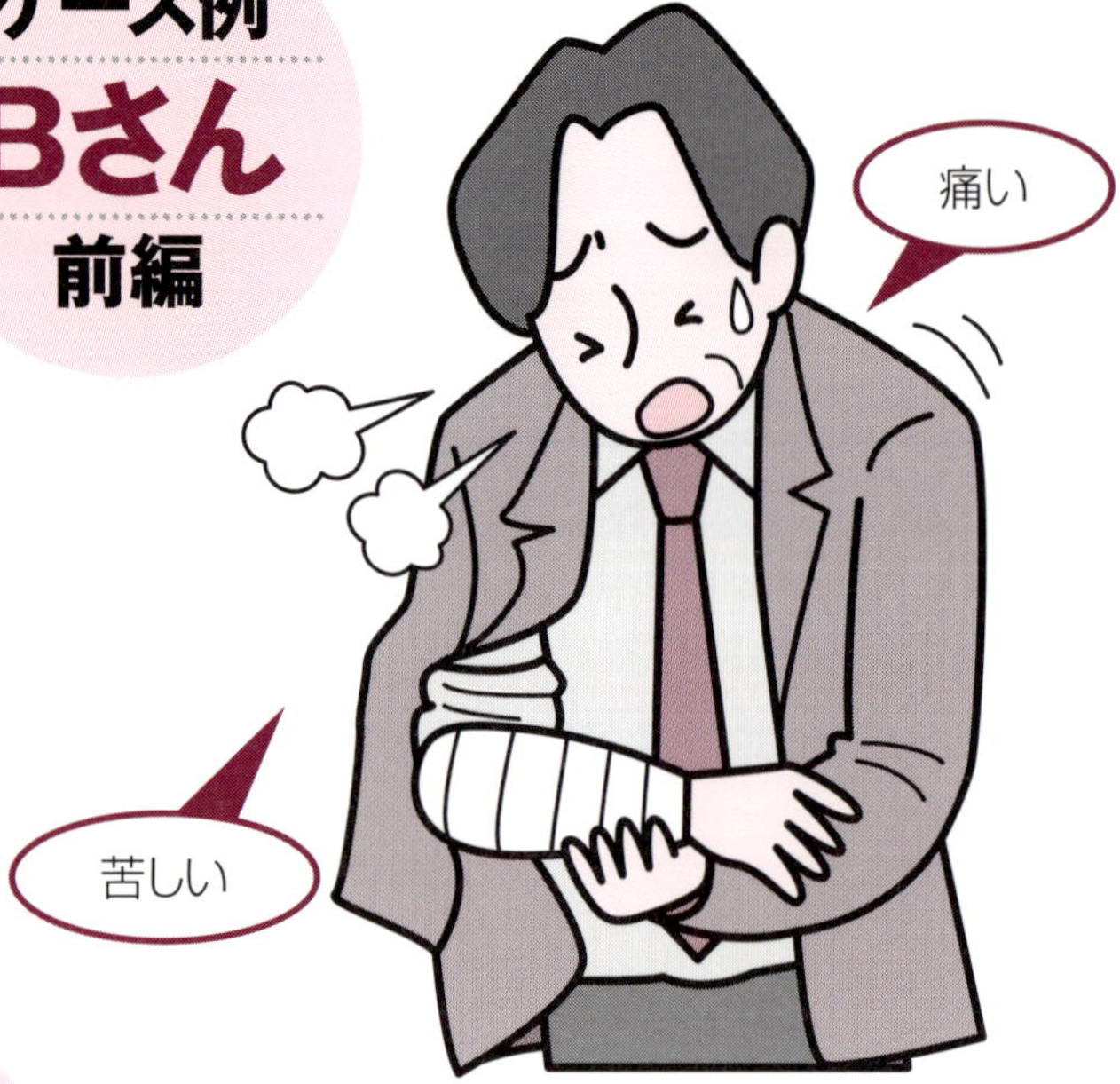

Bさんの訴え

いつも不安感にとらわれていて、よく眠れない。子どものころからぜんそくがあり、いつ発作が起こるかわからないのも不安のひとつ。健康になりたいが、運動をしすぎて骨折してしまった。こんな性格を変えたい

プロフィール

43歳の医師。皮膚科のクリニックを開業している。服装の趣味がよく、なかなかハンサム。2人の子どもがいる。最近、妻が働き始めた

ひとりっ子だったBさんを母親は一生懸命に世話をしてきました。幼いころからぜんそくがあったためです。過保護に育ったBさんは外で遊ぶことも少なく、肥満ぎみになってしまいました。

母親支配的な家族。父親はまじめなサラリーマンだったが、出世コースからはずされたことでふさぎこみ、抑うつ状態。家族のだんらんもなく暗い家庭だった

子ども時代

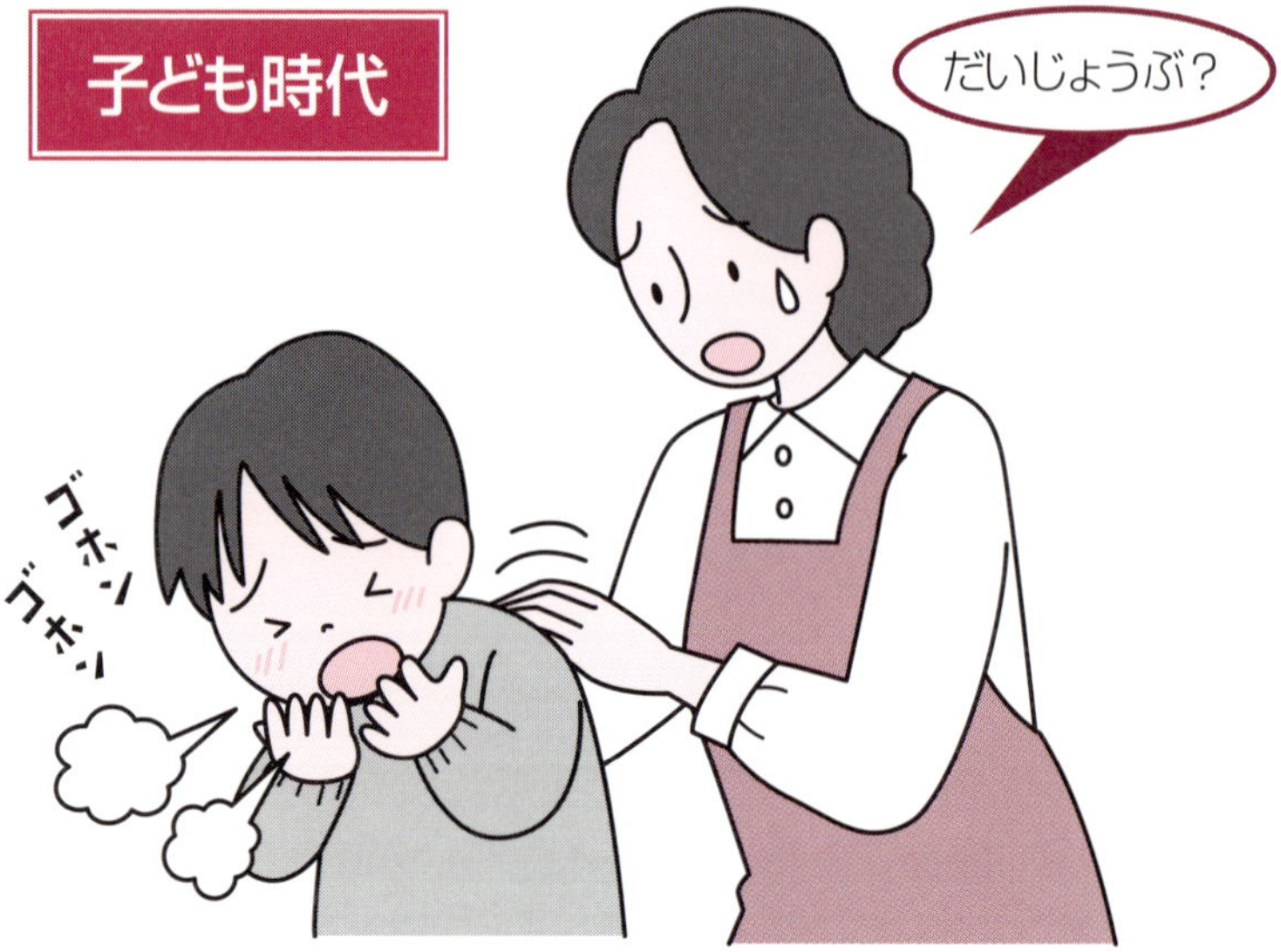

運動が苦手で肥満ぎみだったBさんは、いじめの対象でした。友人はほとんどできず、家ではわがまま放題。ただ、成績がよかったので親や学校から期待され、受験勉強にはげみました。

父親は出世できなかったのは学歴のせいだと思っていた。そこで両親ともにBさんには学歴をつけようと心をくだいた。Bさんも努力して成績を維持したので、自慢の息子だった

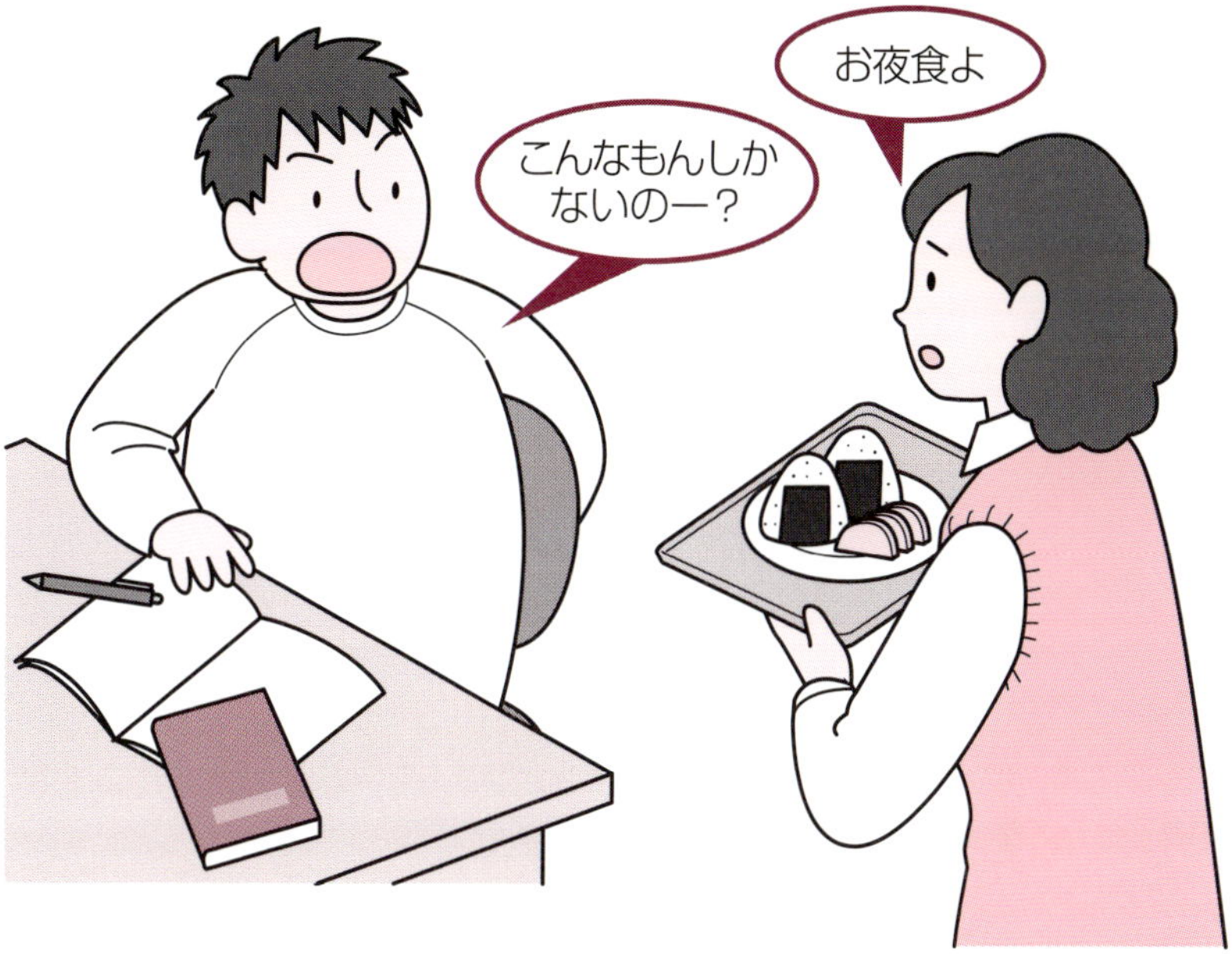
お夜食よ
こんなもんしかないのー？

学生時代

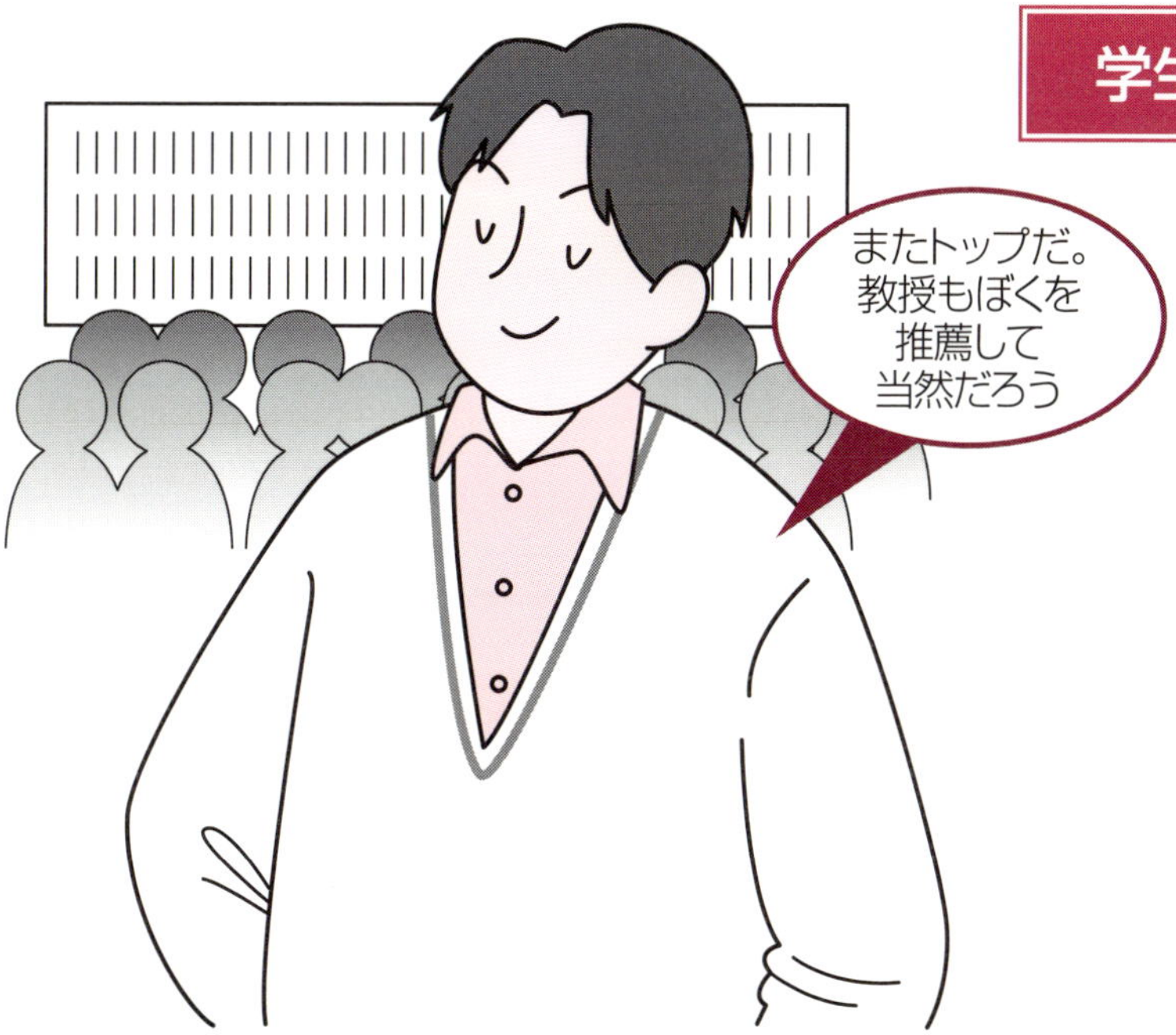
またトップだ。教授もぼくを推薦して当然だろう

大学は医学部にストレートで合格。その後ずっとトップクラスの成績を保ちました。友人のできない大学生活だったこともあり、卒業後には別の大学の医局へ移って研修をしました。

Bさんが卒業した大学とは別の大学で研修医になったのは、教授がBさんを大学院に推薦しなかったことが大きな原因。Bさんは怒って教授とけんかをし、飛び出してしまったのだ

結婚して2人の子どもが生まれ、開業医としてスタート。経営的に安定するよう、猛烈に働きました。ただ、自分の熱意についてこられないのか、看護師がどんどん辞めていくのが悩みの種でした。

このころが人生の絶頂期だった。表面的に順風満帆だったのは、有能さのゆえ。ただ、看護師がいつかないのは、Bさんがあまりにいばって文句ばかり言っていたためと気づいていなかった

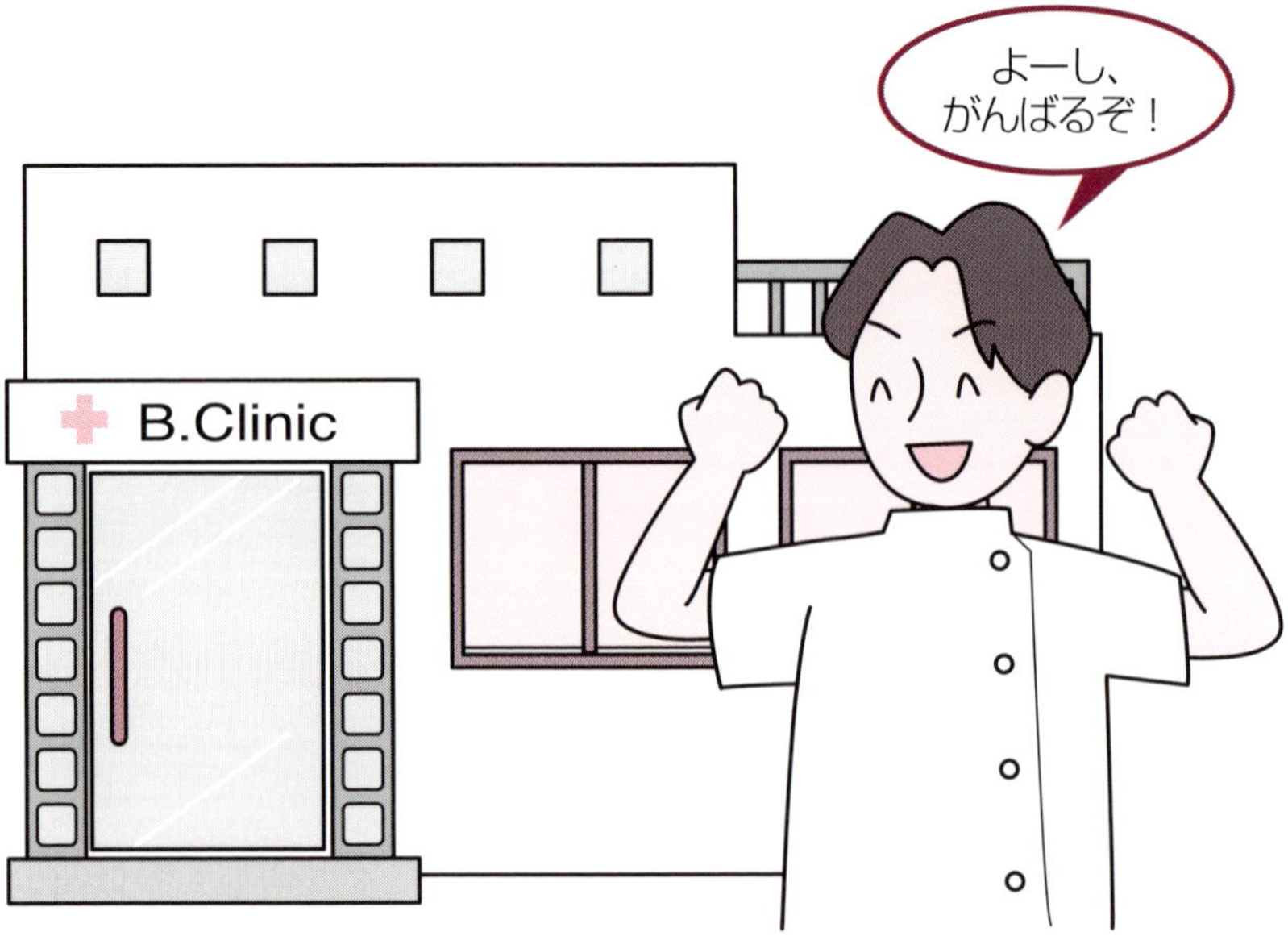

よーし、がんばるぞ！
B.Clinic

開業

小学生の息子が不登校になっている、と妻が子どもの悩みを相談してきても、Bさんはくだらないと笑いとばすだけ。わが家のような家庭には、そんな悩みはふさわしくないと言うのです。

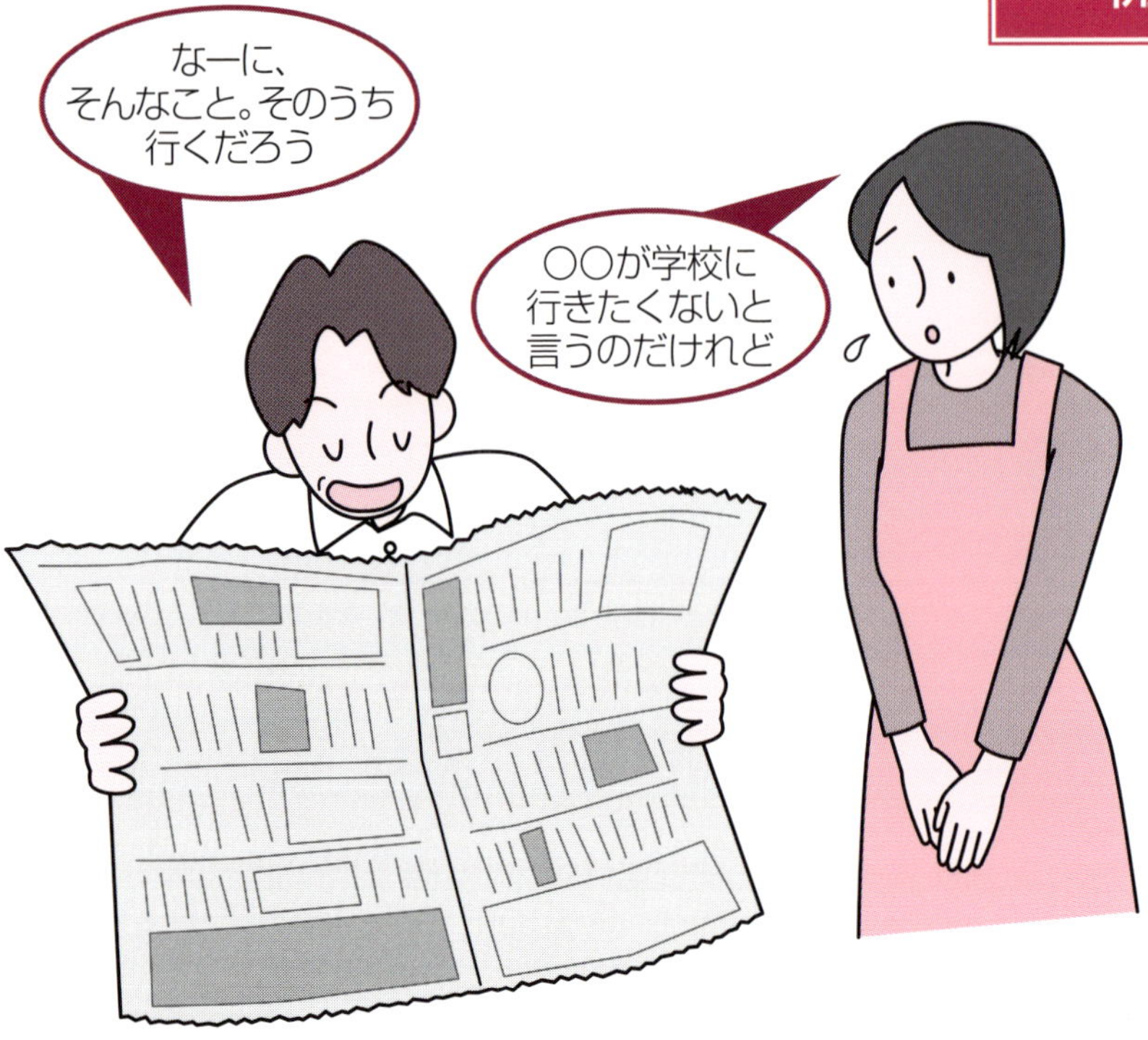

○○が学校に行きたくないと言うのだけれど
なーに、そんなこと。そのうち行くだろう

妻は柔順で、夫の言いなりのタイプ。夫に相談したのも、よくよくのことであったが、Bさんは妻や子の気持ちを理解しようともしない。理想の家庭を思い描くだけで、現実をみていない

ある日、妻が「働きたい」と宣言。Bさんは驚きますが、妻はすでにパート先も決めていて、とめることもできません。おとなしかった妻は、どこへ行ってしまったのか。

妻は夫に「愛想を尽かした」のである。夫の態度は尊大で、悩みを相談しても真剣にとりあわない。妻はいつもばかにされているように感じていたが、ついに自立する決心をしたのだ

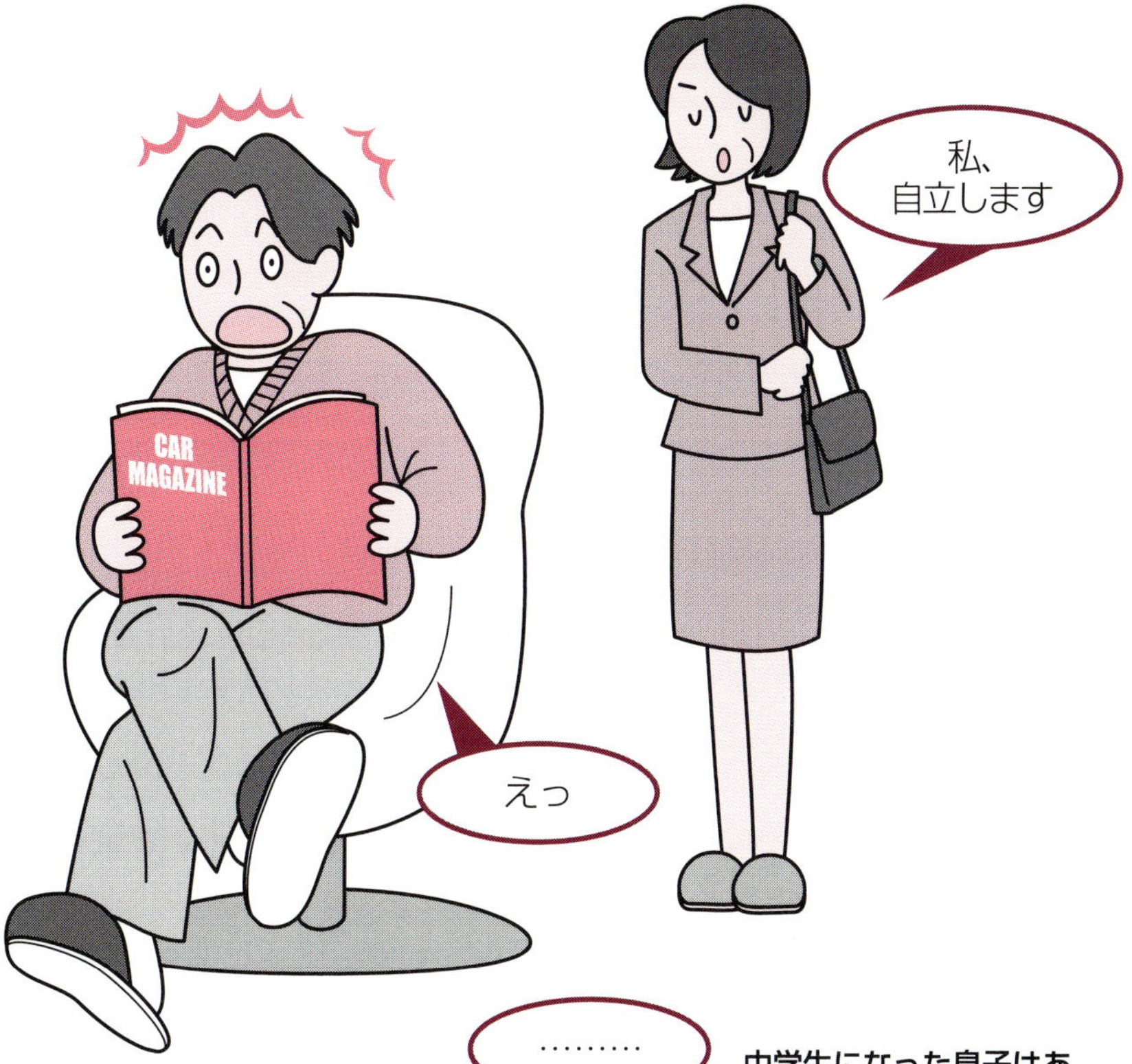
私、
自立します
えっ
CAR
MAGAZINE

　中学生になった息子はあいかわらず不登校。上の娘はBさんとはまったく口をききません。妻は仕事で不在がち。Bさんははじめて「困ったな」と思ったのですが、どうすればいいかわかりません。

「困ったな」の中身は、「自分の世話はだれがしてくれるのか」ということ。家庭崩壊していることから目を背けている。あいかわらず家族の気持ちを考えようとしていない

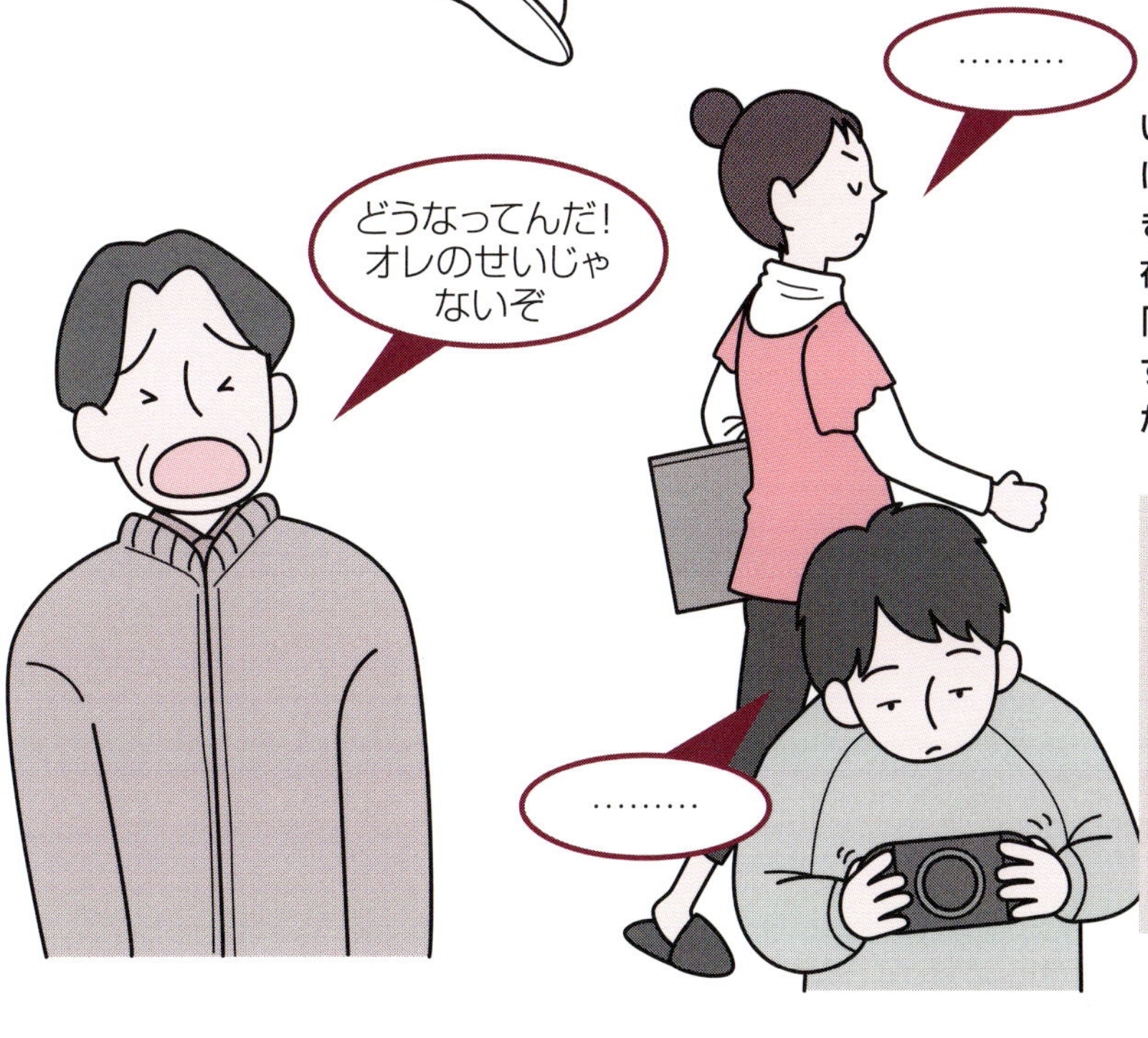
………
どうなってんだ!
オレのせいじゃ
ないぞ
………

ぜんそくの発作が再発し、不眠症状も出現。Bさんは、はやく治すことにやっきになり、大量の薬を飲んだのです。そのため、胃痛、動悸《どうき》など、多種類の副作用も現れるようになってしまいました。

精神的に不安定になり、自分の健康以外には考えが及ばない。本業のクリニックでも医療ミスをしてしまい、訴えられかけたことがきっかけで、抑うつ状態になった

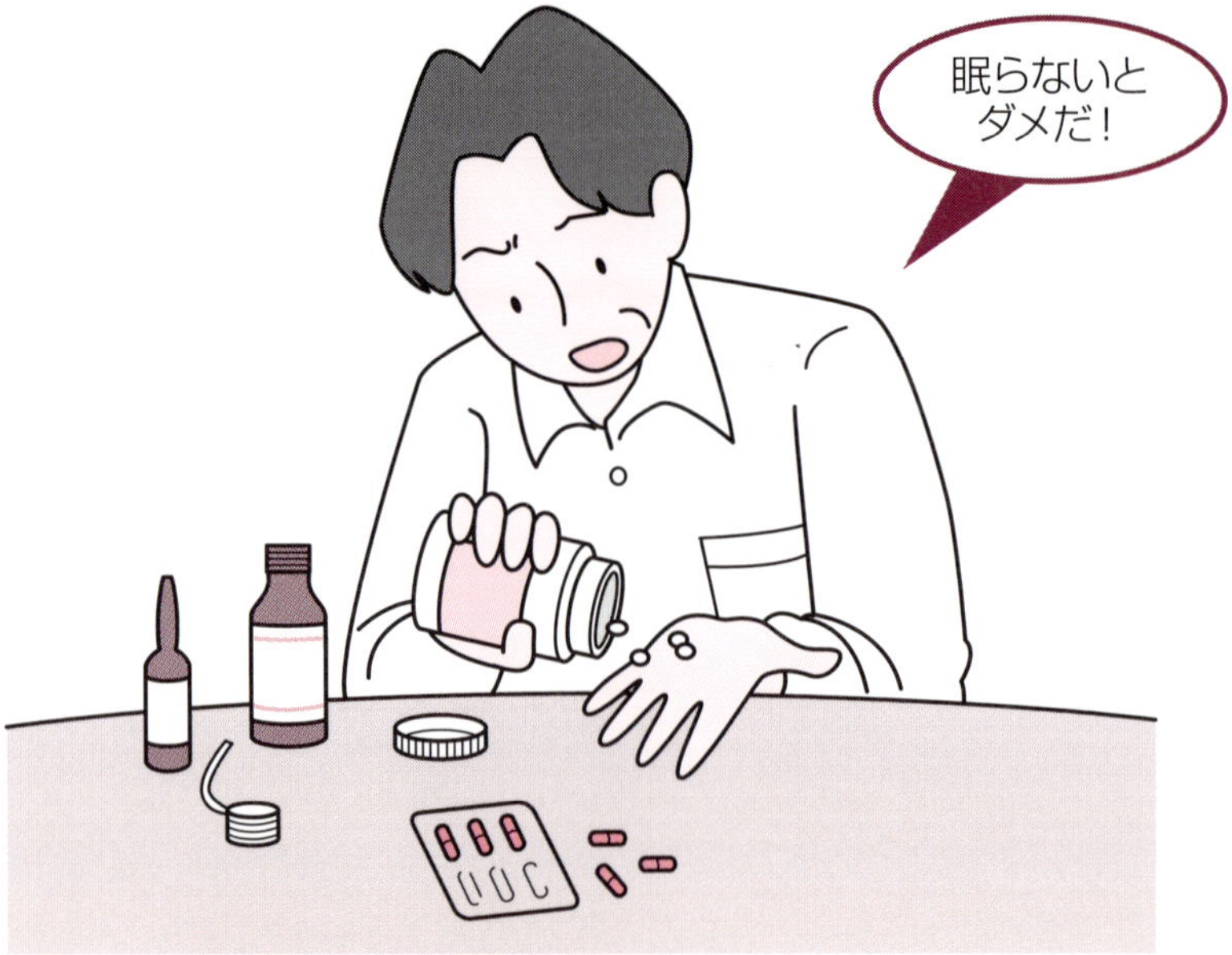
眠らないと
ダメだ!

受診のきっかけ

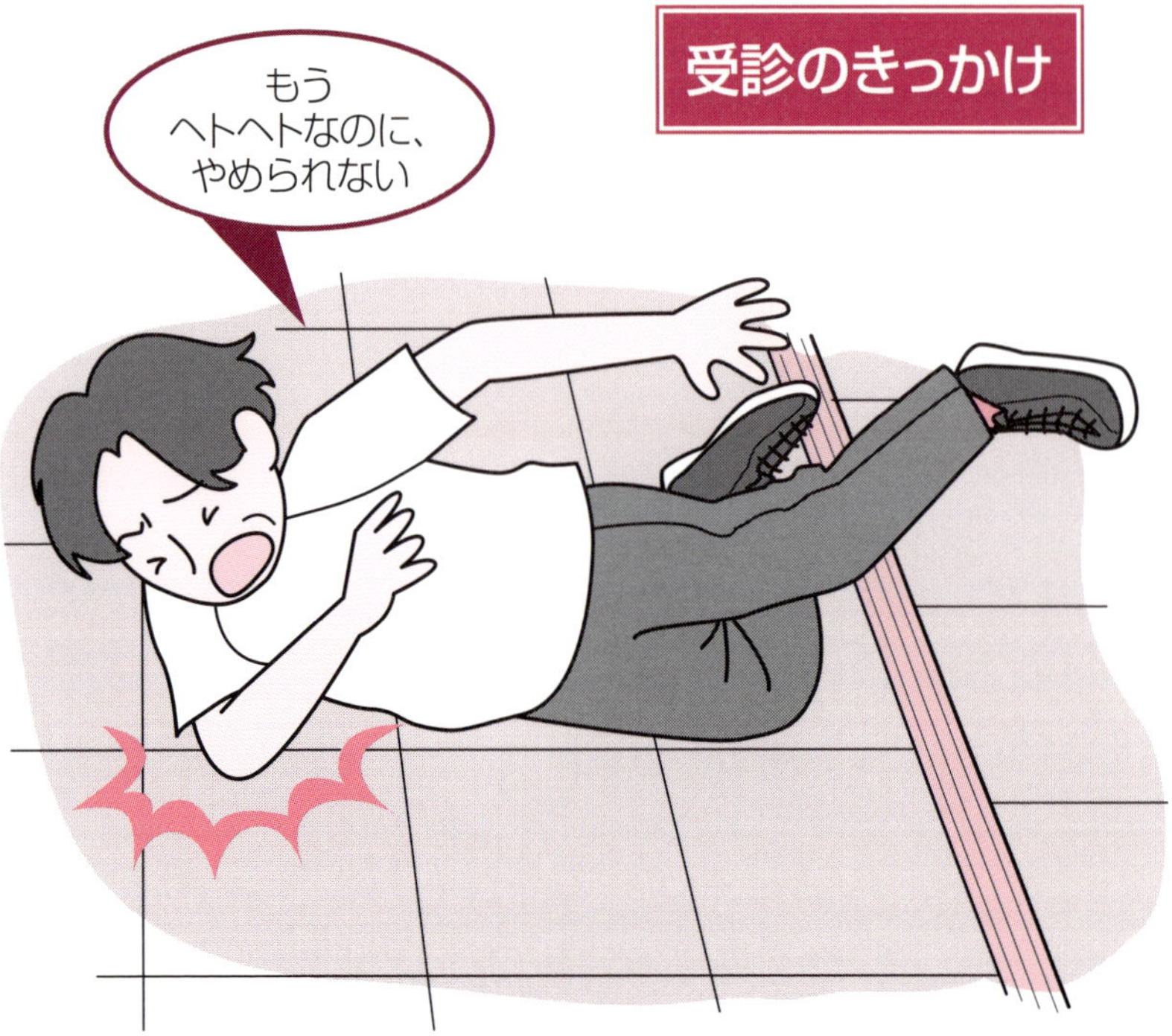
もう
ヘトヘトなのに、
やめられない

健康が目下最大の心配事。薬を飲むだけでなく、体を鍛えなければと思い詰めるBさん。ウォーキングをしていても、いつしか走りだしてジョギングになってしまうほど焦る日々。ついにケガを負ってしまいました。

過剰な運動をするのは、自分のおかれた状況を、自分で支配しようとするため。職業柄、薬は自分で処方できたが、次々に薬を処方するのは、不安に耐えられないためといえるだろう

3

治療法はオーダーメイド。マニュアルはない

パーソナリティにかかわる障害であるため、
これといった治療方法が確立しているわけではありません。
患者さん一人ひとりが違うように、
治療法もその人に合わせて選択していきます。
どのような方法があるのか、みていきましょう。

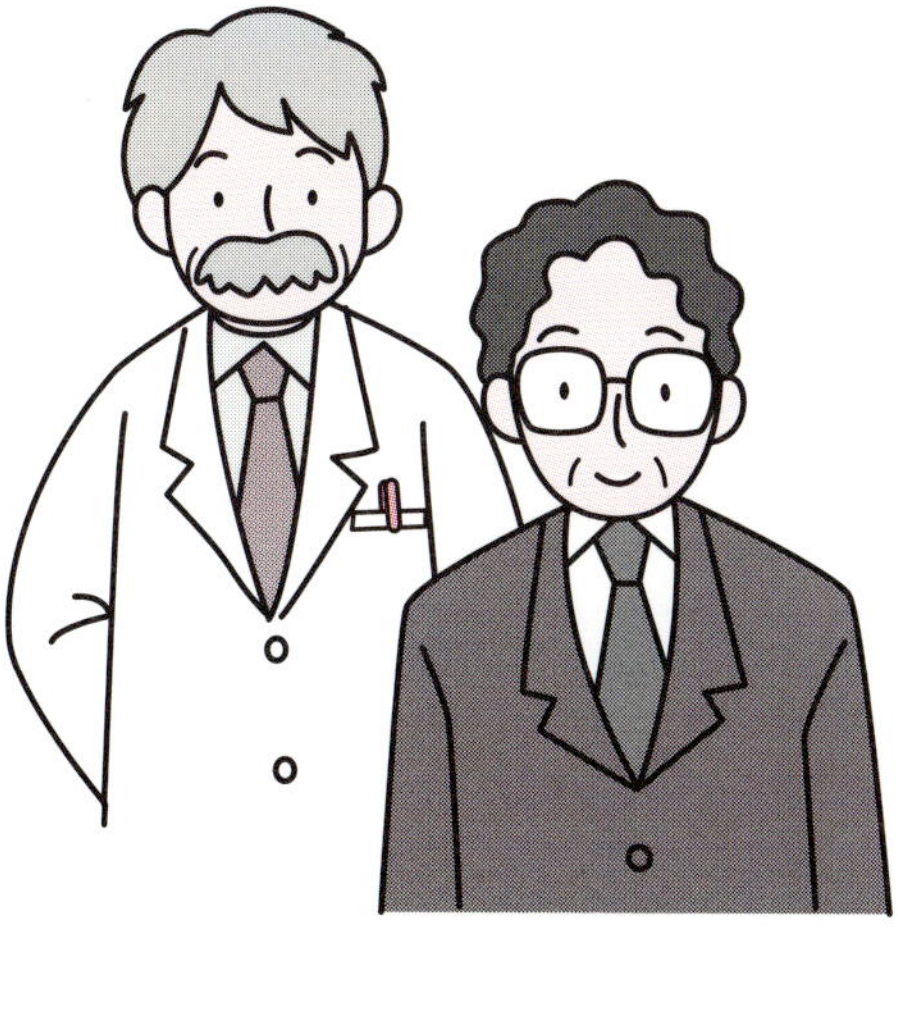

受診

夫婦問題、「うつ」などが受診のきっかけ

自己愛性パーソナリティ障害が治療に結びつくのは、なにかトラブルが発生したり症状が現れた場合です。さまざまな問題をかかえてはじめて、患者さんは医療機関へやってきます。

相談の内容

自己愛性パーソナリティ障害は、生活上のさまざまな問題を引き起こします。本人が苦痛を感じて受診する場合もあれば、周囲のすすめで渋々という場合もあります。

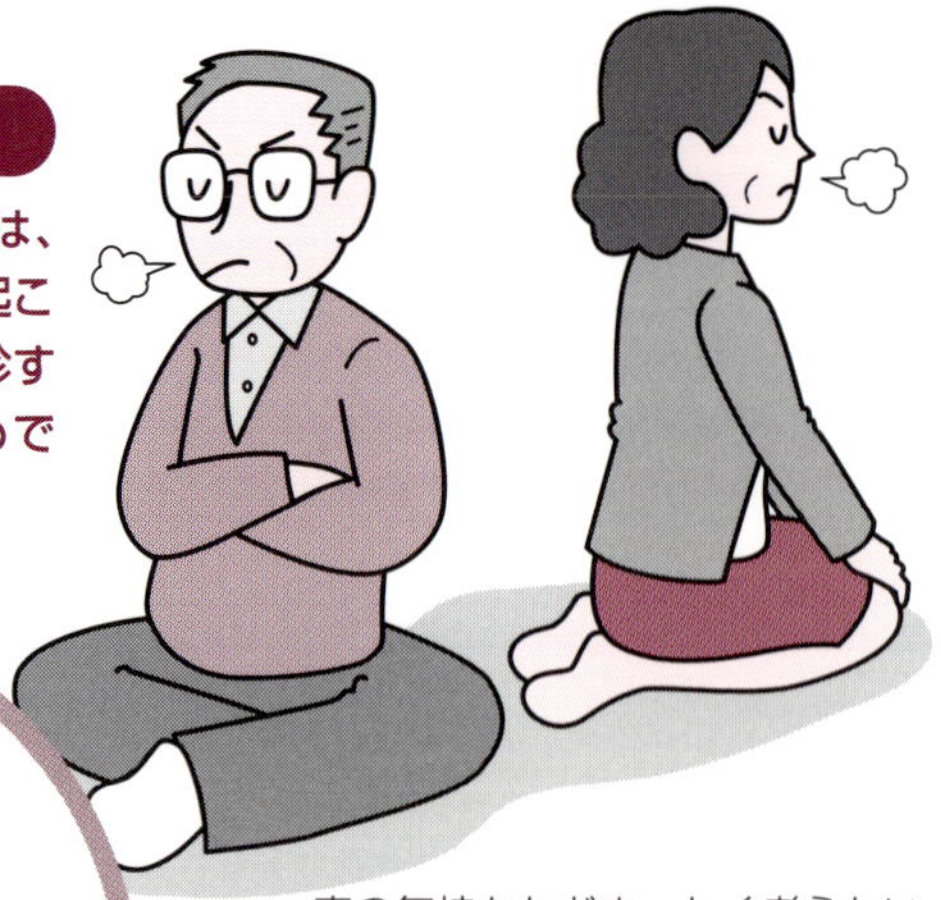

妻の気持ちなどまったく考えない夫というケースが少なくない

人間関係のトラブル

夫婦関係に悩んでいる、家庭内暴力や自傷行為がある、職場や学校での不適応からひきこもりになったなど、人間関係がうまくいかないことから生じる悩み

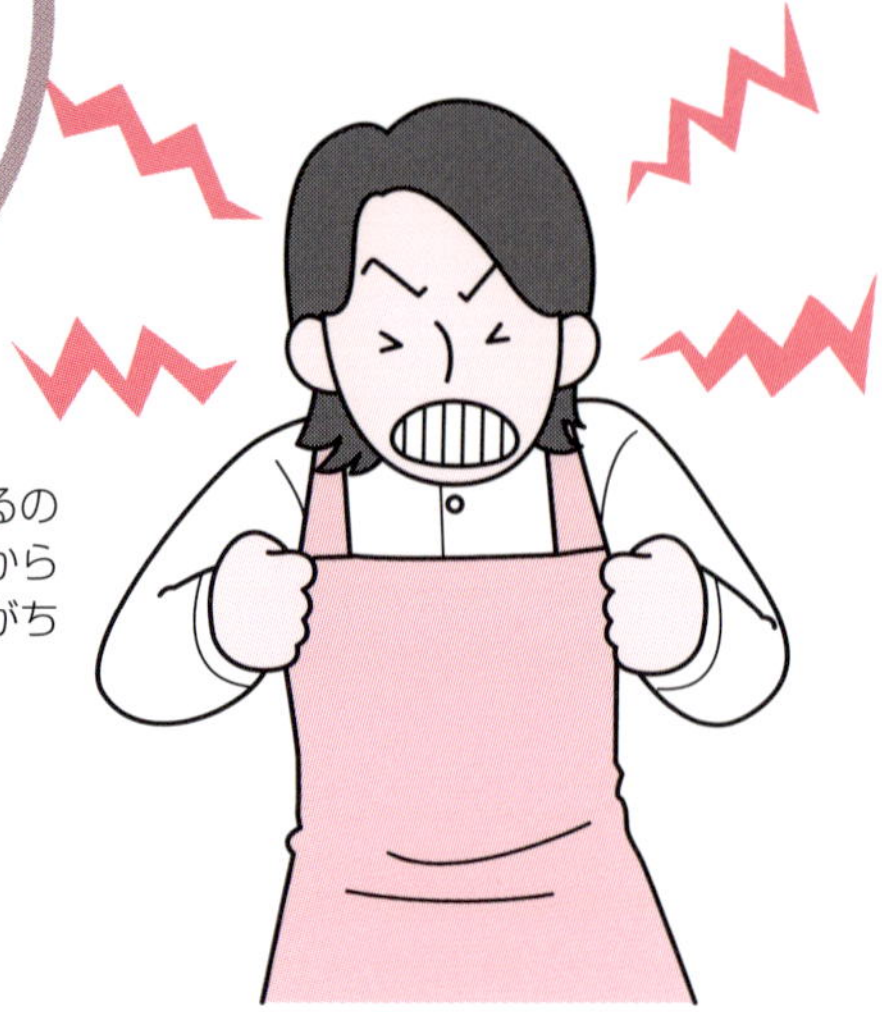

すぐに怒るので、周囲から敬遠されがち

なかなか改善しない抑うつに自己愛性パーソナリティ障害がひそむこともある

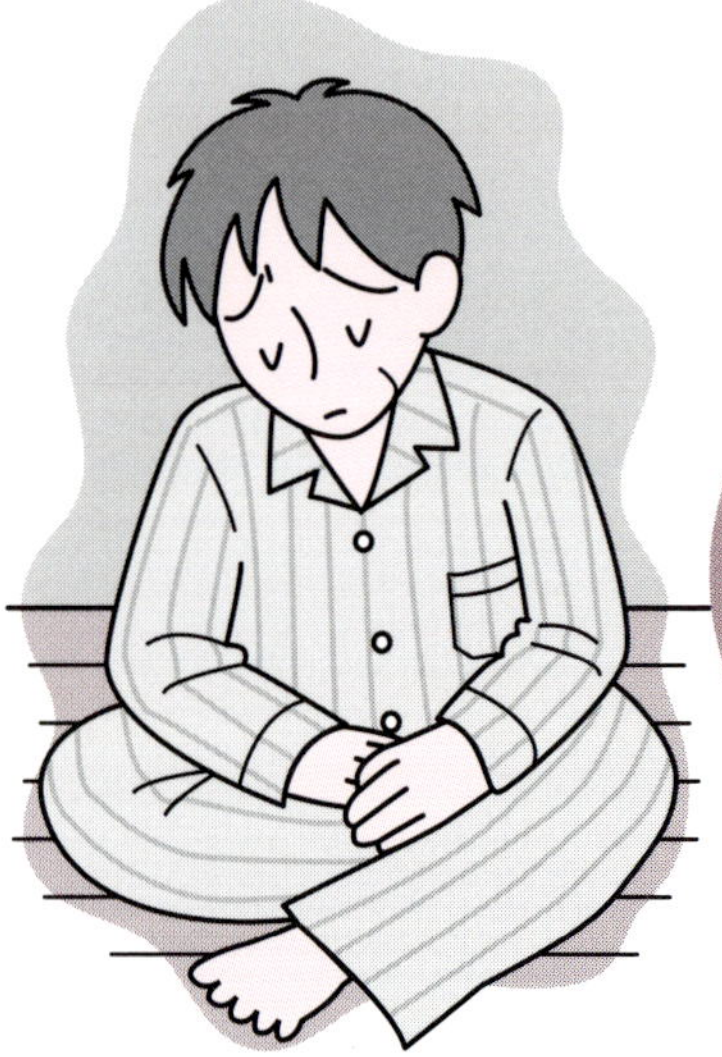

心の病

抑うつや不安、パニック、過食嘔吐などの症状から受診。うつ病やパニック障害、摂食障害などと診断されるだけでは、治療がうまくいかなくなる

治療方法

「自己愛性パーソナリティ障害の治療法はこれ」といったガイドラインはありません。さまざまな方法を組み合わせて、治療が進められていきます。

精神療法
パーソナリティ障害の治療の中心

個人

- **精神分析的精神療法**
  治療者と患者さんが面接。患者さんにある程度の現実分析力と内省力が必要
- **支持的精神療法**
  現実といかにおりあっていくかを治療の重点とする
- **認知療法**
  ものごとのとらえ方、考え方のゆがみを修正する方法
- **対人関係療法**
  いかに対人関係を改善していくかを治療の重点とする

集団

- **家族療法**
  患者さんだけでなく家族全体を治療の対象とする
- **夫婦療法**
  破綻している夫婦の関係を治療の対象とする
- **集団精神療法**
  患者さんが集まり、それぞれ自分を語るなかで改善の糸口をさぐる

＋

薬物療法
主に症状をとるために使用する。精神療法と併用することが多い

そのほか
生活療法　入院療法　行動療法
患者さんや治療者に合わせて選択する

患者さんの訴えに合わせ治療法をさぐっていく

自己愛性パーソナリティ障害の治療は精神療法が主体になりますが、その方法はさまざまです。また、医療機関を訪れる患者さんは、みな、なにか具体的な問題をかかえています。それぞれの患者さんが訴える症状に対する治療もおこなう必要があります。

そのため、医師は、一人ひとりの患者さんに適した治療法はなにかを考えながら、治療方法を選択していくことになります。

どのくらいで治るのか

性格や気質といったものから成り立つパーソナリティを変えることなどできないのではないか、と思う人もいるでしょう。

たしかに短時間での劇的な変化は期待しにくいのですが、だいたい一年くらい治療を続ければ改善のサインがみられます。個人差はありますが、年単位での治療になると考えておきましょう。

目標

「安定した自己」を得ることが治療の目標

今かかえている悩みを解決するためにも必要なのが「安定した自己」を得ること。治療の目標は、不安定な自己イメージを改善することにあります。

現実的な目標

パーソナリティのつくり直しが治療目標ではありません。まず、目の前の困っていることを解消しながら、パーソナリティの問題に気づくことを目指します。

長所を評価する

欠点を直すより長所（能力）を伸ばす

↓

自信がもてるようになり、他者へ少しは気をつかえるようになることが現実的な目標

目の前の目標を設定し、状況に合わせてそのつど変えていくこともある

目の前の危機の背後にある問題に取り組む

受診にいたった理由は人によって違います。まずは、それぞれがかかえる目の前の危機に適応していくことが当面の目標となります。

危機の背後にある自己愛性パーソナリティ障害の現れ方は、二つのタイプに大別できます（P18参照）が、「理想の自己」と「無価値な自己」の間でゆれている点は同じです。

周囲を気にかけないタイプの人は、当面の危機を乗り越えさえすればよいと考える人も少なくありません。しかし、本当の意味で危機を解消するためには、背後にあるパーソナリティの問題に気づき、安定した自己を獲得しようと自ら取り組むことが不可欠なのです。

自分ではパーソナリティ障害とは認められない

患者さんの心には、「こんな危機が起きたのはまわりのせい」という思いがあります。自分のパーソナリティに問題があるなどとは考えていないのがふつうです。

医師がこうした患者さんの思いを受け止めることなしに、いきなり「あなたは自己愛性パーソナリティ障害です」などと告げることはまずありません。今後の治療を進めていくうえで、医師と患者さんがうまくいかなくなるおそれがあるからです。

しかし、心理検査を含む綿密な見立てをした後に、診断名を告げることもあります。これは、患者さんに問題を客観視してもらい、協力を得るためです。

治療の進め方例

今、困っていることを糸口に、パーソナリティの問題へと切り込み、改善する方法をさぐっていきます。

いじめを受けたとき、本人の意思を確認せず親が勝手に転校させてしまったことがある

背景をさぐるため幼いころの様子をきく

小さいころは優秀だった。人を見下すようなことがあったかもしれない

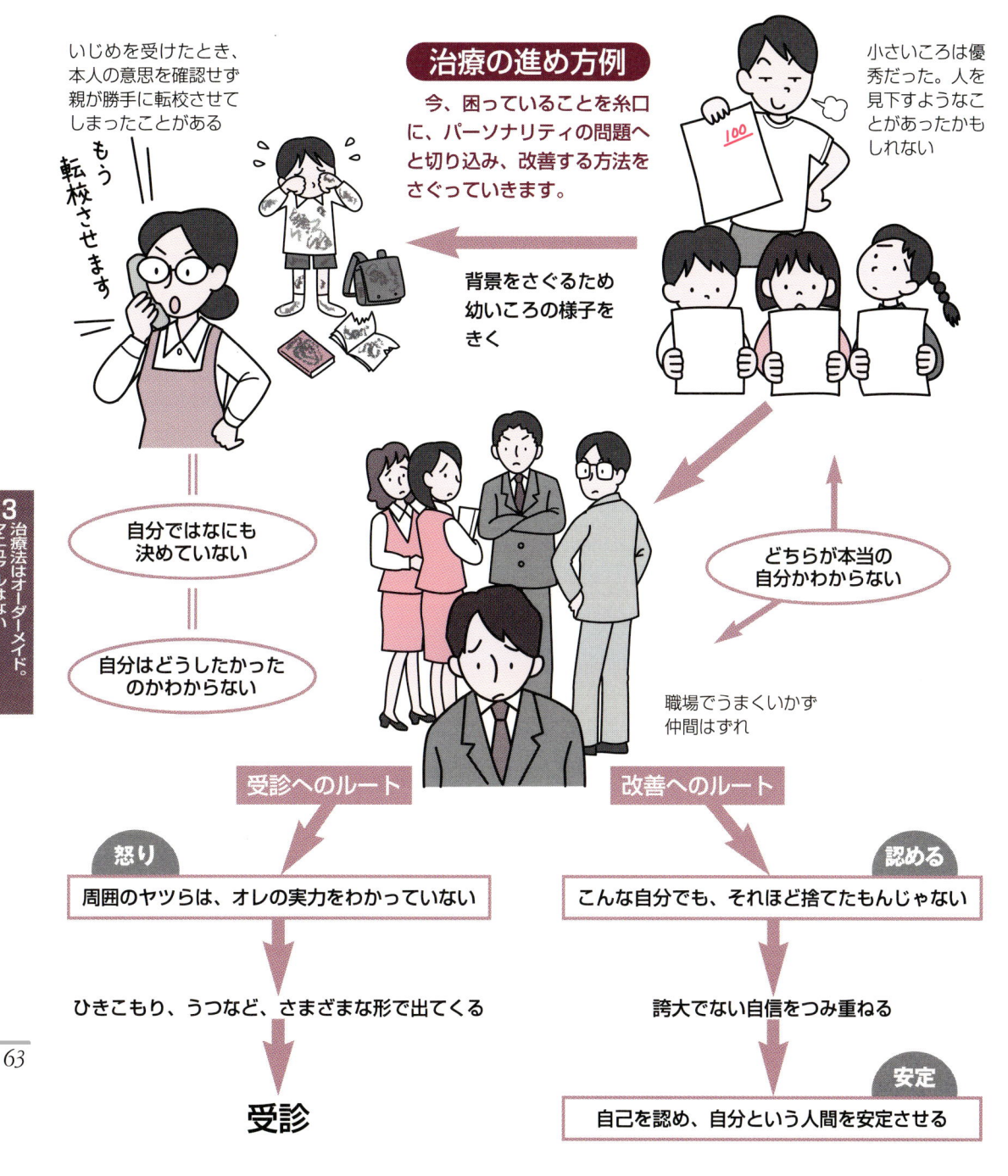

自分ではなにも決めていない
＝
自分はどうしたかったのかわからない

どちらが本当の自分かわからない

職場でうまくいかず仲間はずれ

受診へのルート

怒り

周囲のヤツらは、オレの実力をわかっていない

↓

ひきこもり、うつなど、さまざまな形で出てくる

↓

受診

改善へのルート

認める

こんな自分でも、それほど捨てたもんじゃない

↓

誇大でない自信をつみ重ねる

↓

安定

自己を認め、自分という人間を安定させる

進め方

最初に治療のプログラムづくりをする

自己愛性パーソナリティ障害の治療で大事なのは、はじめに治療のプランをきっちりと描いておくこと。行き当たりばったりの治療はかえってこじれるもとです。

確認しておくこと

治療の方向性を示し、導くのは医師の役割ですが、実際に問題に取り組むのは自分自身であるという患者さん本人の自覚が必要です。

診断名を明らかにせず治療を始めることも

↓

医師は患者さんの悩みをきき、具体的な助言をしてくれる

↓

パーソナリティの問題に取り組むのは患者さん本人

↑

治療前にはっきりさせておく

いつ、どこで、どのような治療をするか明確にする

患者さんは、医師に対して「自分の悩みは言わなくてもわかってくれて当然」「自分には特別に配慮してほしい」などと思っています。そのため、医師に過剰な期待をしたり、あるいは「裏切られた」という思いをいだいてしまったりするおそれがあります。

そんな事態をさけるために必要なのが治療のプログラムづくりです。治療を始めようというときには、どんな問題を解決しようとしているのか、それをどこで、どのようなスケジュールで、どんな方法をとりながら対応していくことにするか、医師は患者さんの同意を得てから治療を始めます。

チーム医療が望ましい

医師は治療法のひとつとして、精神療法（心理学の分野では心理療法という）を処方し、サイコセラピストに依頼することがあります。サイコセラピストは精神療法の専門家で、主に精神科医や臨床心理士という資格をもつ人です。医師のほかにサイコセラピストが治療に加わるチーム医療での精神療法が望まれます。

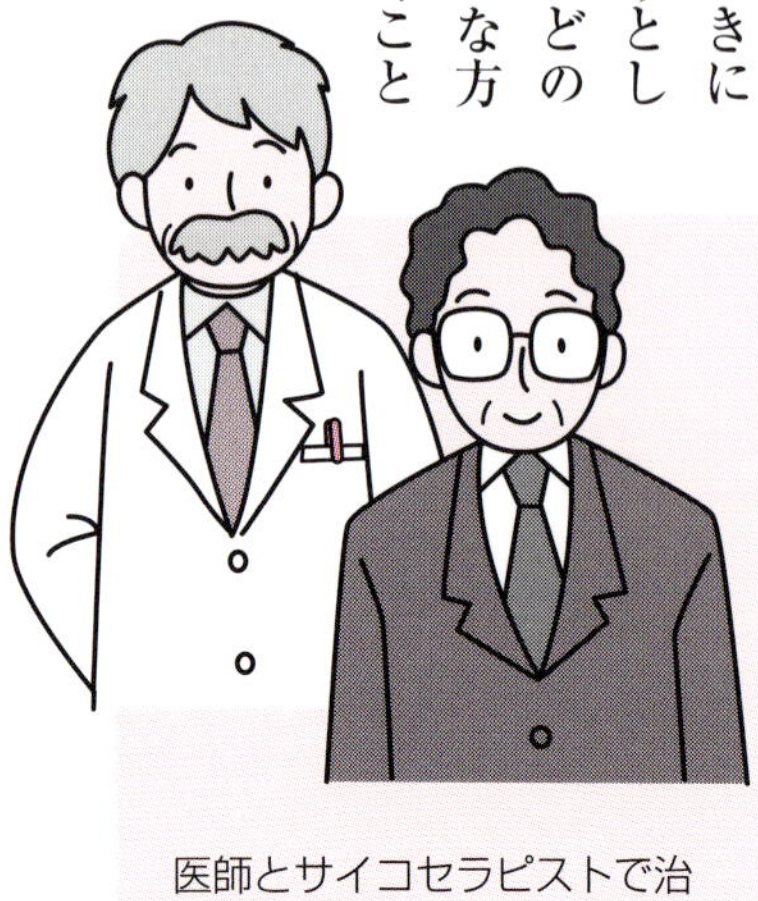

医師とサイコセラピストで治療方法を検討することもある

治療のスタート

自己愛性パーソナリティ障害の治療を始めるにあたって、最初の診察は、医師と患者さんとの間に安定した治療関係を確立させるための大事なステップになります。

最初にきくこと

- 生活史
- 家族歴
- かつて努力したこと
- 対人関係
- 本人が自分をどう思っているか、周囲とどのくらい適応しているか　など

問題を明確にする

まわりの人を責めたり、逆に「自分はダメな人間」と思い込んで自傷に走ったりしている患者さんに対して、「なぜそう思うのか／そうしたのか」を問うのではなく、「今、いちばん困っていることはなにか」をきき、問題を明確にしていきます。

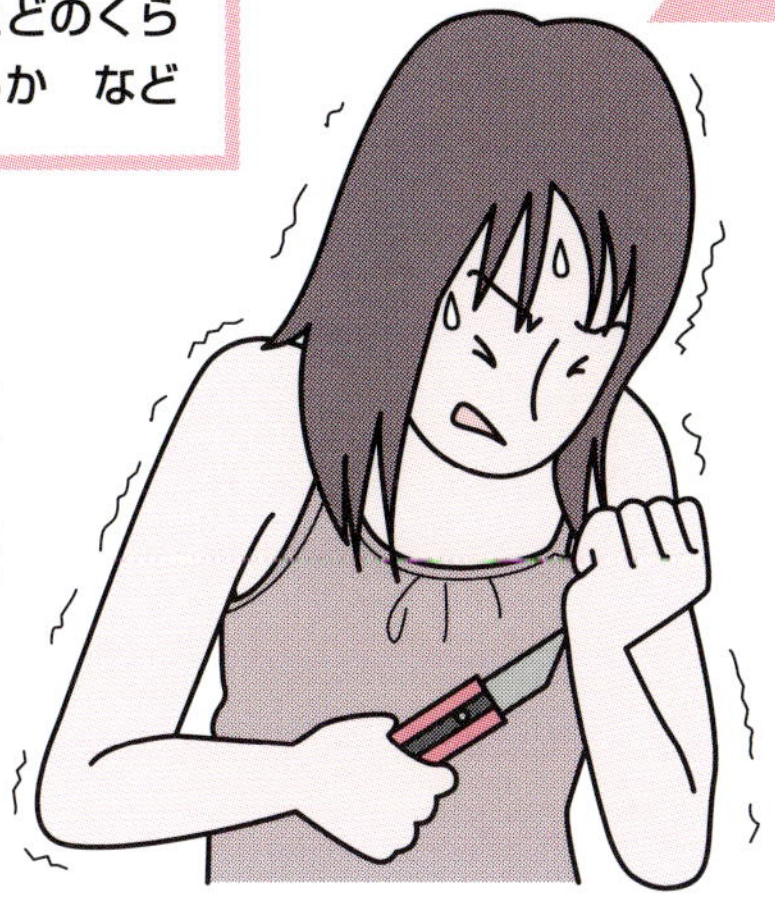

どうしてそんなことするの!?　と問いかけても、患者さんには答えられない。自分でもなぜかわからないため

プログラムの要素

まず治療の枠組みをはっきりさせることが重要です。

目標	高い目標ではなく、実現可能な中等度の目標
治療内容	解決すべき問題や、治療目標、治療計画をはっきりさせておく。治療経過の予測、目標達成の判断基準も決めておく
時間	入院の場合も、通院治療の場合も、期間や診察時間、そのときの治療目的をできるだけ明確にスケジュール化する
人やものとの関係	治療にかかわるスタッフの役割、入院の場合には、家族や友人との面会方法、病院内の設備の使い方などをはっきり決めておく
日常の活動	たとえば自傷行為はしないという約束など。入院の場合には、自由時間の過ごし方などもあらかじめ相談しておくことがある
空間	入院の場合に問題になる外出・外泊についての取り決め。外出や外泊も目的や期間をはっきりさせ、治療の一環として活用する

治療法

心のうちを語り自分を理解する精神療法

自己愛性パーソナリティ障害の治療の柱になるのは精神療法です。治療者との対話を重ねることで、患者さんは自分の心のあり方に気づくことができます。

精神分析が治療の中心

患者さんの訴えの内容によっては薬物療法をおこなうこともあります。ただし、患者さん自身が問題に気づき、取り組んでいこうとする姿勢がなければ、改善ははかれません。

そのために重要な治療手段となってくるのが精神分析です。治療者との対話を通じて、自分の心のうちを見つめ直し、「等身大の自己」のイメージを獲得していくことを目指します。

実際の現場では、長椅子に横たわって思いつくままに話をしていくようなスタイルでおこなうだけでなく、治療者と面談しながら進めるスタイルもとります。

精神分析的精神療法

古典的な精神分析の方法を応用した精神療法です。治療者は共感をもって患者さんの話を聞くだけでなく、積極的に問いかけたり、治療の方向性を示したりしていきます。

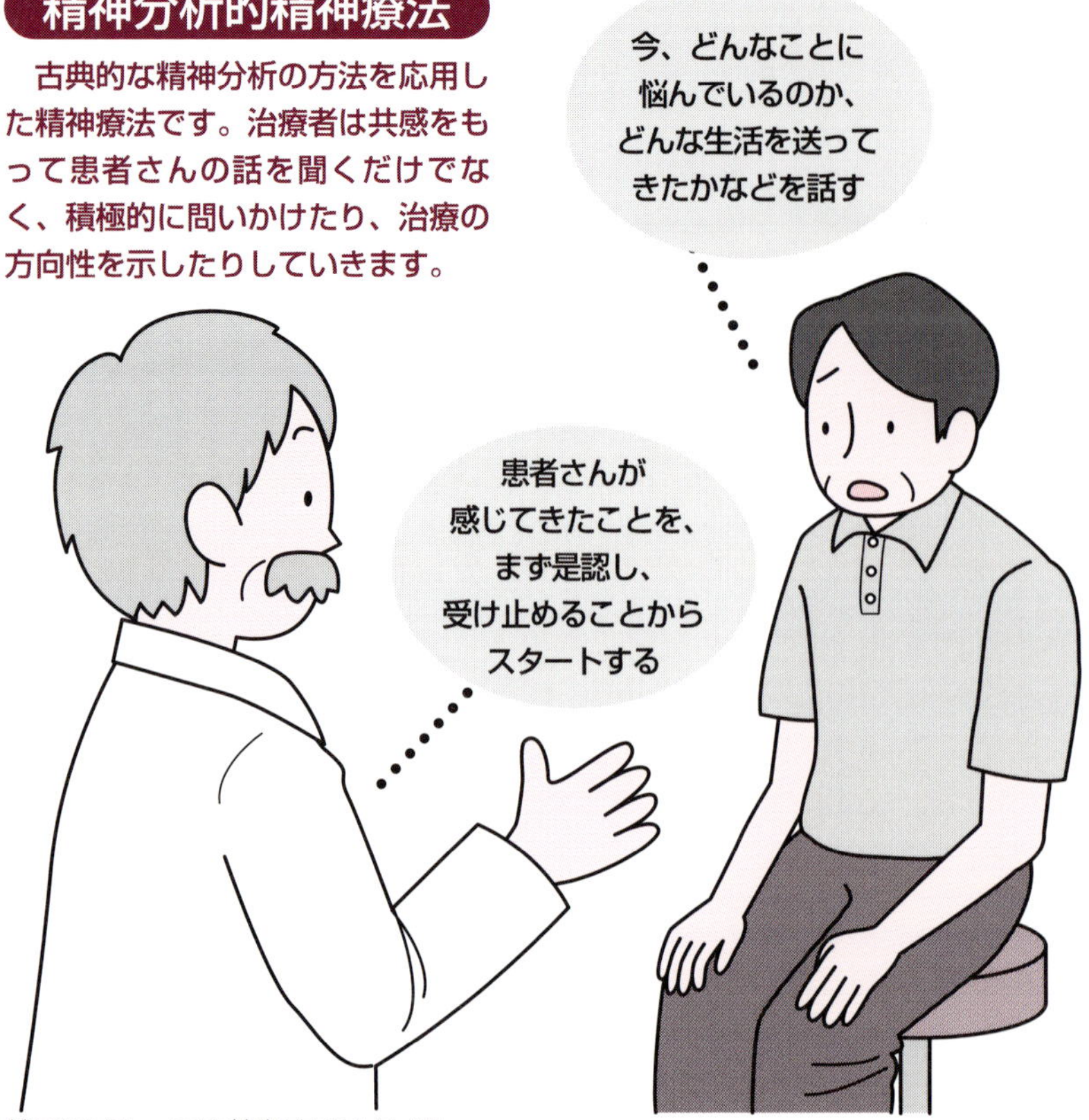
今、どんなことに悩んでいるのか、どんな生活を送ってきたかなどを話す
患者さんが感じてきたことを、まず是認し、受け止めることからスタートする
椅子にすわって面接をするスタイル

精神分析

フロイトが始めた精神療法で、人の考えや行動に影響を与えている無意識の世界を意識化させる手法です。

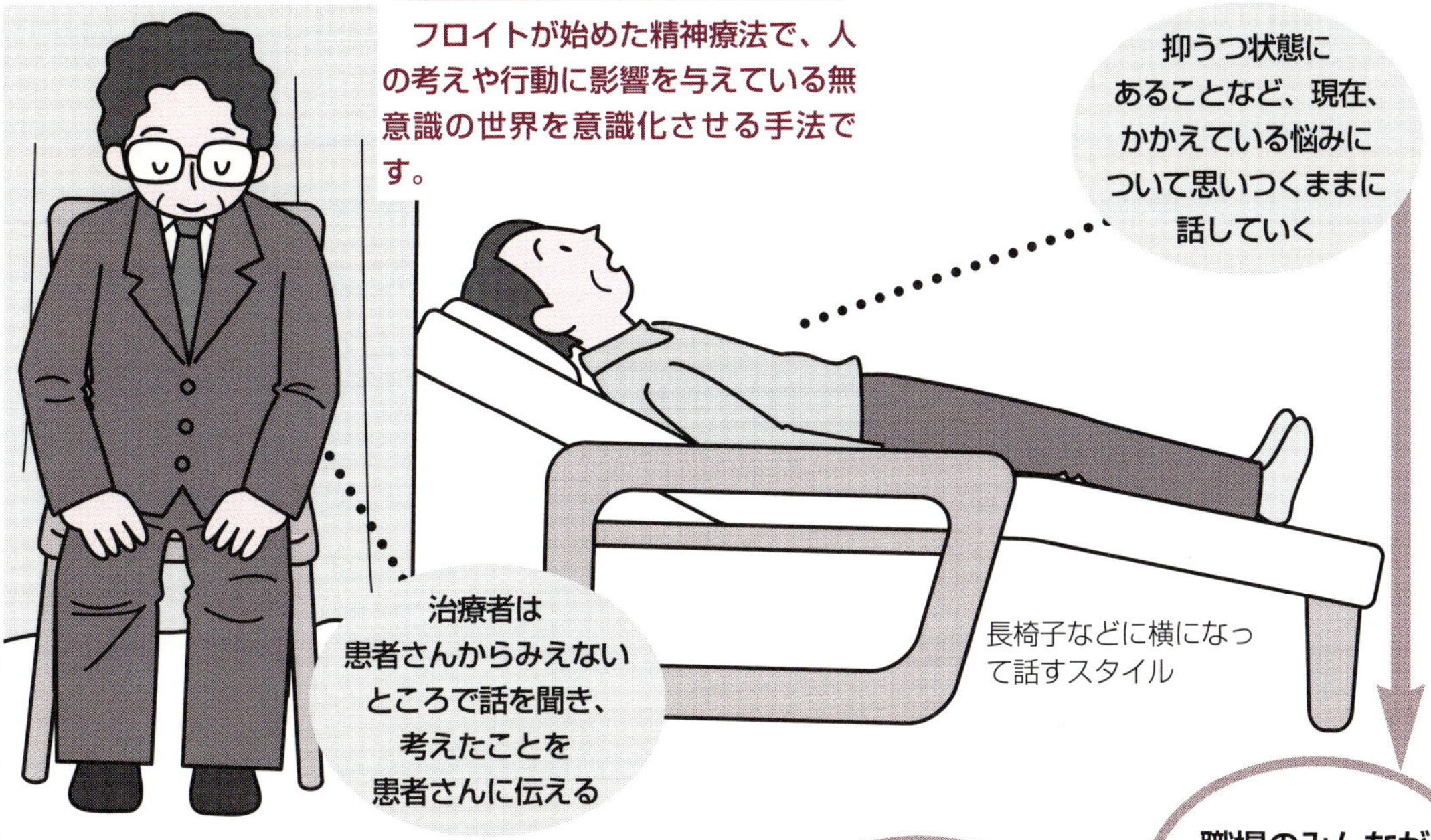
抑うつ状態にあることなど、現在、かかえている悩みについて思いつくままに話していく
治療者は患者さんからみえないところで話を聞き、考えたことを患者さんに伝える
長椅子などに横になって話すスタイル
分析が進むにつれ、話す内容は変化していく

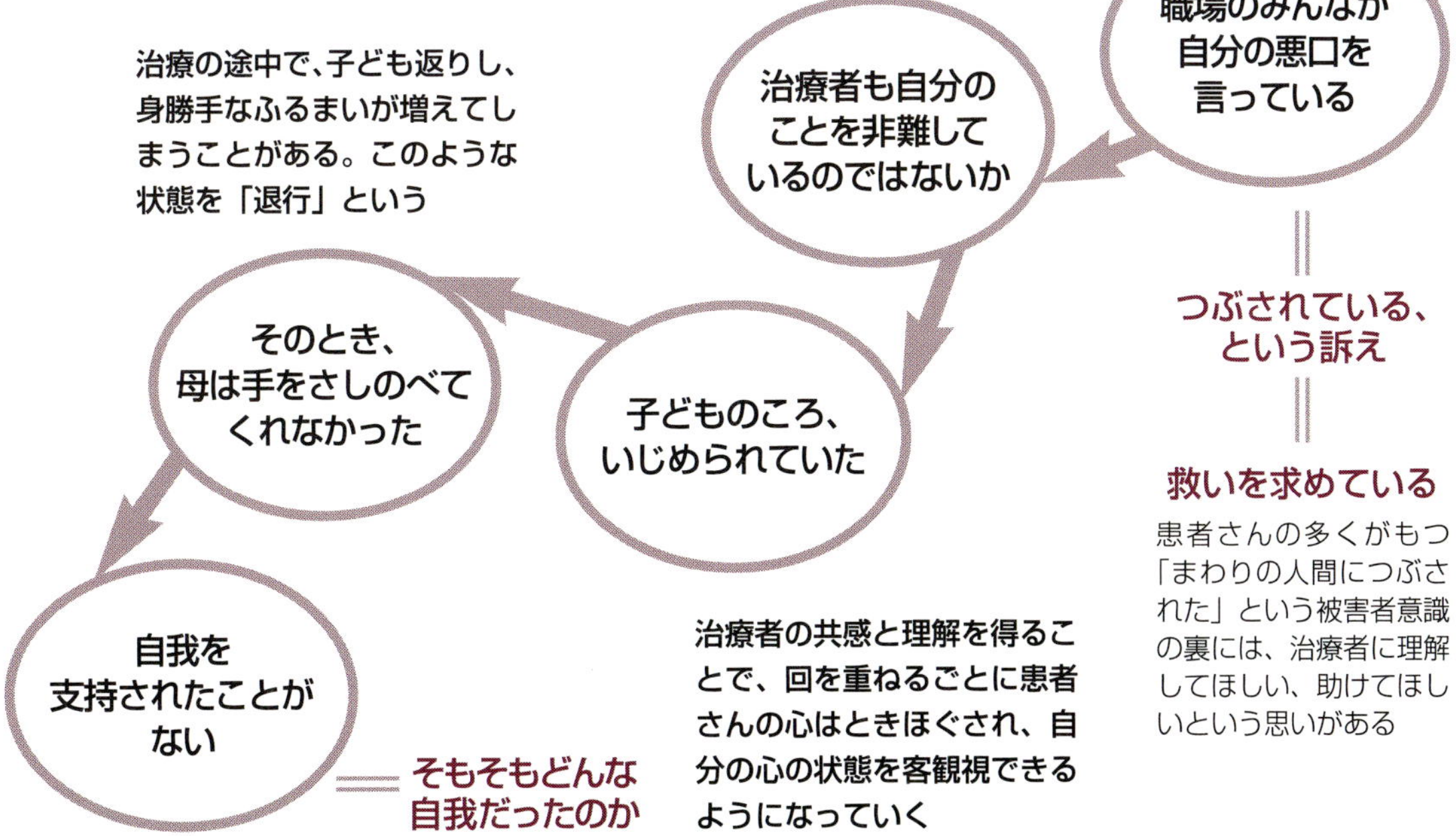
職場のみんなが自分の悪口を言っている
つぶされている、という訴え
救いを求めている
患者さんの多くがもつ「まわりの人間につぶされた」という被害者意識の裏には、治療者に理解してほしい、助けてほしいという思いがある
治療者も自分のことを非難しているのではないか
治療の途中で、子ども返りし、身勝手なふるまいが増えてしまうことがある。このような状態を「退行」という
子どものころ、いじめられていた
そのとき、母は手をさしのべてくれなかった
自我を支持されたことがない
そもそもどんな自我だったのか
治療者の共感と理解を得ることで、回を重ねるごとに患者さんの心はときほぐされ、自分の心の状態を客観視できるようになっていく

治療法

他者の気持ちを想像することの大切さに気づく

「人の気持ちがわからない」という点こそが、自己愛性パーソナリティ障害の特徴であり、大きな問題点です。そこを改めていくことが治療につながります。

心を働かせる*

思い込みや決めつけは、心の働きを止めてしまいます。左記の3つのことについて理解を深め、心を働かせる能力を高めていきます。

① 自分や、ほかの人について、どのように考え、感じているか

② ①の考え、感じ方が、周囲への対応に、どのように影響しているか

③ ①を理解したうえで、自分を安定させるために、なにをしたらよいのか

→ 自分自身と他者が、どのように感じ、なにを考えているかがわかるような能力を向上させる

共感できない2つのタイプ

他者の気持ちにまったく関心がないという人もいれば、気持ちは認識できても相手への思いやりが抜け落ちているという人もいます。

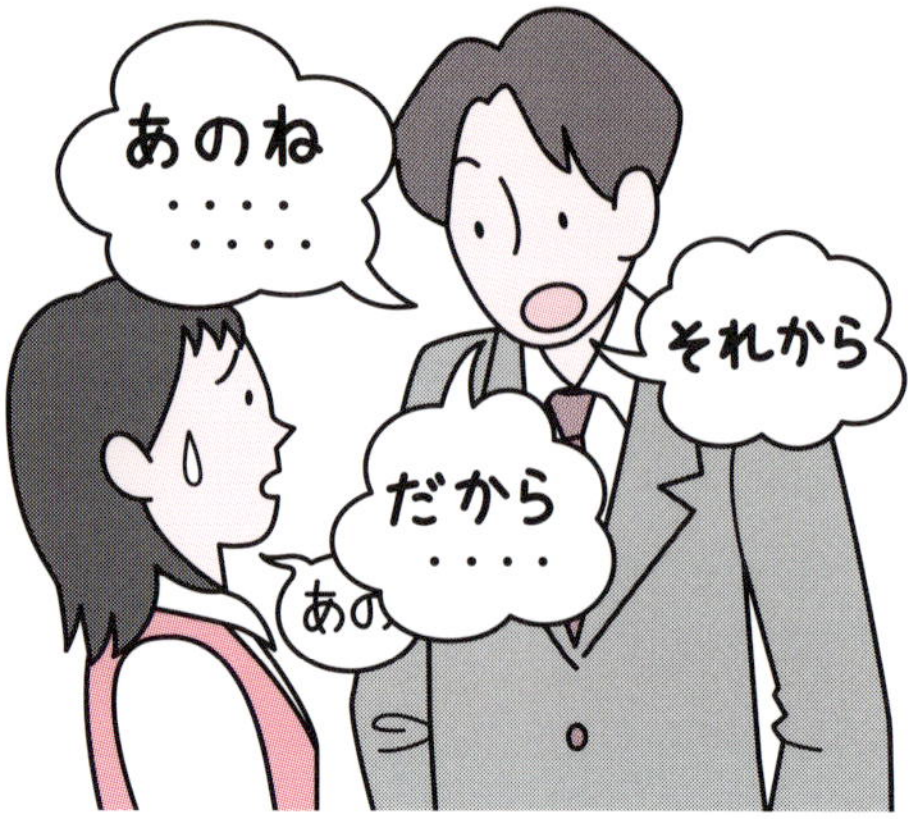

相手が返事をする暇もないほど、一方的に話す

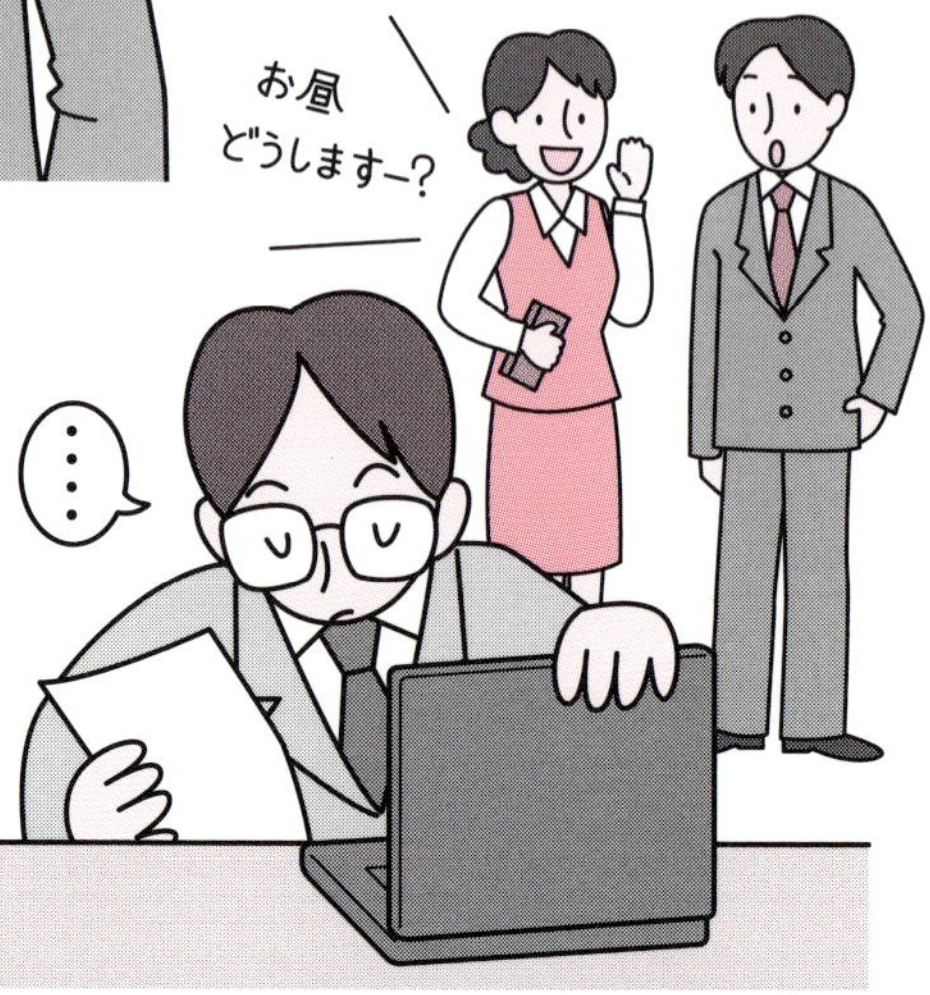

他者に関心がないから、声をかけられても無視

＊参考：ベイトマンとフォナギーによる「こころを働かせることに基づいた治療」より

悪循環に気づかせる

他者の気持ちを思いやれないために、自分を思いやってもらうこともできません。ますます「自分だけ」の世界へと入り込む悪循環の始まりです。

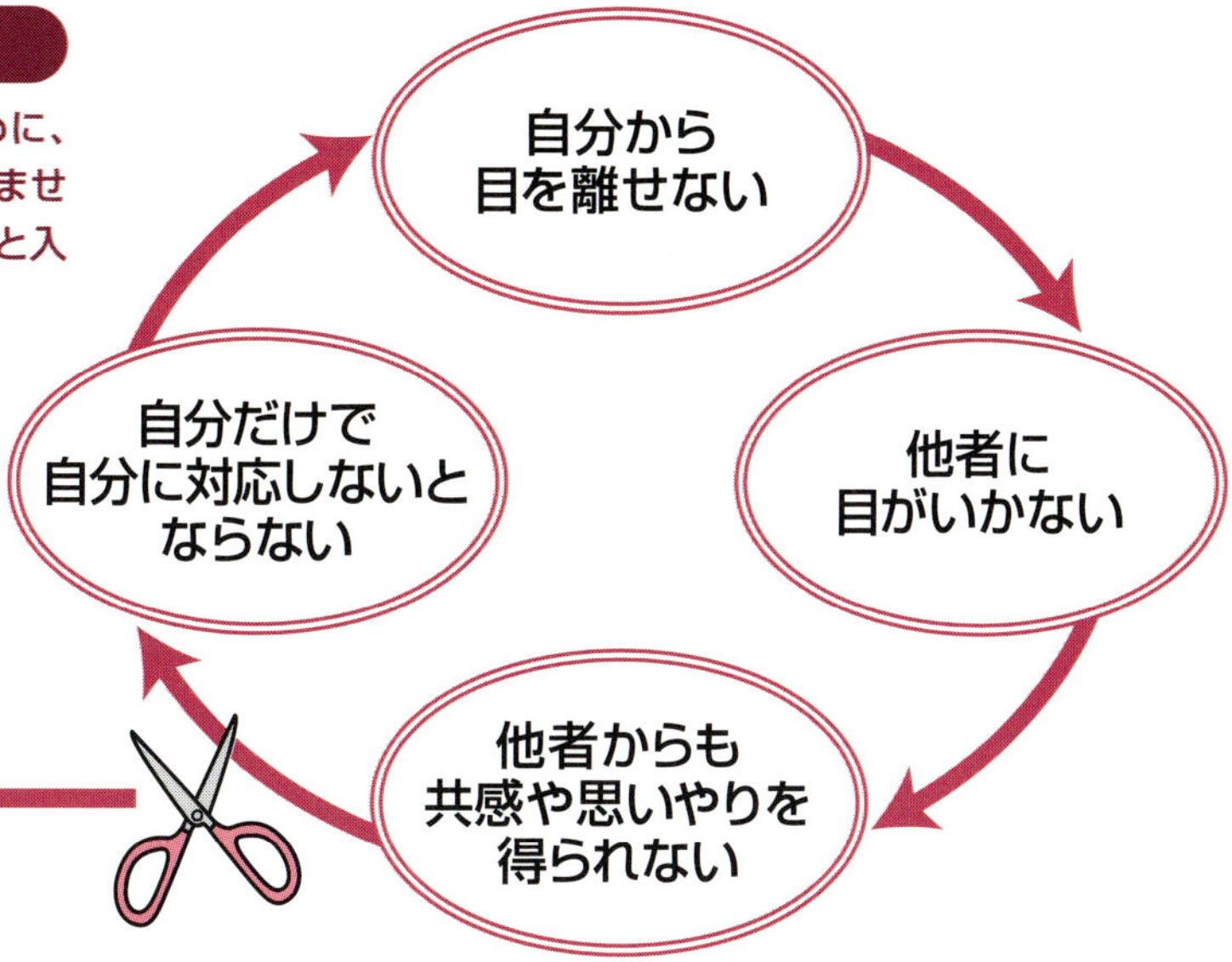
自分から目を離せない
他者に目がいかない
他者からも共感や思いやりを得られない
自分だけで自分に対応しないとならない

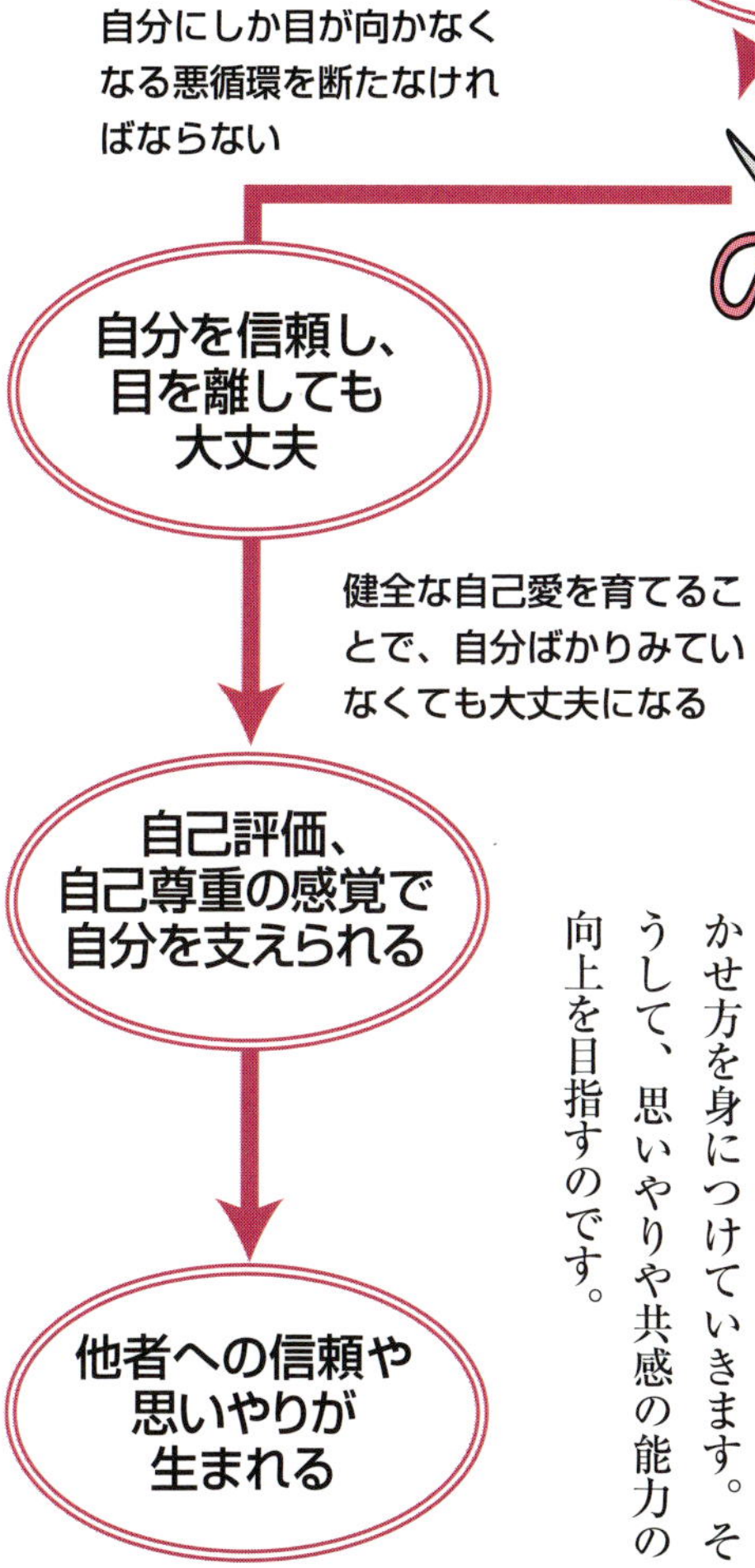
自分にしか目が向かなくなる悪循環を断たなければならない
自分を信頼し、目を離しても大丈夫
健全な自己愛を育てることで、自分ばかりみていなくても大丈夫になる
自己評価、自己尊重の感覚で自分を支えられる
他者への信頼や思いやりが生まれる

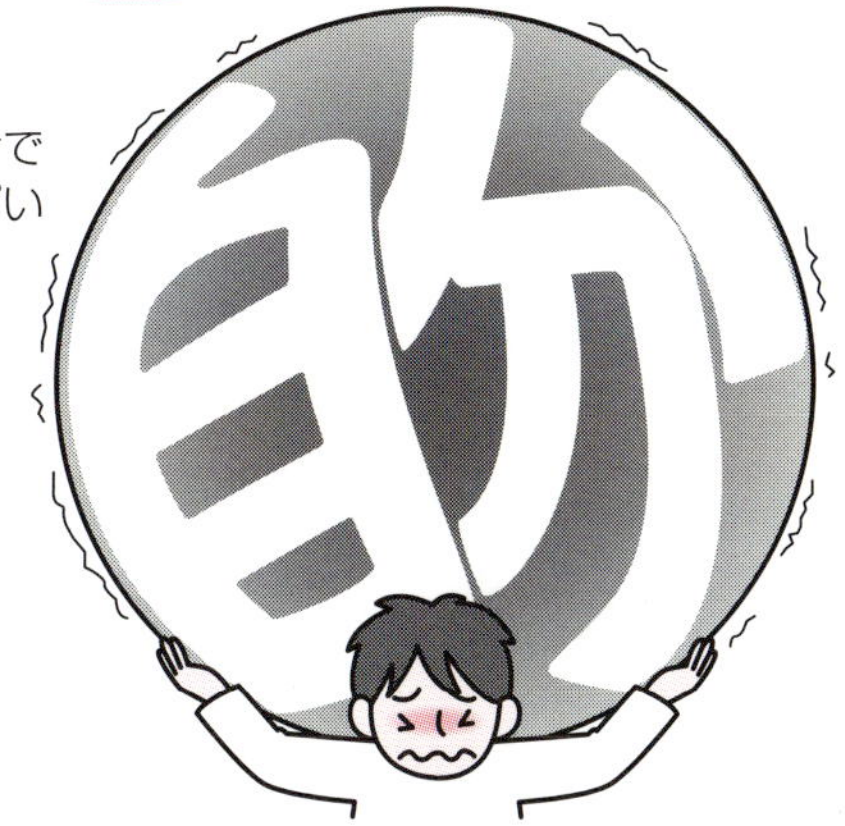
自分のことだけでいっぱいいっぱい
自分

思いやりや共感の能力を向上させる

自己愛性パーソナリティ障害の患者さんは、恥や劣等感といった感覚への対応に精一杯で、自分自身の心の状態ですらつかみかねています。まして、他者の気持ちを思いやる余裕などありません。その結果、思い込みや決めつけで周囲の反感を買い、さらに追いつめられていくのです。

こうした悪循環を断つために、精神療法を通じて、自分の心の働かせ方を身につけていきます。そうして、思いやりや共感の能力の向上を目指すのです。

治療法

つらい症状をとるために薬物療法を併用する

治療の柱は精神療法ですが、即効性は期待できません。今、悩んでいる症状をやわらげ、当面の危機を乗り越えるためには薬の助けを借りることになります。

処方される主な薬

つらい症状をかかえているときには、比較的安全なSSRI（選択的セロトニン再取り込み阻害薬）、SNRI（セロトニン・ノルアドレナリン再取り込み阻害薬）を中心に、症状にあわせてさまざまな薬が使われます。

抗うつ薬

気分のおちこみが続くときなどにもちいられる。主にセロトニンなどの神経伝達物質を調整するSSRIやSNRIを使う

- SSRI：フルボキサミンマレイン酸塩（ルボックス、デプロメールなど）、パロキセチン塩酸塩水和物（パキシルなど）
- SNRI：ミルナシプラン塩酸塩（トレドミン）
- 三環系抗うつ薬（トフラニール、トリプタノールなど）
- その他（ドグマチールなど）

抗不安薬

不安や焦り、イライラ感が強い場合に使われるが、依存や乱用、衝動的な行動を増すおそれなどがあるので、SSRIのパロキセチン塩酸塩水和物に切り替えていくこともある

- ベンゾジアゼピン系抗不安薬（レキソタン、ワイパックス、メイラックス、ソラナックス、デパスなど）

抗精神病薬

主にドパミン系の神経に作用し鎮静させる。自傷行為など、衝動性が強くみられる場合に使われることがある

- 非定型抗精神病薬：リスペリドン（リスパダール）
- 定型抗精神病薬：ハロペリドール（セレネース）＊あまり処方されない

不眠症状

ベンゾジアゼピン系の睡眠薬や抗不安薬がもちいられるが、依存などの問題もあるので長期・大量の服用は避ける

過食傾向

衝動的に過食する傾向がみられるようなら、SSRIのフルボキサミンマレイン酸塩を多めにもちいる

気分安定薬

うつ病や躁病の改善や躁うつ病の予防のためにもちいられる

- 炭酸リチウム
- カルバマゼピン　など

このほか、腹痛やぜんそくなど、体に症状が現れている場合には、その症状を軽減する薬を処方する

カッコ内は商品名

自己愛性パーソナリティ障害を治す「薬」はない

治療の一環として薬を処方されることがありますが、これはあくまでもつらい症状をとるための対症療法です。かならず精神療法を併用していきます。自己愛性パーソナリティ障害そのものは、薬で治せるわけではないからです。

右表のうち、抗不安薬は症状に対して即効性がありますが、依存性や抑制解除作用が出ることがあるので、使用は避けたほうがよいものです。

薬で対処する症状の例

対人関係などのトラブルをきっかけにして起こる、うつ状態や強い不安、不眠などの精神症状には薬で対応します。

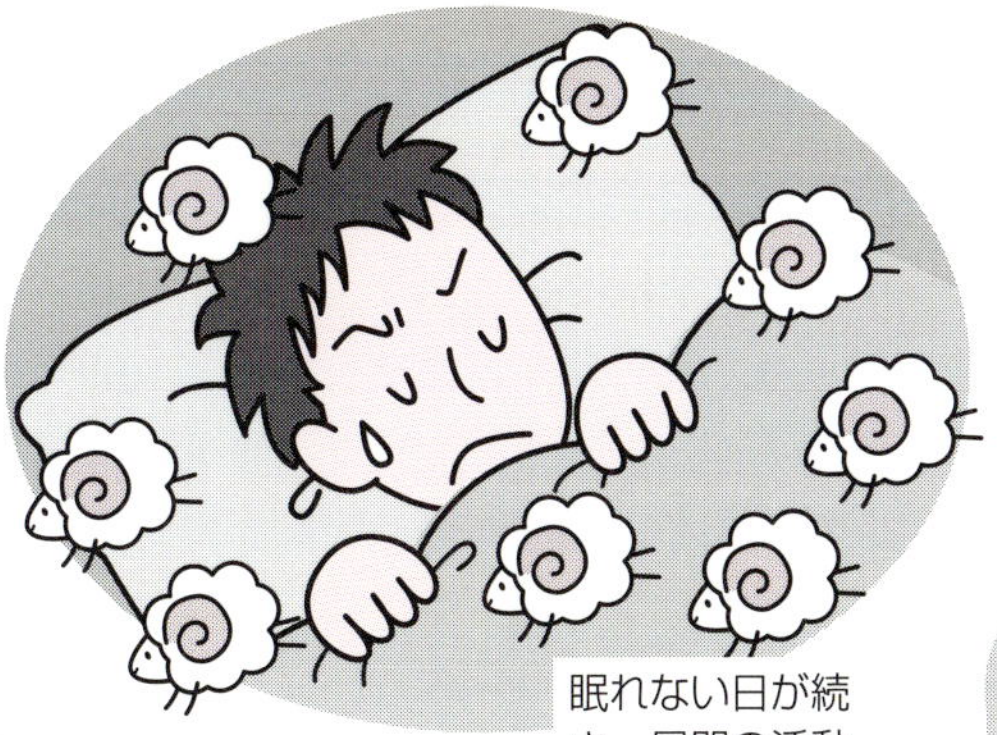

眠れない日が続き、昼間の活動にも支障が出る

不眠
↓
睡眠薬

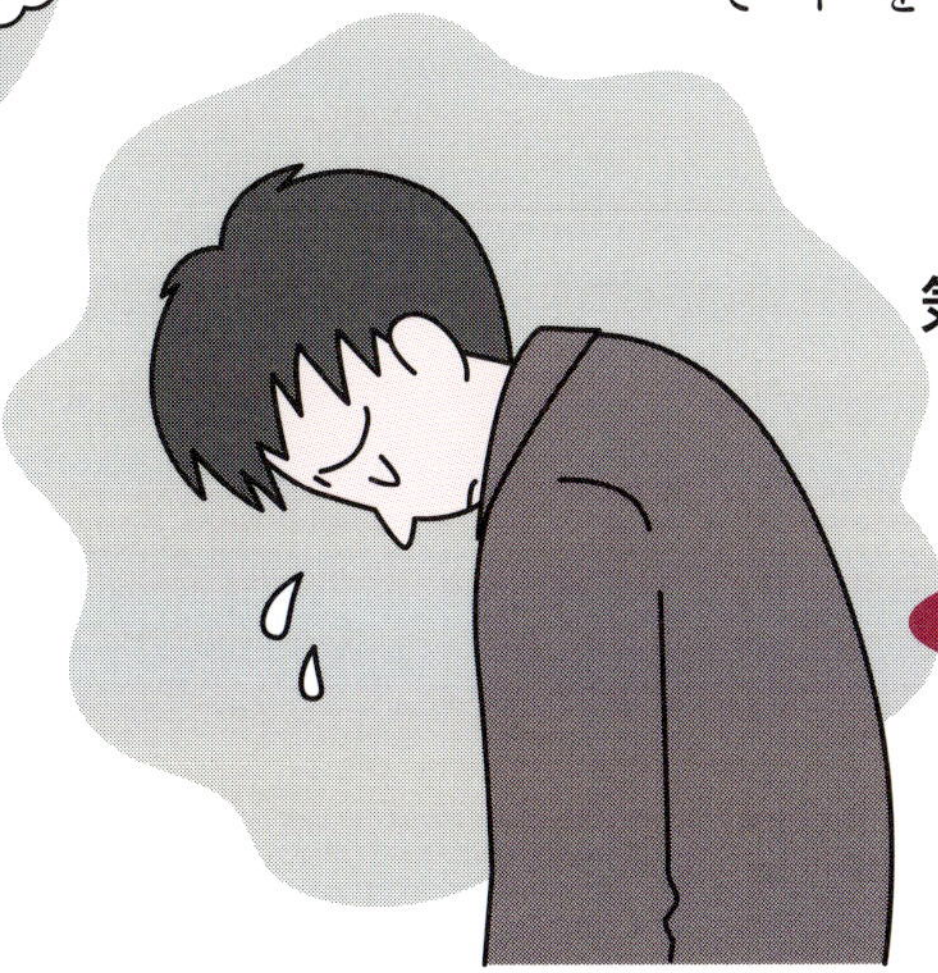

気分のおちこみ、抑うつ
↓
抗うつ薬

うつ気分でなにも手につかず日常生活が送れない

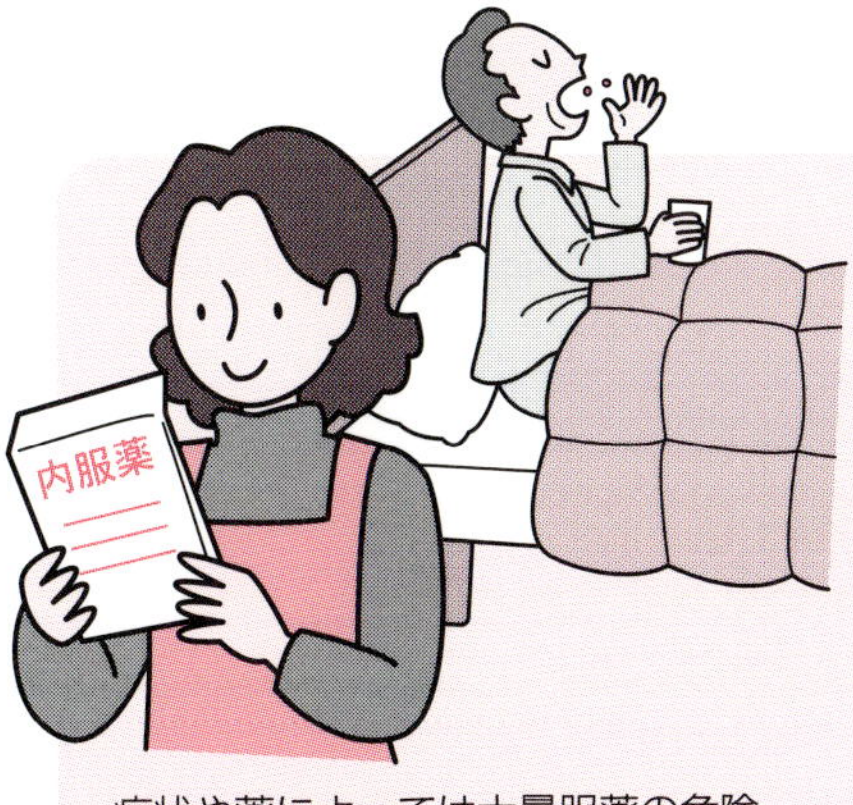

症状や薬によっては大量服薬の危険があるので、家族が管理を

副作用はどれくらいあるの?

よく使われるSSRIやSNRIといった新しい抗うつ薬は、従来の薬にくらべ副作用が少なく、安全性が高いとされていますが、吐き気や食欲不振などが現れることはあります。抗不安薬では眠気やめまいが生じやすくなります。いずれにせよ作用・副作用の出方は個人差が大きいのが実状です。

また、自己愛性パーソナリティ障害の患者さんは、医師の態度や服薬中の人間関係など、薬効作用以外の要素で状態が変化しやすく、薬の本当の作用や副作用が見定めにくい場合もあります。

治療法

家族全員でかかえている病理に着目する

治療の一環として、患者さん本人だけでなく、患者さんの家族をも面接の対象とした家族療法がおこなわれる場合があります。

犯人さがしをするわけではない

患者さんの家族もまた、自己愛に問題をかかえていることが少なからずあります。自己愛の病理は家族の関係性のなかで育まれていくものであり、煮詰まった家族関係は、家族メンバーそれぞれに影響を与えるのです。

こうした関係性の改善をはかることで、家族がもつ問題解決の力を高めようとするのが、家族療法の目的です。

不健康な自己愛を生んだ「犯人さがし」をしようというわけではありません。むしろ、家族は治療の最大の協力者と考え、いろいろな家族療法の知識を応用して家族面接をおこなうのが実践的です。

家族療法の主な種類

家族をシステムとしてとらえ、メンバー全員に働きかけてシステムの改善をはかっていきます。具体的な進め方はいろいろです。

世代間境界を重視

親の立場、子の立場を明確にするなど、家族の役割を築きなおすことで、家庭内の安定をはかる

→構造的家族療法

コミュニケーションの改善

コミュニケーションの乏しさを改善するために、毎回、家族全員が参加することを義務づけ、話し合いを進める

→家族合同面接法

毎回治療法を提示

固定化した家族のあり方を変えるチャンスととらえ、一人ひとりに対して治療に結びつくかかわり方を指示する

→ミラノ派家族療法

キーパーソンへの個別面接

問題解決に中心的に取り組んでいるキーパーソンに、今までとは違った方法を提示し、実行してもらう

→短期集中療法

参考：『精神科臨床ニューアプローチ５』（メジカルビュー社）より
山家卓也著「家族面接と家族療法」（P92も同）

だれか1人だけでも治療を始める

患者さんが子ども（青年）の場合、面接対象は家族メンバー全員ですが、実際には、患者さんと、患者さんとのかかわりがもっとも強い人（例えば母親）との面接が中心です。

過食症の娘が受診したいと言っても母親は放置

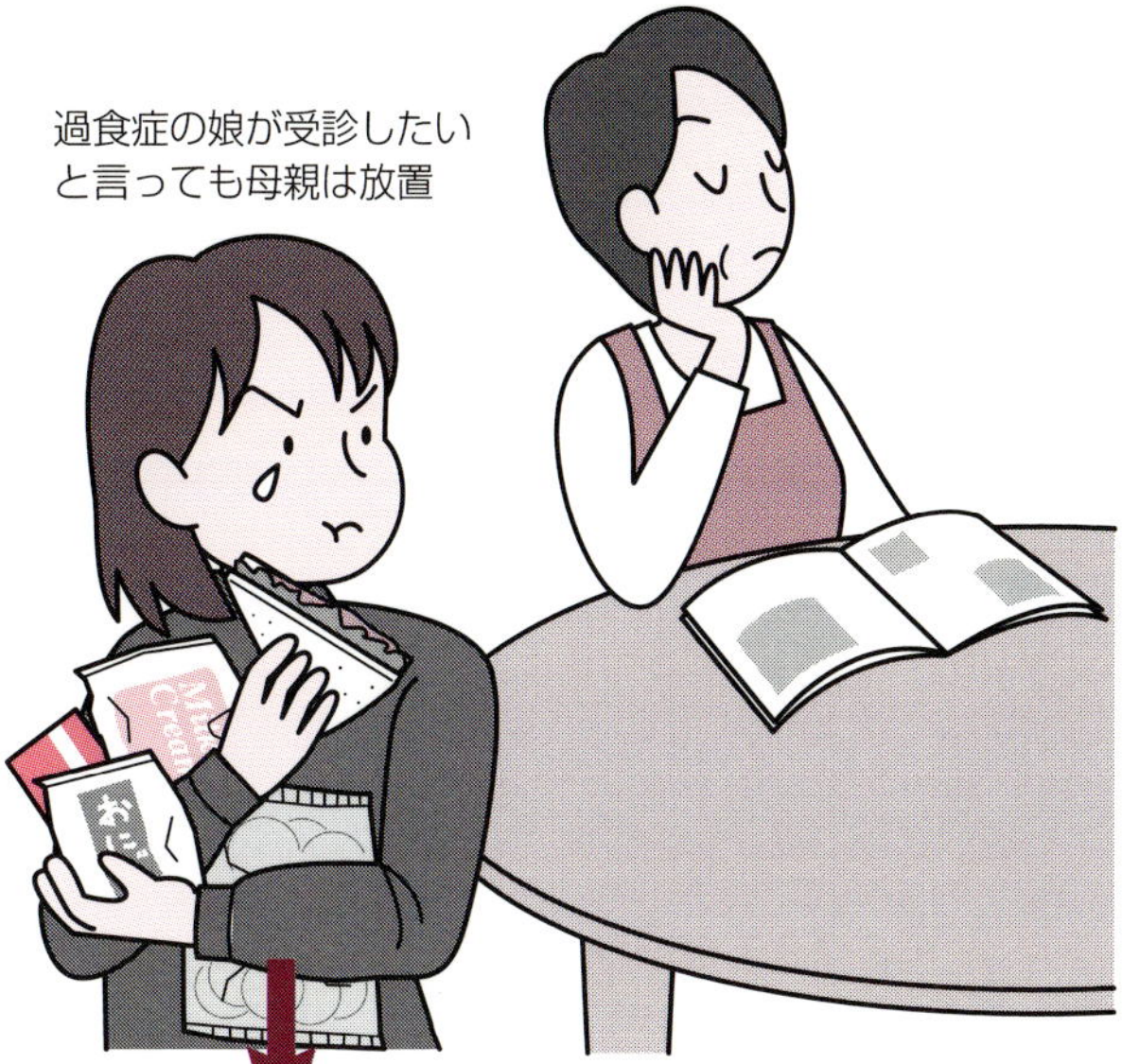

↓

親の「手を煩わせないでほしい」という思いを感じ取り、怒りをいだいている子どもは母親を引き込みたい

↓

娘だけで面接を開始

POINT

治療の目標設定、計画立案、経過報告、結果報告などの節目には、患者さんと両親が同席すること

ひきこもっている息子を面接に連れて行こうとしても拒否

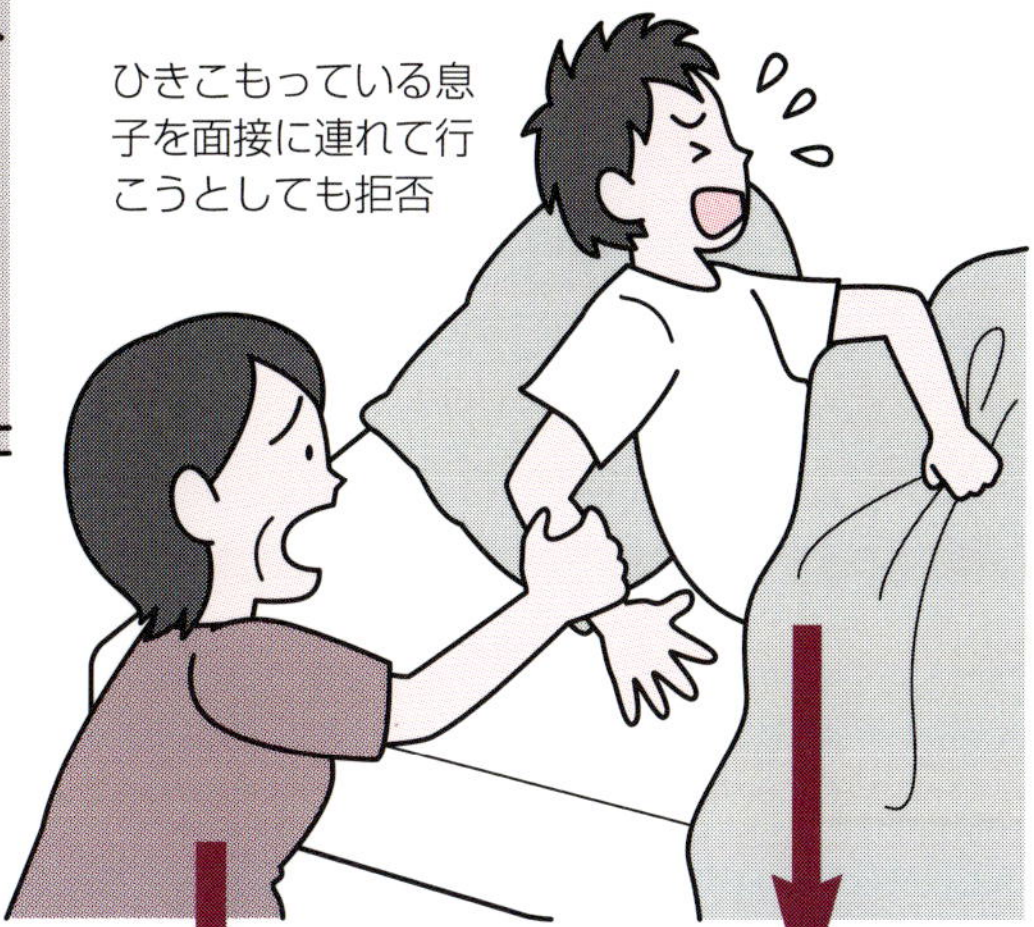

↓

親の支配に対して怒りをいだいている子どもは、面接への参加を拒否

↓

母親だけで面接を開始

親自身に葛藤があることも

親も子も「自分はわるくない」と思っている場合、患者である子どもだけが治療者とよい関係を結ぶことに親が羨望と嫉妬を感じ、治療を遅らせるような行動をとることも。親の葛藤を受け止めるために、親の面接が設定されます。

まずは親の労をねぎらう

どの親も患者である子どもへの対応に苦労してきているので、面接ではまず親の労をねぎらい、そのうえで問題解決のため親がどんな手段をとってきたかを理解します。

ありがちな親のタイプ

●管理・監視タイプ
子どもの行動をくまなくチェックし、子どもに秘密をもたせず自立を阻む

●支配願望タイプ
過保護、過干渉、さらに管理・監視で子どもを徹底的に支配しようとする

●二重拘束タイプ
羨望と嫉妬から自立させまいとしながら、社会的な成功も求める

治療法

不和への本音を語る機会になる夫婦療法

自己愛性パーソナリティ障害が夫婦間のトラブルとして現れてきている場合には、夫婦そろって面接を重ねていく夫婦療法を試みることもあります。

夫婦療法の進め方例

夫婦そろっての面接とし、面接のスケジュールなどをあらかじめはっきりさせておきます。治療者は中立的な立場を守ります。

夫の発症（不安発作）

↓ 薬物療法を続けていたがまったく改善せず、自己愛性パーソナリティ障害と診断される

責任のおしつけあい

↓ 夫は「自分の病気は妻のせい」、妻は「夫自身か夫の親のせい」と主張

主治医とともに治療の対象となる2人の関係について検討を重ねていく

本当はどんな夫婦だったのか

↓ 自分の願望を相手に投影するのではなく、それぞれの役割を確立するように働きかける

結婚の再契約

誇大な自己愛から夫婦の不和へ

誇大な自己愛をかかえる人は、中年期以降、夫婦関係の危機に直面することが少なくありません。本人も相手もためこんでいた不満が噴出してしまうのです。

夫婦療法は、そんな夫婦が自分たちの関係性を見つめ直すよい機会になります。

初回の面接では、互いに非難しあう夫婦も少なくない

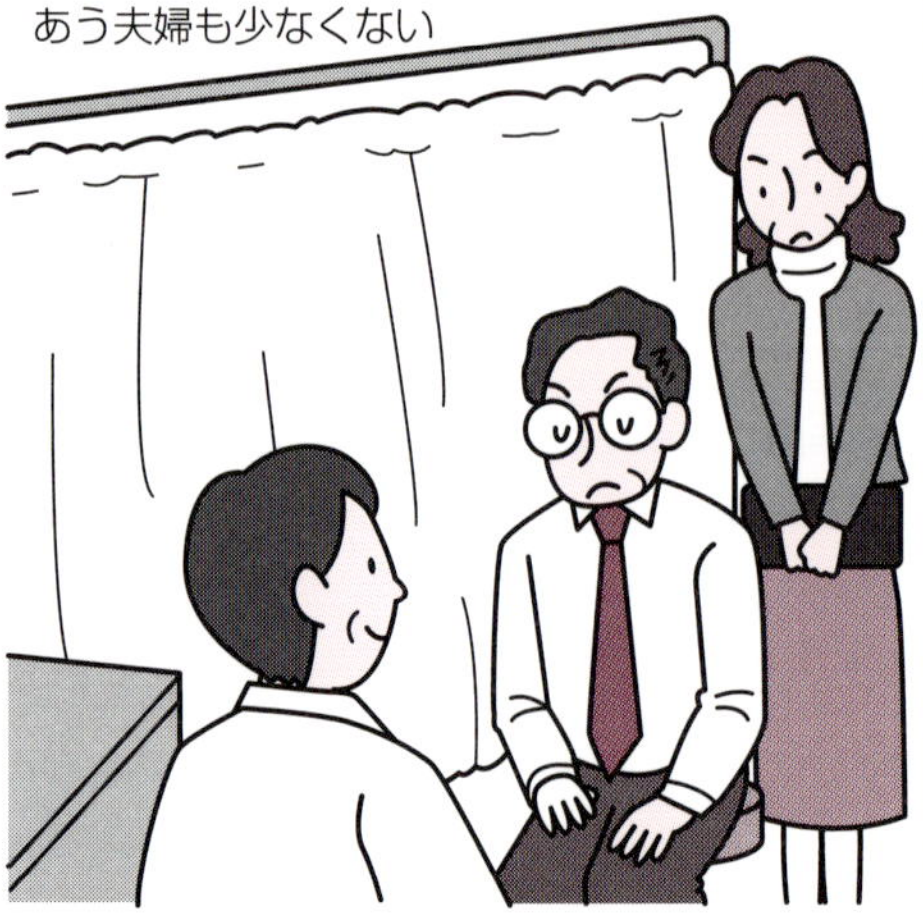

アドバイス例

- ◆相手の家族を批判しない
- ◆ぶつかりあったときは、共通の敵をみつける
- ◆治療の対象は夫、妻ではなく、2人の関係
- ◆自分の「イメージ」で相手をみずに、現実の相手をみる

夫婦のトラブル、3パターン

夫婦間の問題は、互いの交流のしかたをふまえて対応を考える必要があります。交流のパターンは3つに分類できます。

おまえが、あなたこそ、と口論ばかり

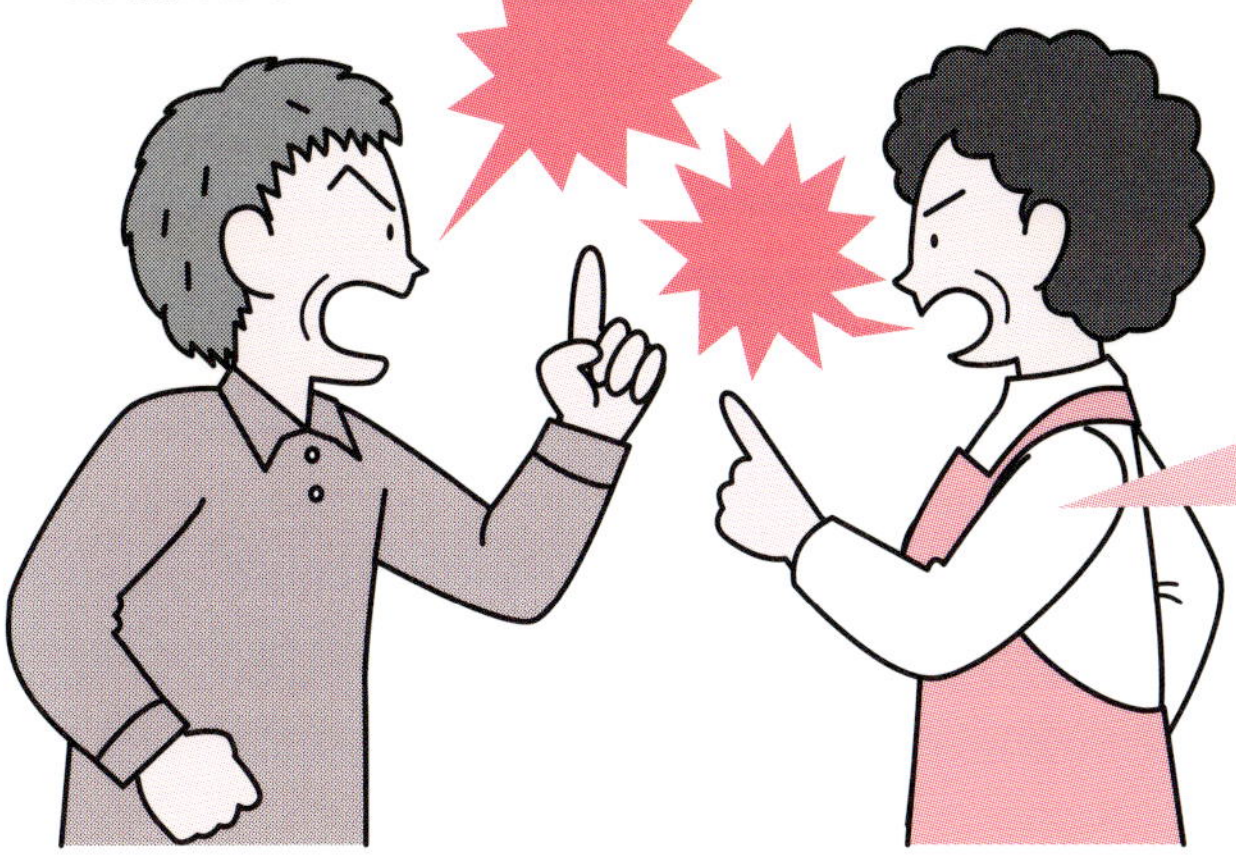

お互いに相手が悪いと思っている

夫婦がトラブルの原因と責任を互いに押しつけあい、「自分は悪くない」と主張することで安定を保っている

↓

夫婦での共同作業を積み重ねていく

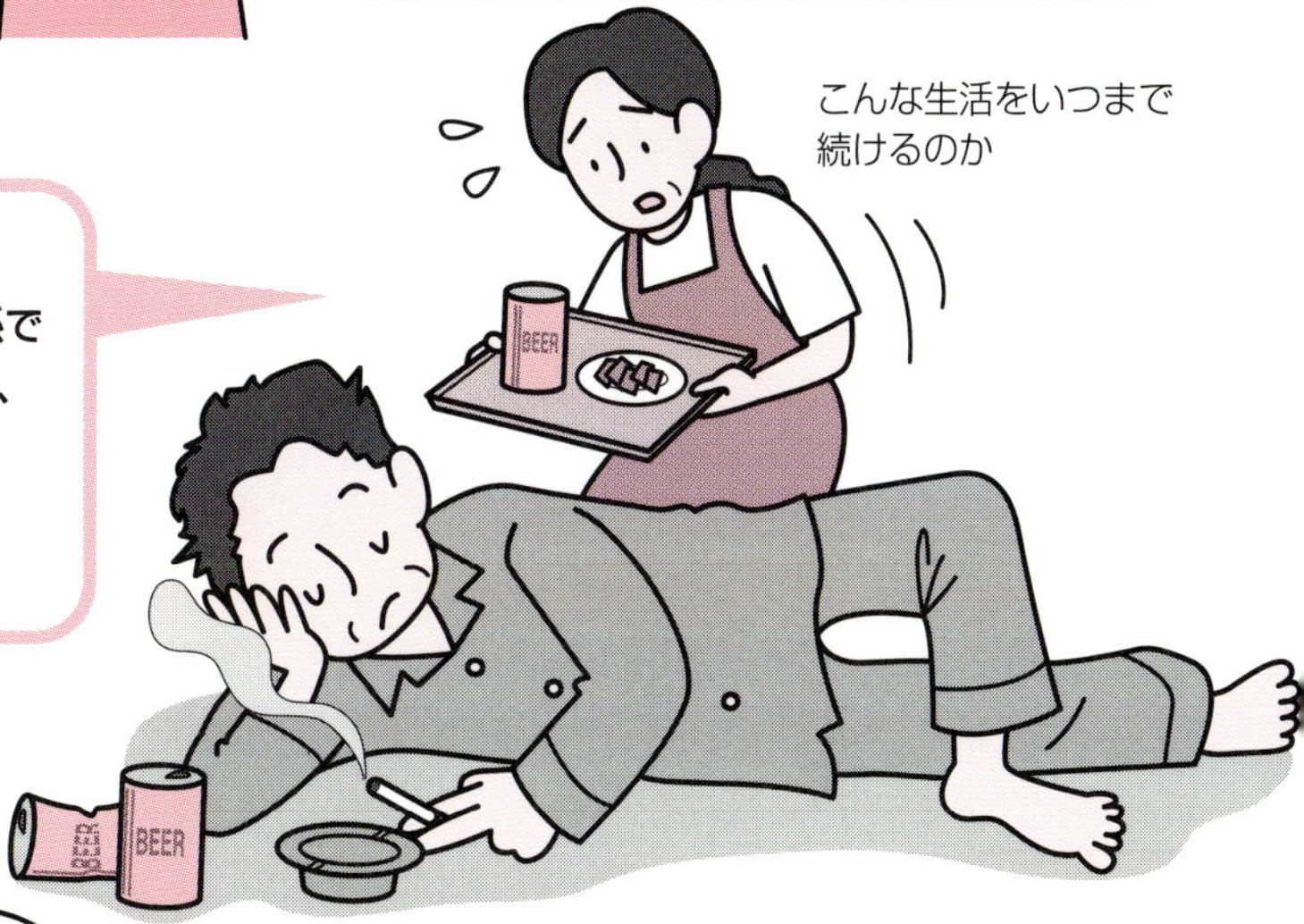

依存しあっている

世話を焼く／世話を焼かれるという関係で依存しあう。互いに相手を自立させず、支配しあうことで安定している

↓

固定化した役割を見直す

子どもの相談をするときも、夫婦のことにふれないよう気をつかう

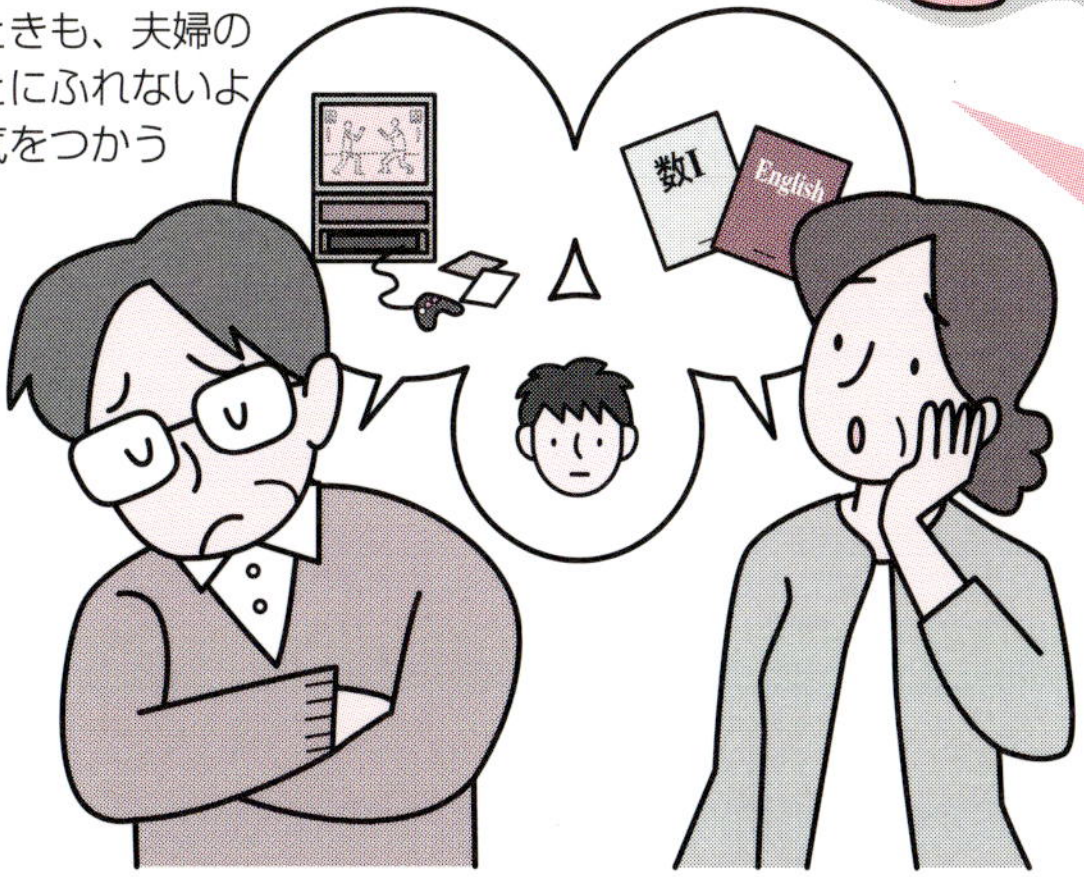

夫婦の問題から目をそらしている

子どもの問題に足並みをそろえて熱心に取り組むことで、夫婦間の問題から目をそらし続けている

↓

意見の食い違いを直視できるように促す

参考：中村伸一著『家族療法の視点』（金剛出版）

治療法

入院じたいがひとつの治療法

自己愛性パーソナリティ障害の治療は、通院だけでおこなうこともありますが、入院治療が検討されることもあります。

入院する前に

入院治療をおこなう際は、入院前に治療スタッフと本人があらかじめ十分な話し合いをしておくことが大事です。

話し合うこと

治療の目標

入院期間の目安

↓

治療を人まかせにしないで、本人が自ら治療に取り組む意欲をもつ

入院の利点

長期入院は減っていますが、入院治療にはさまざまなメリットがあります。短期間の入院と外来での通院治療を組み合わせることもあります。

1 患者さんの実態がつかめる

病院生活で患者さんが意識的、あるいは無意識的にみせるふるまいには、その心のうちが反映されています。治療スタッフは患者さんの実態をつかむことができます。

2 病院内で起こることを治療に反映できる

治療スタッフは、患者さんのふるまいや対人関係などから病理を読み取ることができます。それを患者さん自身にも理解させていくなど、治療に活かせます。

本人と病院でよく話し合ってから

自己愛性パーソナリティ障害の患者さんは、治療効果に誇大な期待をもったり、治療スタッフを自分の意のままに動かせる存在とみなしたりする傾向があります。

入院はしたものの、思うようにいかないと強く反発して問題行動を起こしたり、スタッフとの関係がうまくいかなくなったりするなど、トラブルをかかえこむことが少なくありません。

こうした事態をさけるために、治療の枠組み、スタッフの役割などを事前にはっきりさせたうえで、入院生活を始めます。

入院の経過

入院治療の経過については、3期に分けて考えることができます。

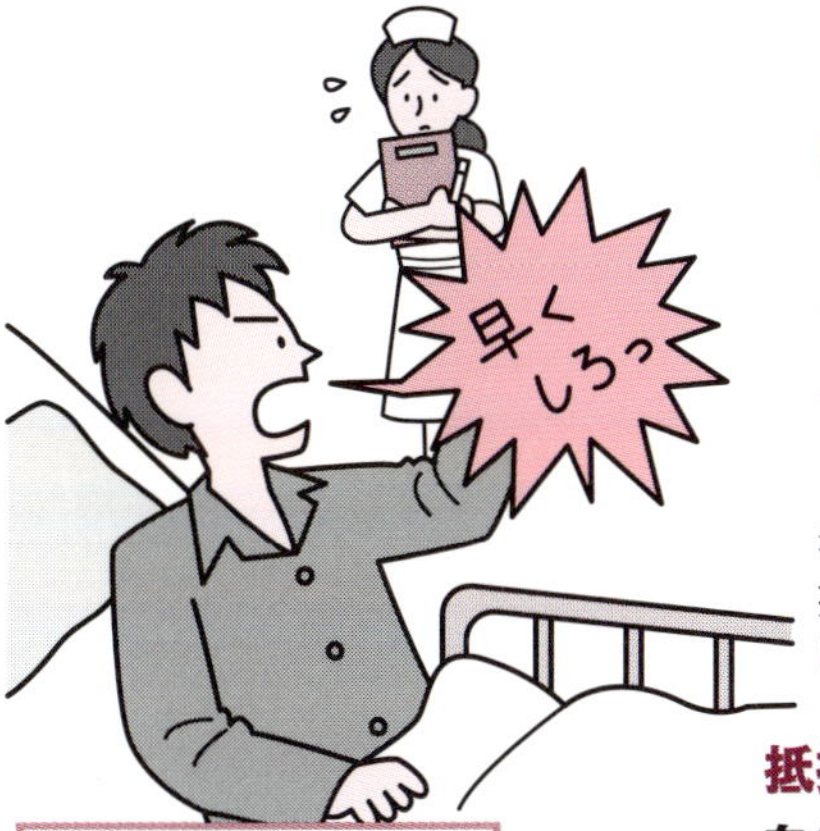

看護師に特別扱いするように命令する

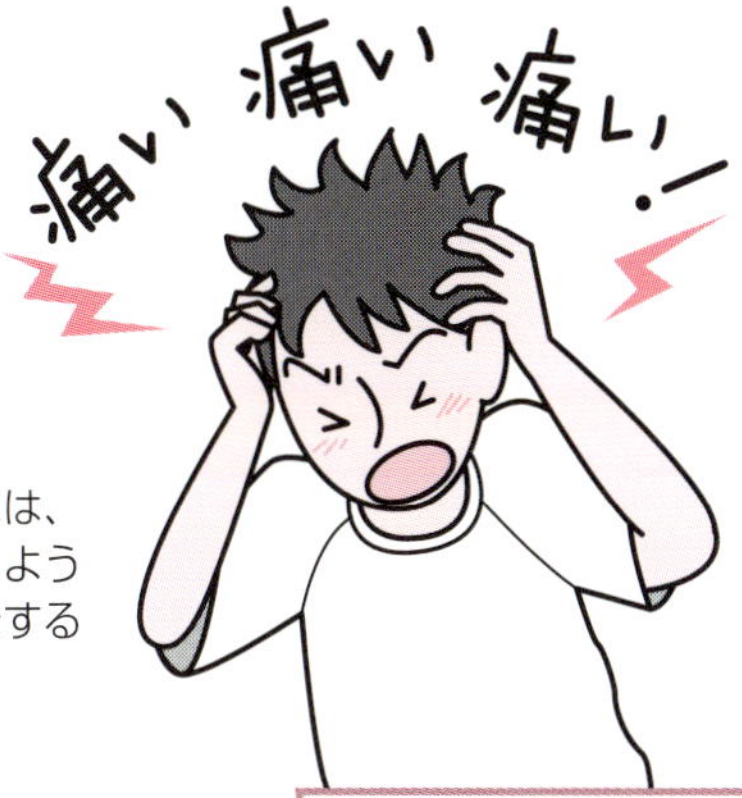

入院当初には、同情を引くような大騒ぎをする

抵抗期

自分で取り組まなくてはならないことに気づく

治療効果や治療スタッフに対して過大な期待はいだけないことを理解する段階

患者さんにふりまわされないようにするために、治療の枠組みや治療環境を明確にする段階

入院生活のなかで、ほかの患者さんなどとの人間関係でさまざまな葛藤をもち、不安や怒りなどの感情を表すようになる

最重要期

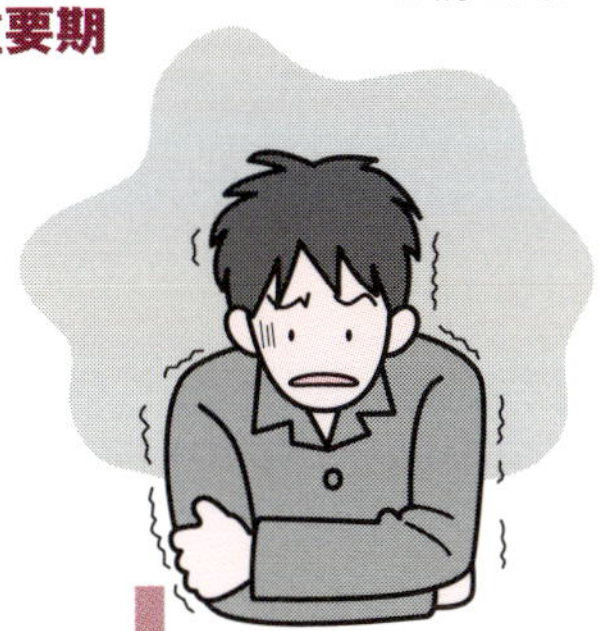

環境

規則正しい生活や治療計画は不安の軽減に役立つ。また患者さんどうしが仲間として支えあう関係も生まれてくる

医療スタッフ

スタッフはチームを組んで治療にあたり、患者さんの多様な面を引き出し、患者さん本人との協力関係を築いていく

解決期

健康な自我の能力を発見し、成長を促して安定させる段階

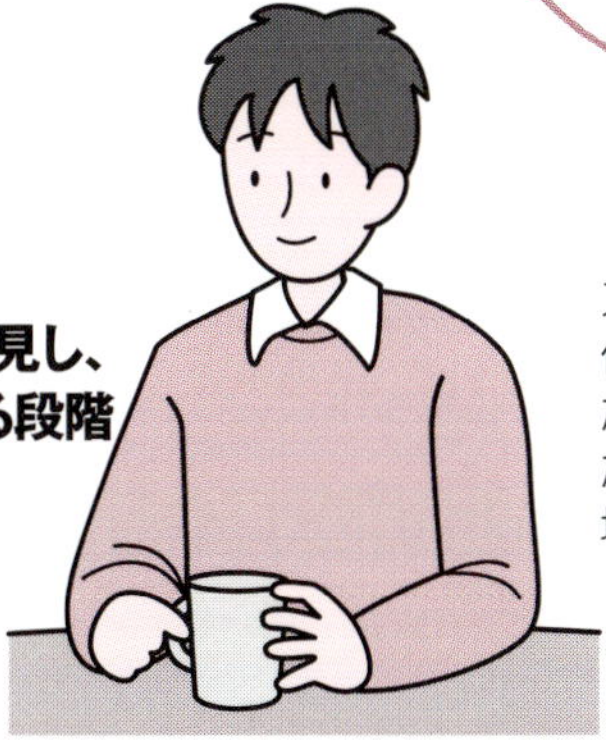

スタッフやほかの患者さんと体験を共有し、理解されたり、たしなめられたりするといった経験をもつことで安心、安堵感が得られるようになる

参考：リンズレイ（1980）による説

COLUMN

治療には保険がきくのか？

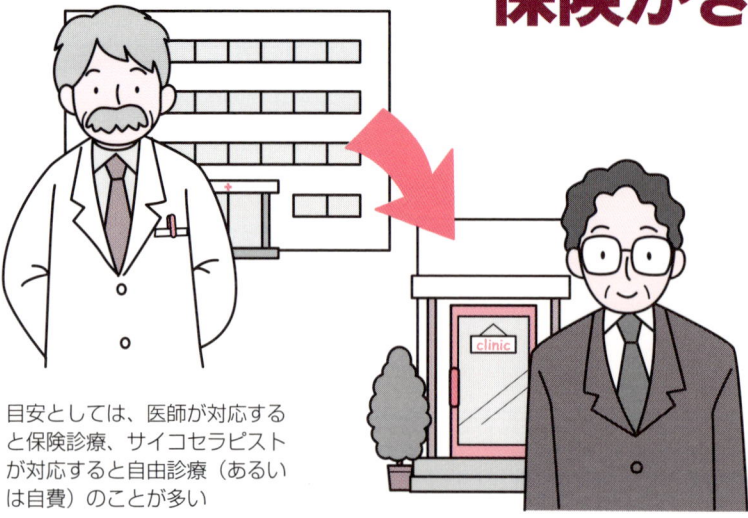

目安としては、医師が対応すると保険診療、サイコセラピストが対応すると自由診療（あるいは自費）のことが多い

医師が診るなら保険診療

自己愛性パーソナリティ障害の治療も、ほかの心の病気と同じく、医療機関での治療は保険診療となります。ただし、実際には「自己愛性パーソナリティ障害」とだけ診断されて治療を始めることは少なく、「うつ病」「摂食障害」などといった別の病気として治療にかかることが多くなっています。

治療の主体となるのは精神療法ですが、保険診療で精神療法に熱心に取り組むと、時間的にも経済的にも病院の経営が成り立たなくなってしまうという実態もあります。そのため、サイコセラピストなどに精神療法を分担してもらうというケースも少なくありません。その場合には、自由診療（あるいは自費）となることもあります。

長期間の治療になることが多い

パーソナリティ障害は、一般には年単位の治療を覚悟しておかなければなりません。通院は週一回、あるいは二週間に一回ということが多いでしょう。精神療法は、最低でも週一回が原則です。保険がきかない場合はもちろん、保険を使って治療を受けるにしても、それなりに出費はかさみます。

ケース例 Aさん 後編

これまで

音大生のAさん。失恋をきっかけに、抑うつ感、離人感、倦怠感などに悩む。ひどい自信喪失から、どうしていいのか、自分がどんな人間だったのかもわからなくなり、ピアノもひけなくなった

治療者との最初の面接では、Aさんはなにから話していいかわからないようでした。そこで、いちばん困っていることを質問したところ、いかに自分がひどい目にあったかを訴えてきました。

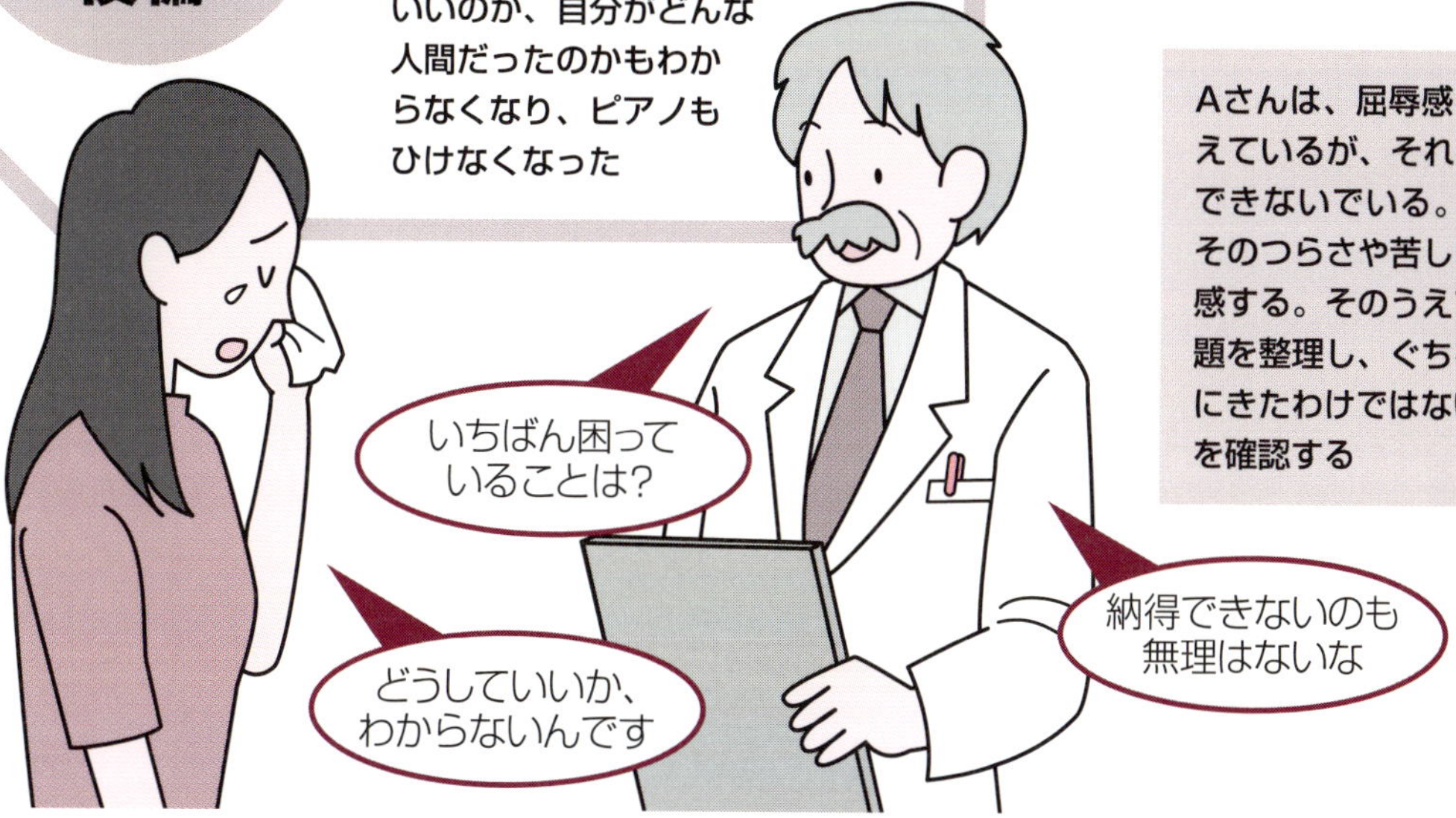

いちばん困っていることは?
どうしていいか、わからないんです
納得できないのも無理はないな

Aさんは、屈辱感をかかえているが、それを表現できないでいる。まず、そのつらさや苦しさに共感する。そのうえで、問題を整理し、ぐちを言いにきたわけではないことを確認する

ピアニストとしても、女性としてもとりえがないと落ち込み、こんなはずではない、ピアニストとして喝采を浴びているはずだと思い描くAさん。その気持ちが一日のうちに何度もくり返されると言います。

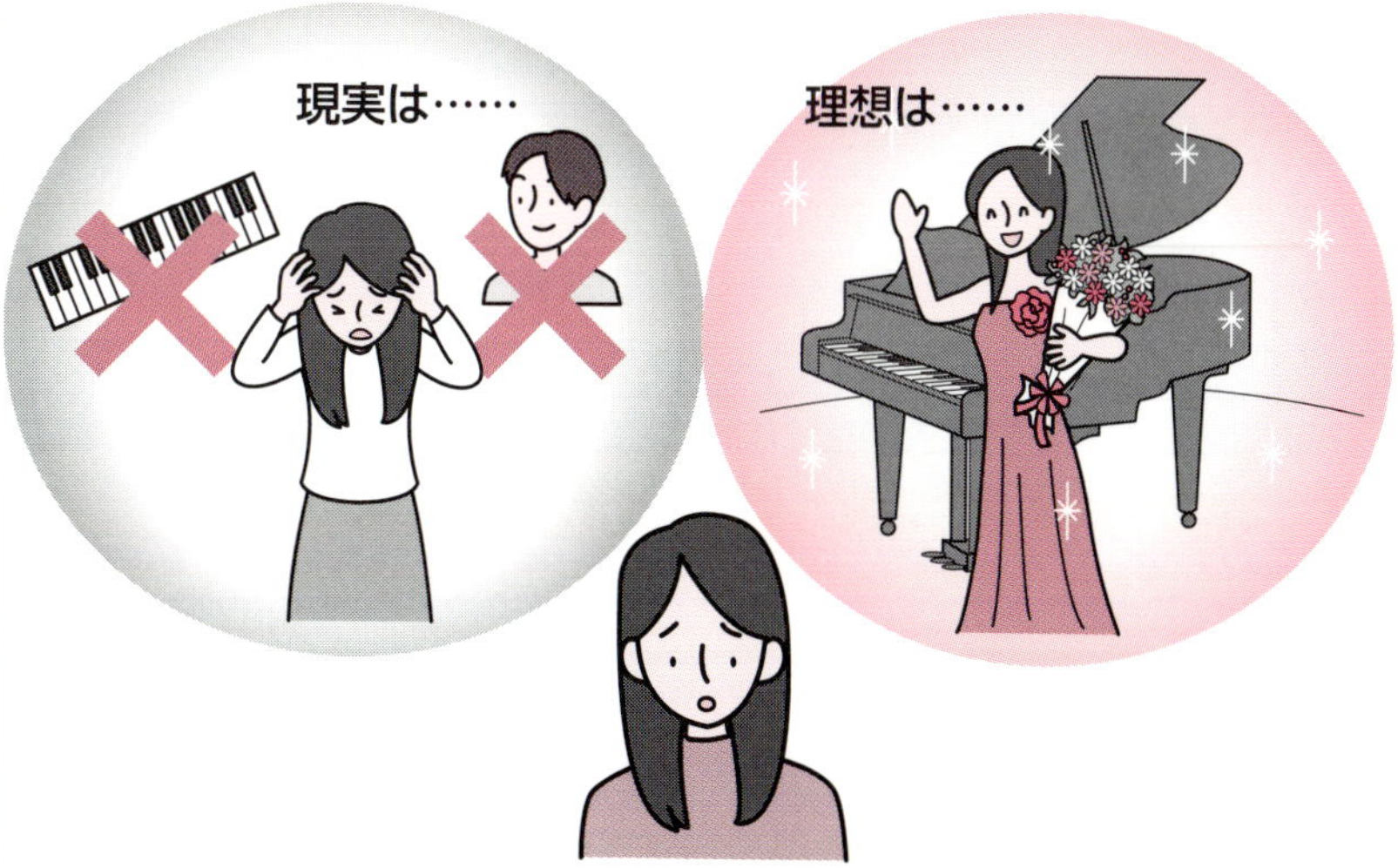

現実は……
理想は……

理想の自分と、無価値な自分との間で、現実の自分が見いだせないでいる。理想の自分を語るときに喜々としているのは、賞賛を求めたいから。自信のなさの裏返しである

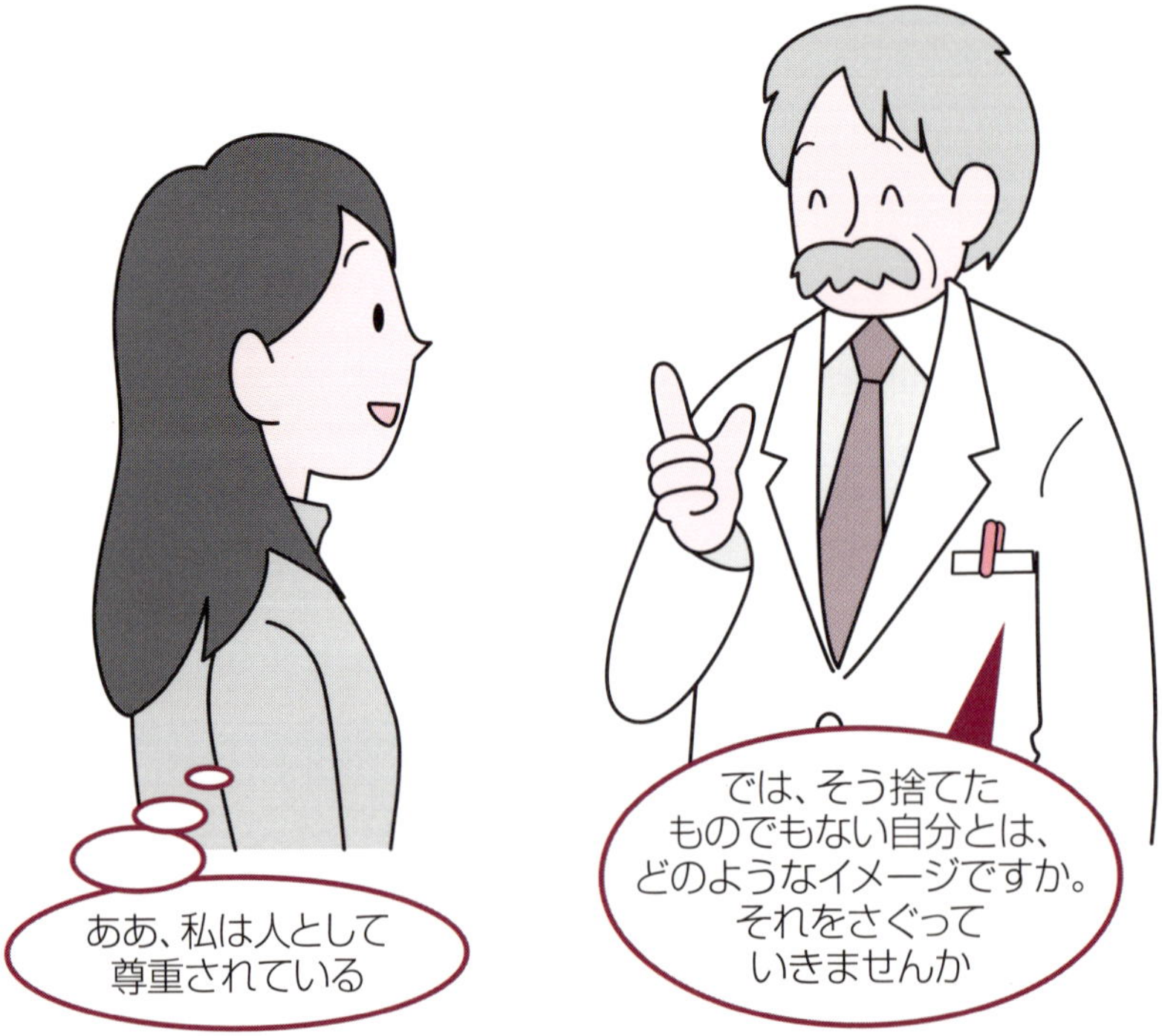
ああ、私は人として
尊重されている
では、そう捨てた
ものでもない自分とは、
どのようなイメージですか。
それをさぐって
いきませんか

治療者に非難や説教をされなかったので、安心したAさん。治療者の問いかけに、等身大の自分はどんな人間だったのか考え始め、やがて自己不信があることに気づきました。

じつはAさんは、悩みやつらさを親にみせないよう、うそをついていた。理想の自分とは、親に誉められるための姿だった。ふられることで傷ついていた自尊心は、治療者から共感を得ることで回復しはじめた

何回か面接を重ねるうちに、自分にはピアノがあったと改めて気づきました。ダメな自分かもしれないけれど、いままで練習してきてそれなりの成果もあげていたと少し自信を取り戻したのです。

自己不信に陥っていたのは、臆病で小心、傷つきやすいパーソナリティだったため。簡単に解決する問題ではないので、自信を積み重ねていく作業は、ゆっくりすすめる

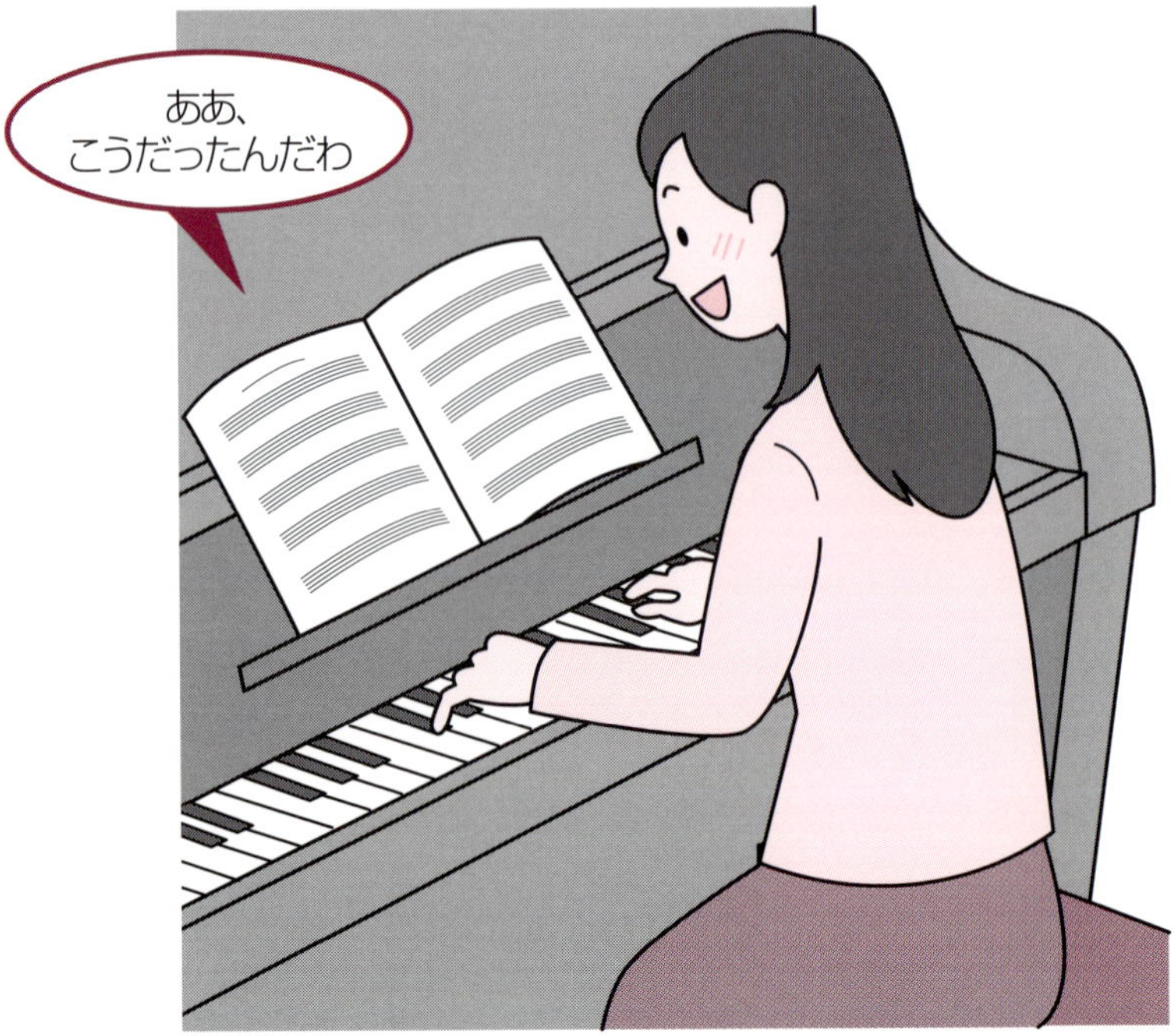
ああ、
こうだったんだわ

1年以上たったころ、面接の時間に5分、治療者が遅れてしまったことがあります。いつもなら不機嫌になるAさんが、相手の状況を思いやり、笑顔で迎えることができました。

控えめで気配りをするタイプの自己愛性パーソナリティ障害では、自分にだけ特別に目をかけてほしいという愛情欲求がある。そのため本当には他者を思いやることができないのだが、Aさんはその点が改善されてきた

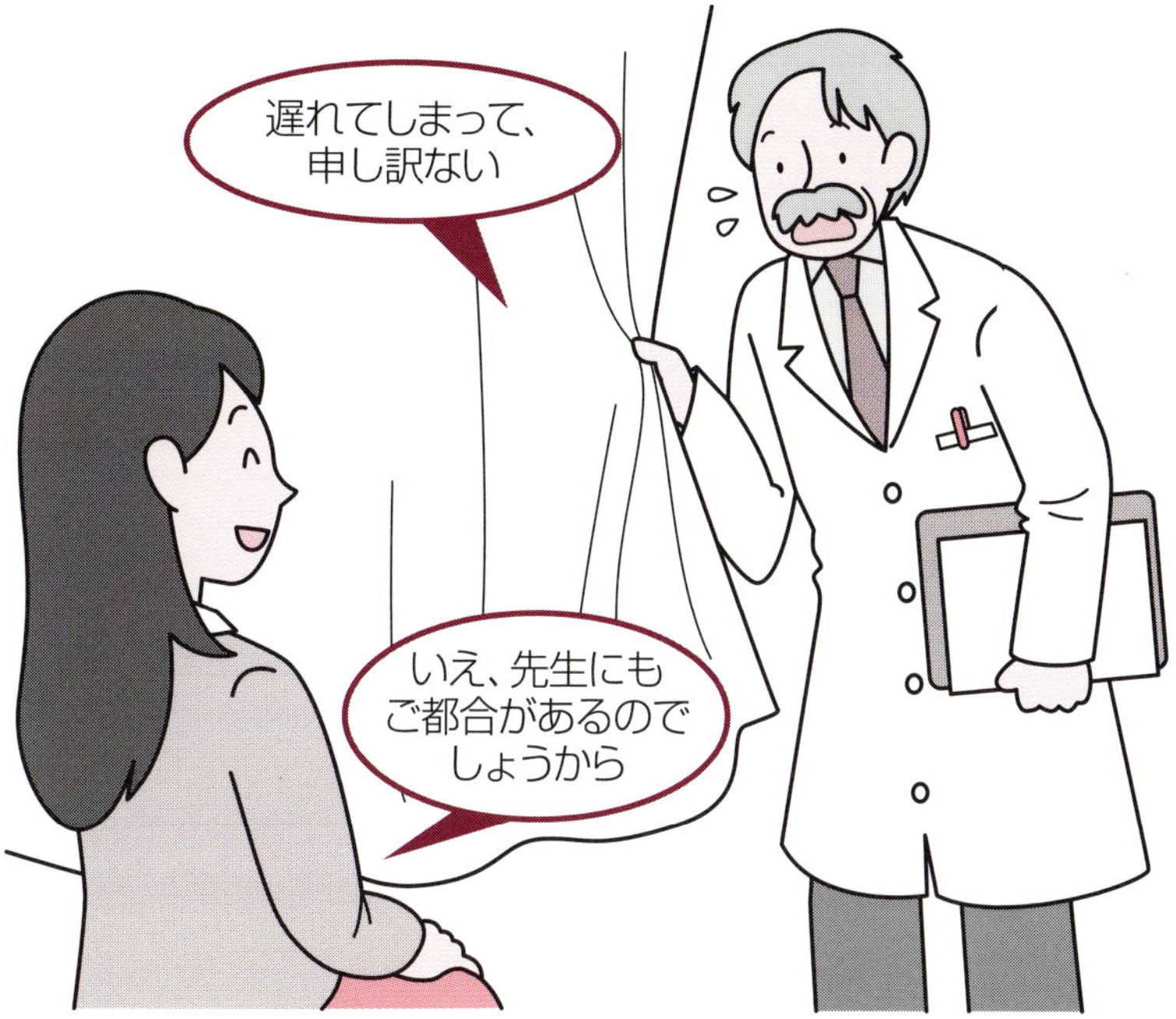
遅れてしまって、
申し訳ない
いえ、先生にも
ご都合があるので
しょうから

Aさんからの申し入れで、治療を終了することになりました。不満や怒りを適切に相手に伝えるのは不充分であり、まだ完全に回復しているとはいえない状態でしたが、社会生活は送れるようになっていましたし、決定できたのは本人でした。

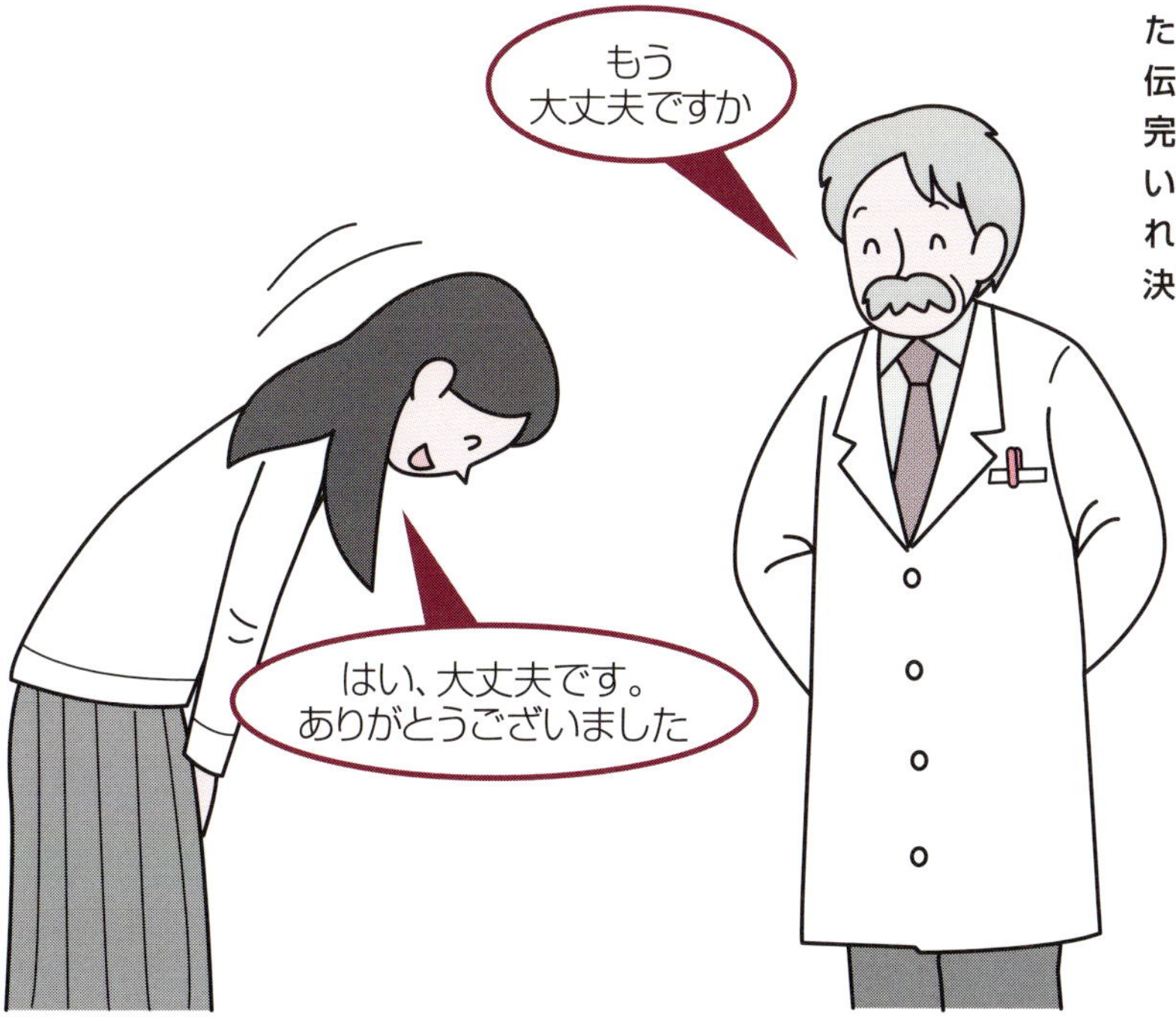
もう
大丈夫ですか
はい、大丈夫です。
ありがとうございました

治療の目標をどこにおくか、が問題となるが、自信が回復し、社会生活への適応力がつき、他者への思いやりがもてるようになったので、よしとすることに。演奏活動もできるようになっていた

ケース例 Bさん 後編

これまで

開業医のBさん。妻の自立、子どもたちとのコミュニケーション不全などがきっかけで、ぜんそく、不眠、抑うつなどが現れる。運動のしすぎで、骨折したこともある。
性格を変えたいと訴えている

　最初に面接をしたとき、ニコニコして、よくしゃべり、治療者に「どんな治療計画かをはやく示してほしい」などと、一方的に要求。愛想はいいが、自信にあふれ、態度は尊大でした。

注目されたい願望が無意識に働き、すでに治っている骨折まで重傷だったと強調したり、過剰におしゃべり。「患者」になることへの抵抗感とその場を支配したいという欲求も強い

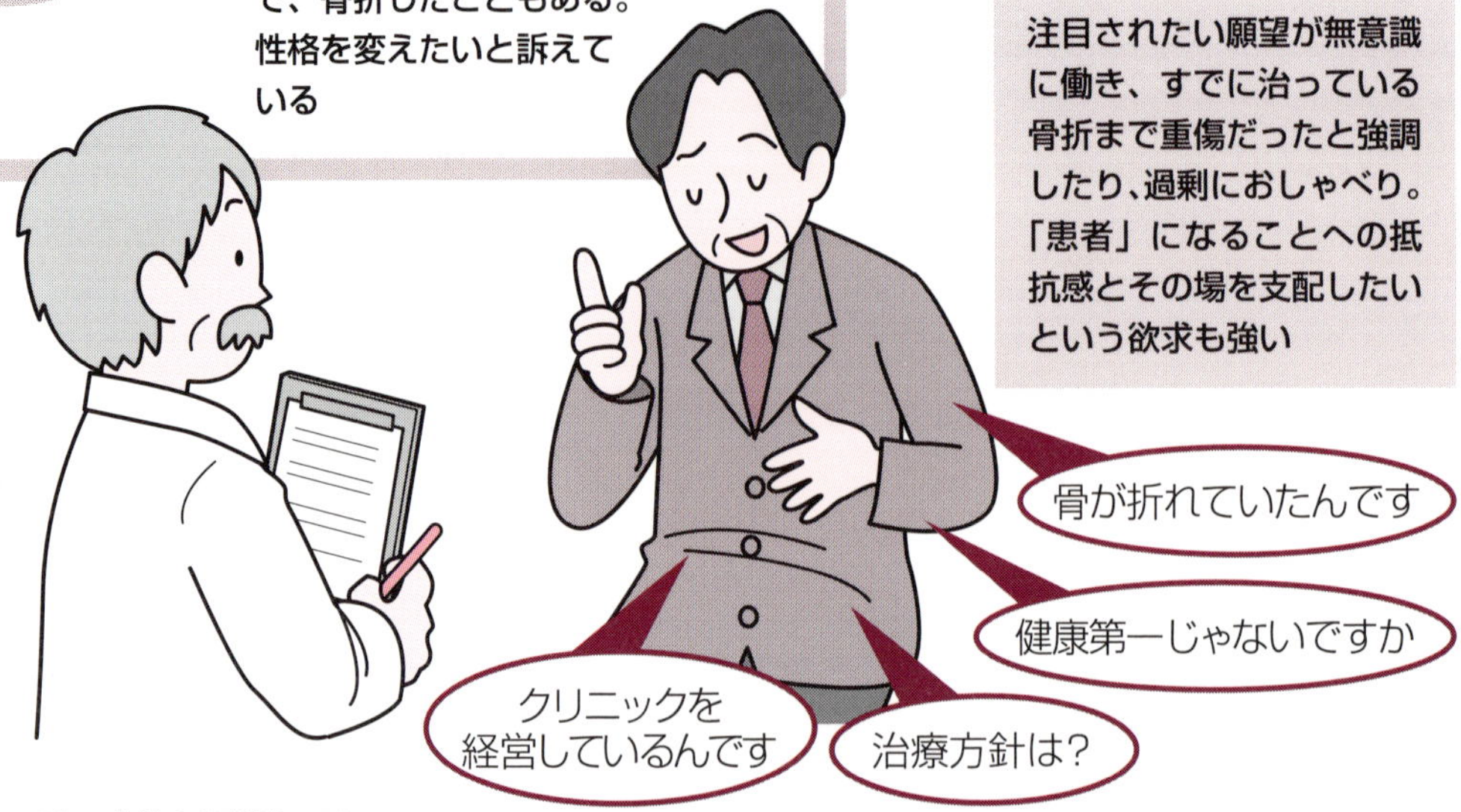
骨が折れていたんです
健康第一じゃないですか
クリニックを経営しているんです
治療方針は?

　次の面接では、家族も同席してもらいました。治療者が家族に意見を求めても、Bさんがさえぎって話をさせません。自分の家族には自分以外には問題がない、理想の家族だと主張しました。

家族の負の面をみせるのは、恥だと感じている。Bさんの中に理想の父親像があり、強いリーダーの役割を維持しようとするため。つらさや苦しさを言語化しない代わりに、ぜんそくになっていると言える

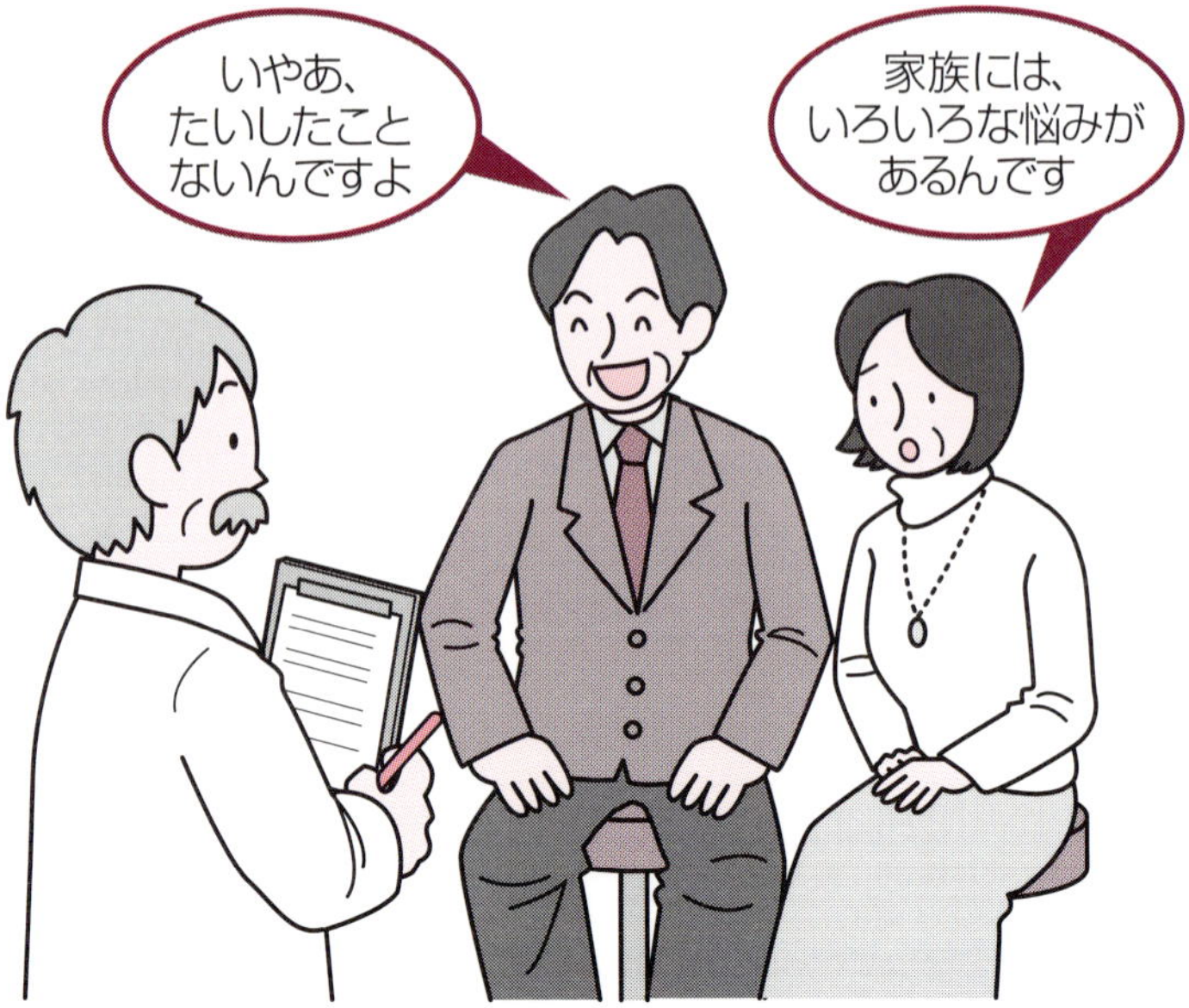
いやあ、たいしたことないんですよ
家族には、いろいろな悩みがあるんです

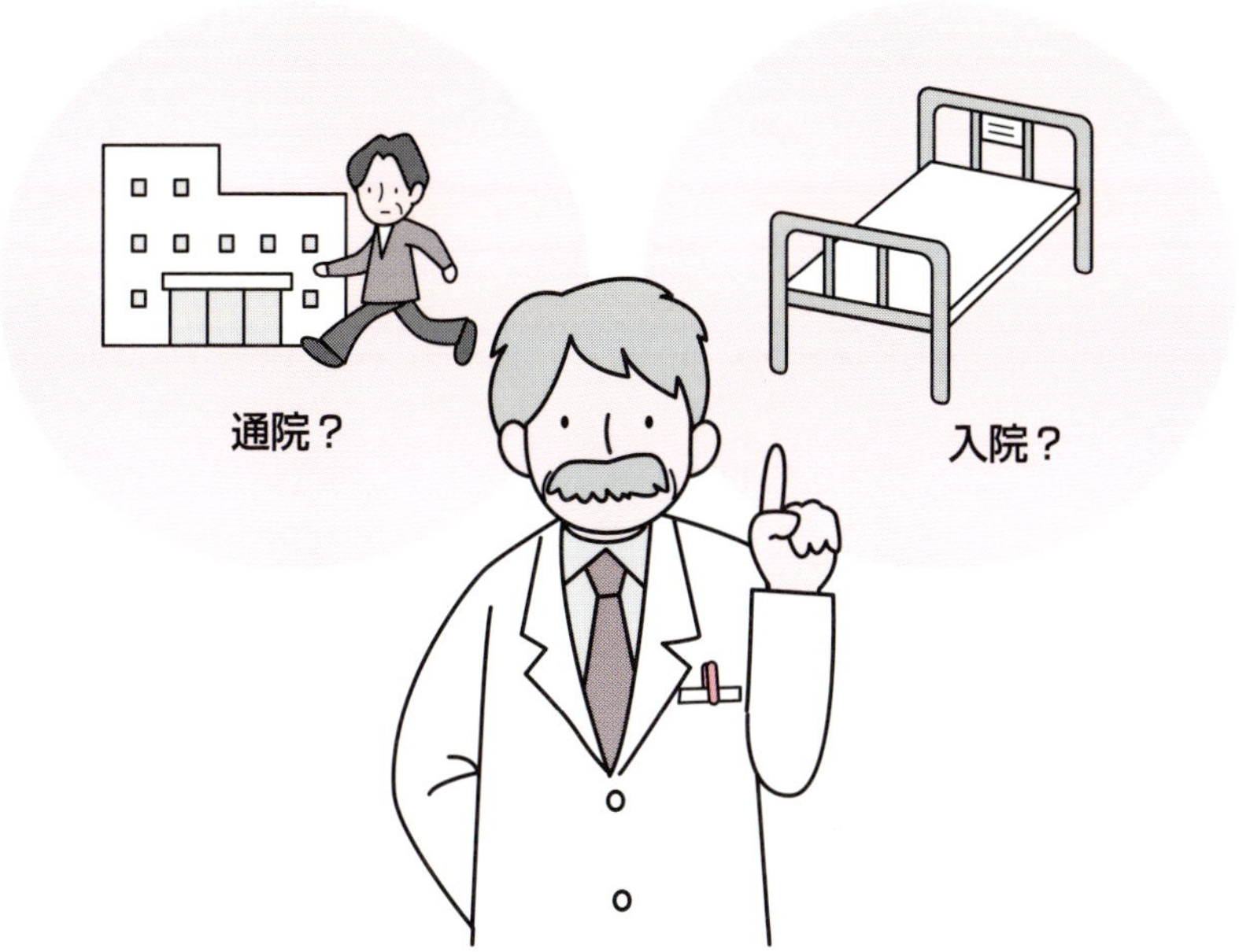
通院？
入院？

治療者はBさんに治療法を提示。入院して集中的に治療を進めるか、様子をみながら通院で進めるか、どちらを希望するかたずねました。しかし、Bさんは答えませんでした。

いばっているくせに他者の意見や批評を気にするので、自分で決定することは苦手。本当の希望を表現できない面がある。面接中に無理に愛想よくするのも、そのひとつの現れ

治療法の決定に迷ったBさんは、クリニック内のほかのスタッフに意見を聞いてまわりました。ところが、ほとんどの人が「通院」をすすめることに、腹をたて、大声でどなります。言われたスタッフは驚くばかりでした。

怒られたスタッフは気の毒だが、これはBさんが感情を表せるようになったという進歩。これまでは、医療ミスも家庭崩壊も自分が引き起こしてしまったとわかっていても、それを言語化できず、苦しかったのだ

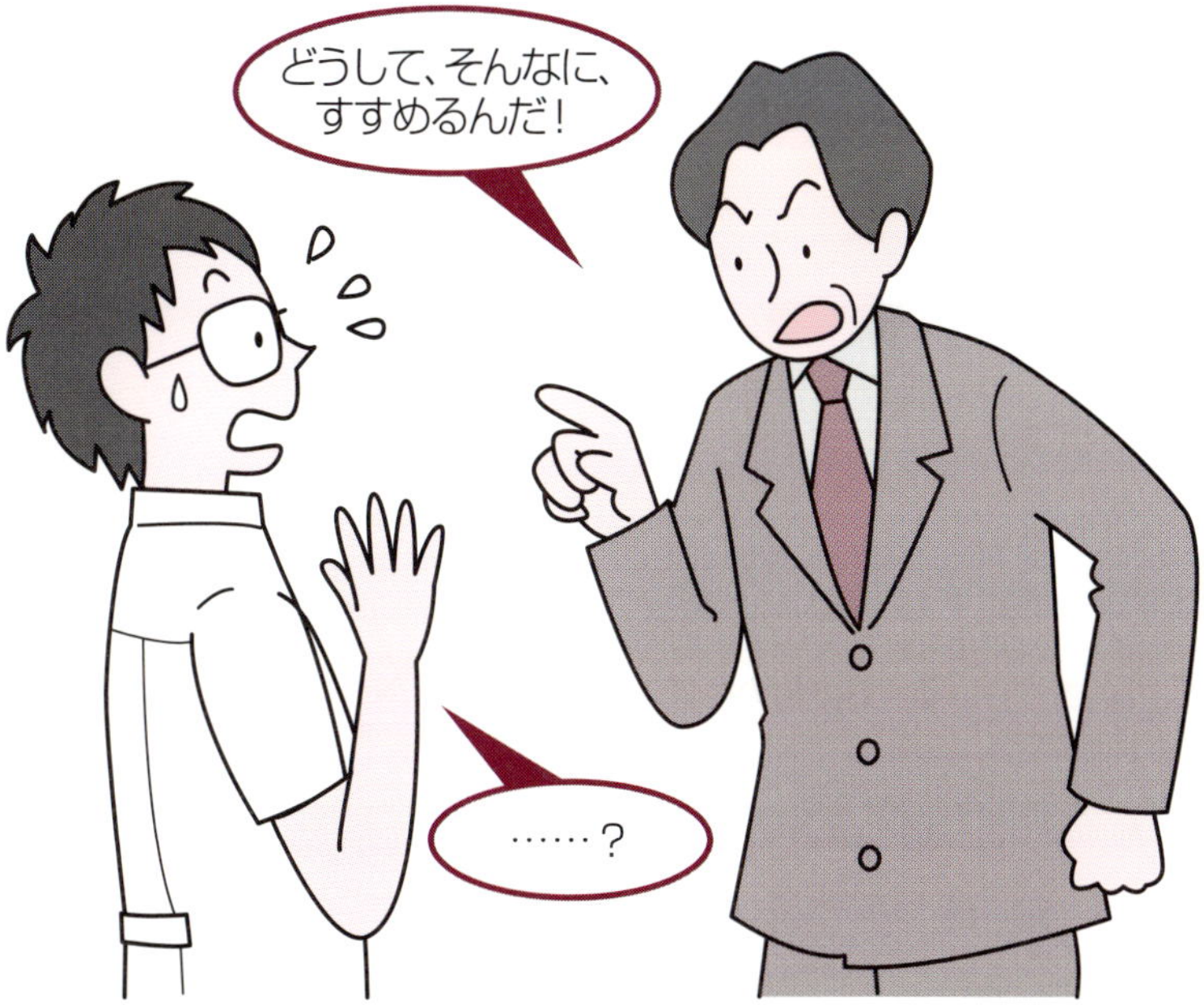
どうして、そんなに、すすめるんだ！
……？

妻とおちついて話し合えるようになったBさん。クリニックの仕事を妻に手伝ってもらいたいと相談できました。子どものことにも目を向け、これからは家族の気持ちや考えに配慮すると妻に伝えたのです。

じつは息子のことを心配していた自分に気づいた。そのうえで、自分の本当の希望を言語化できるようになり、ぜんそくの発作も激減した

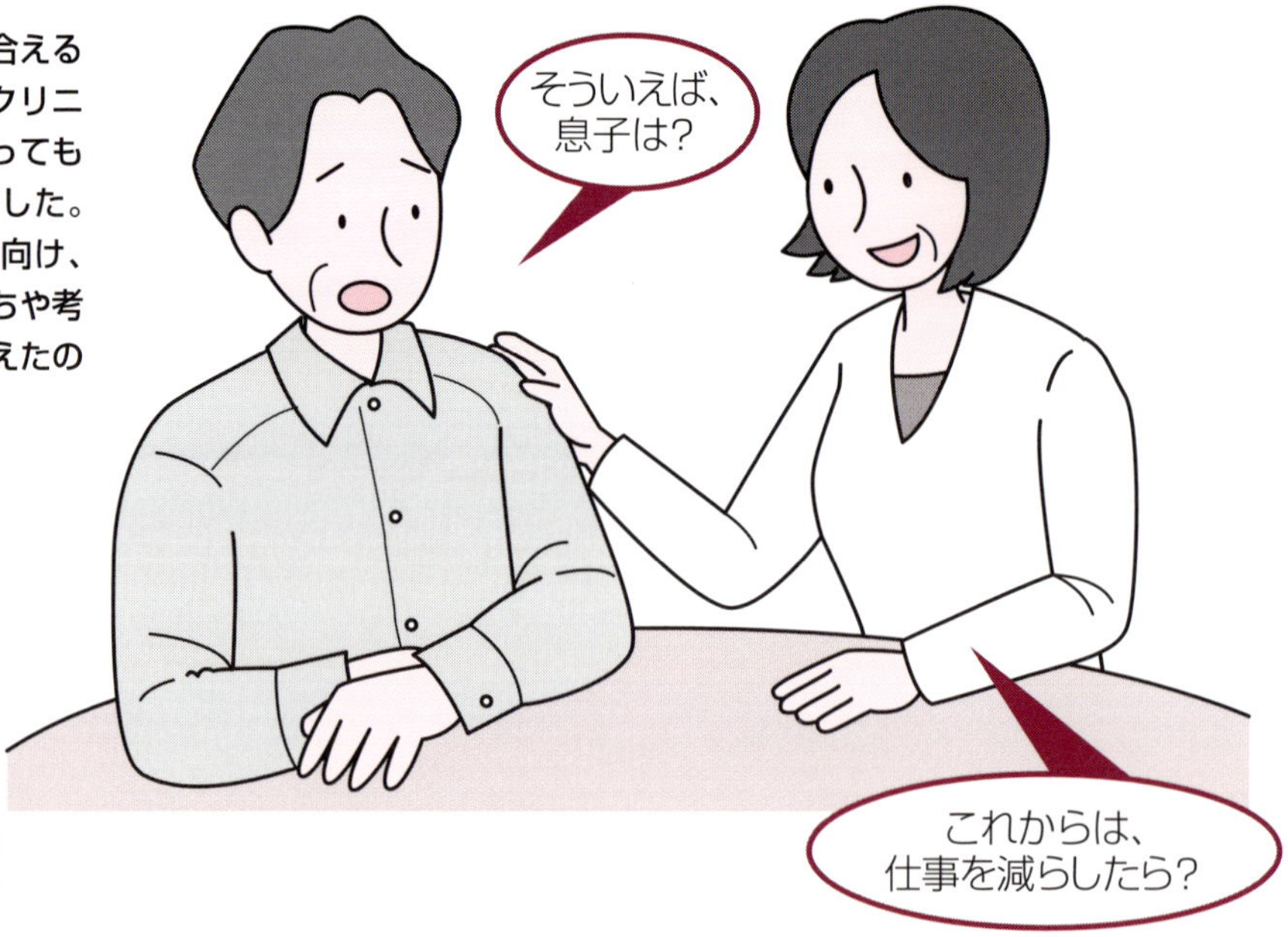
そういえば、息子は?
これからは、仕事を減らしたら?

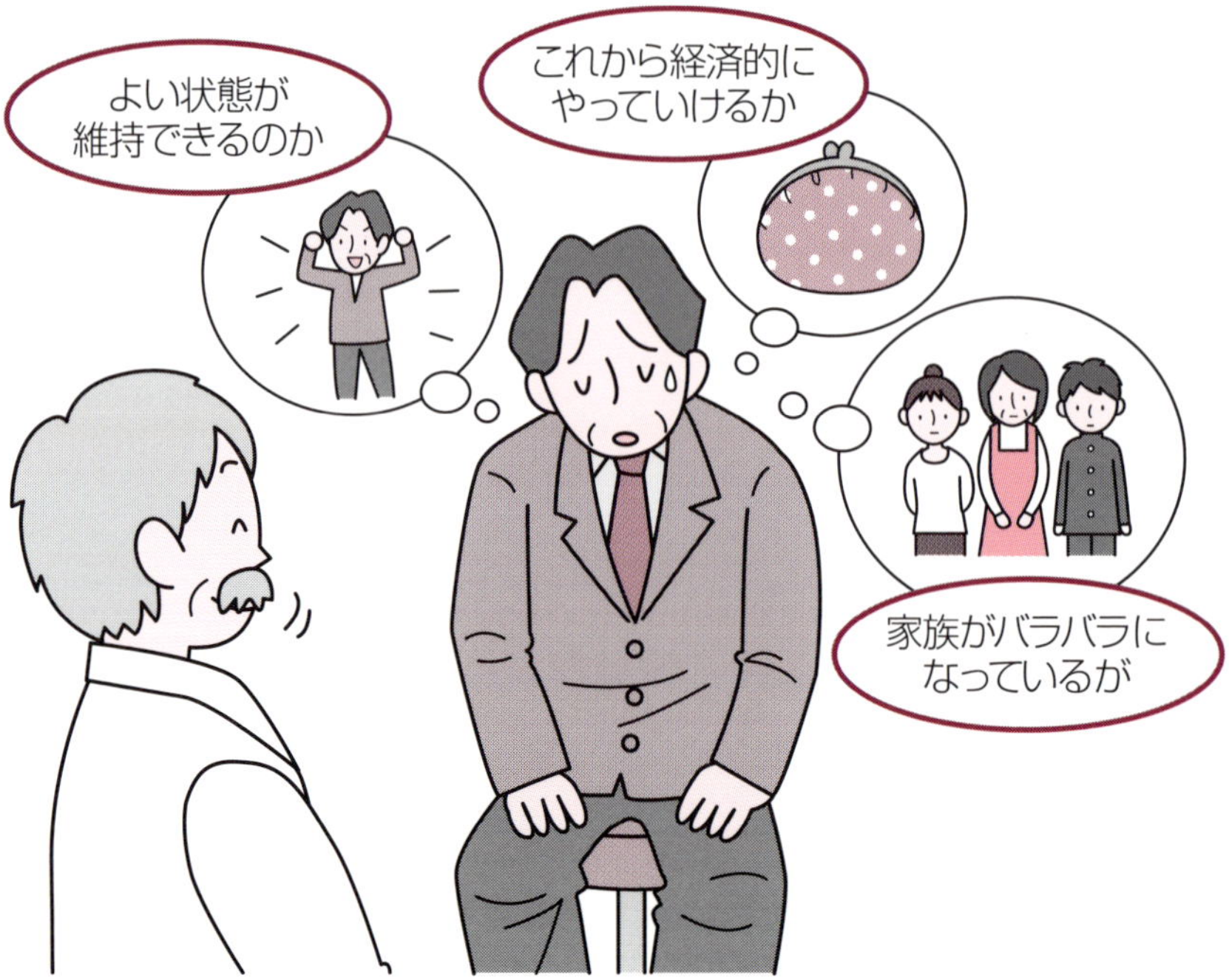
よい状態が維持できるのか
これから経済的にやっていけるか
家族がバラバラになっているが

最近の面接では、今後の生活に関しての不安を訴えたBさん。経済面、家族のことなど、心配が尽きないと憂い顔で話します。もう尊大な態度はみられません。

自分ひとりでなんでも解決できるものではないと気づいた。不安や弱さを訴えることができるようになり、医師はBさんが回復に向かったと安心した

4

できること、してはいけないこと

これまで患者さんも家族も、悩み苦しんできました。
障害を回復させるためには、
なにより、本人の自覚と治す意欲が大切です。
そのうえで、家族や周囲の人は
なにができるかを考えていきましょう。

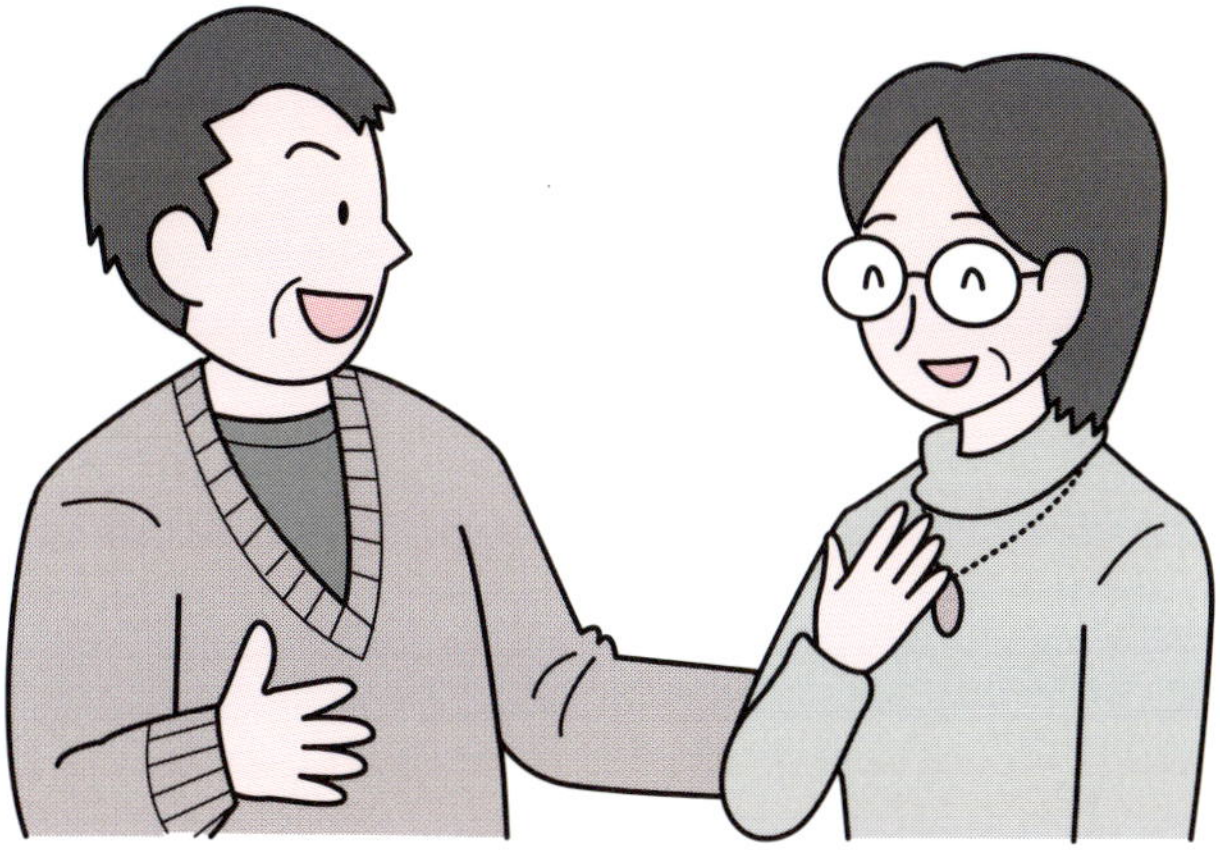

本人

社会で生活していくために自分でできること

自己愛性パーソナリティ障害の克服には、患者さん自身の努力が欠かせません。だれのためでもありません。自分自身のために、障害と向きあう勇気が必要です。

自分でひきうける

ほかの人に自分の人生を生きてもらうわけにはいきません。自分の人生の責任は、自分自身でひきうけるしかないのです。

こうなっていませんか？

親（相手）のせいだと責める

「親のせいでこんなになった。だから親が責任をとるべき」といった主張は、「守ってもらいたい」「自分は悪くないと認めてほしい」という気持ちの現れです。

謝れ！

こう思っていませんか？

医師がなんとかしてくれる

「医師にまかせておけばいい」という態度は、地道な努力の放棄につながります。誇大な期待どおりの結果が得られず、「裏切られた」と思うようになることも。

おまかせします

自分で向きあっていく

パーソナリティを変えていくには、それなりの時間が必要です。結果を急がず、気長に自分自身と向きあい、日々の努力を着実に積み重ねていきましょう。

自分を取り戻せるのは自分だけ

自分のパーソナリティによって生じる問題に、自分自身が困惑し悩むようになったとき、患者さん本人も治療を考えるようになります。けれど、「自分は悪くない」という気持ちがあるため、家族や周囲の人を責め、なかなか自分と向きあうことができません。

患者さんの主張には、もっともな部分もあるかもしれません。だからといって、これから先の自分の人生の責任をだれかに全部押しつけることはできるでしょうか？「自分の人生は自分のもの」「自分を取り戻せるのは自分しかいない」と覚悟を決めたとき、本当の治療はスタートするのです。

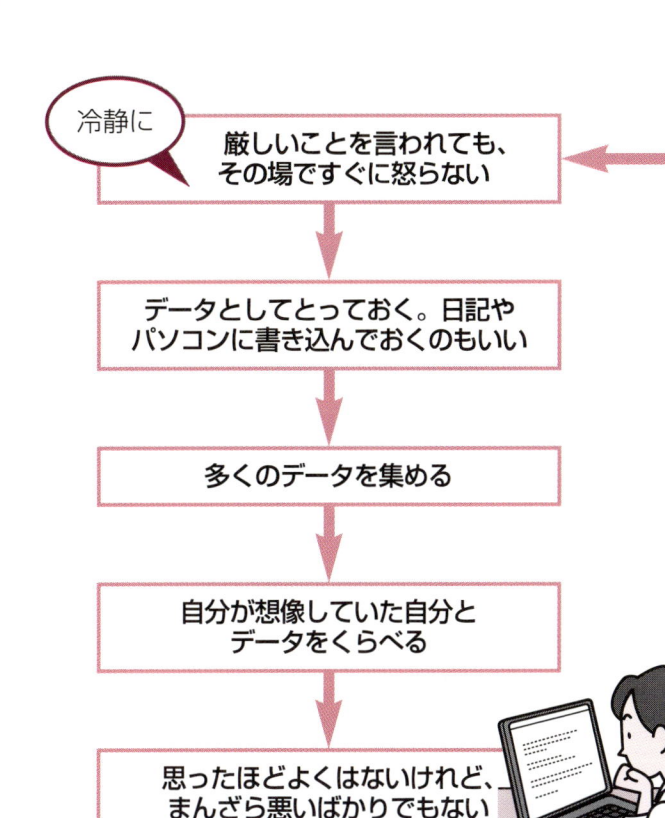

心がけたいこと

社会生活のなかで困らないためには、対人関係を改善していくことがなによりも大切な課題になります。

自分の言動に対して、相手がどう感じているかを意識する

↓

どうせ私なんか……などと勝手に想像して落ち込まない

↓

思い切って率直に聞いてみる

↓

冷静に

厳しいことを言われても、その場ですぐに怒らない

↓

データとしてとっておく。日記やパソコンに書き込んでおくのもいい

↓

多くのデータを集める

↓

自分が想像していた自分とデータをくらべる

↓

思ったほどよくはないけれど、まんざら悪いばかりでもない

↑

こう思えたら進歩したということ

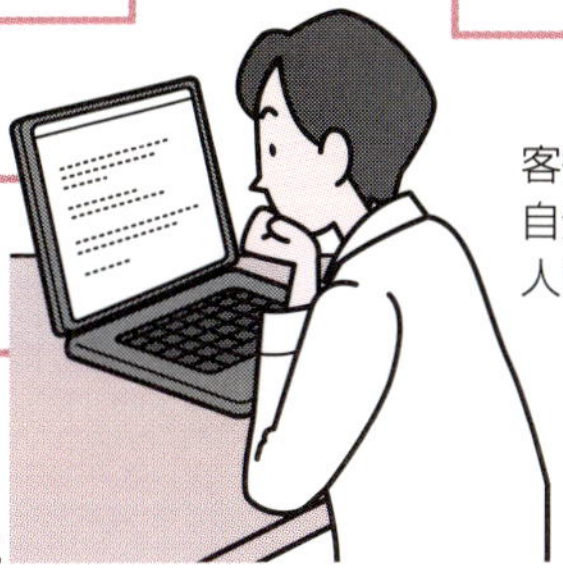

客観的にみると自分はどういう人間なのか

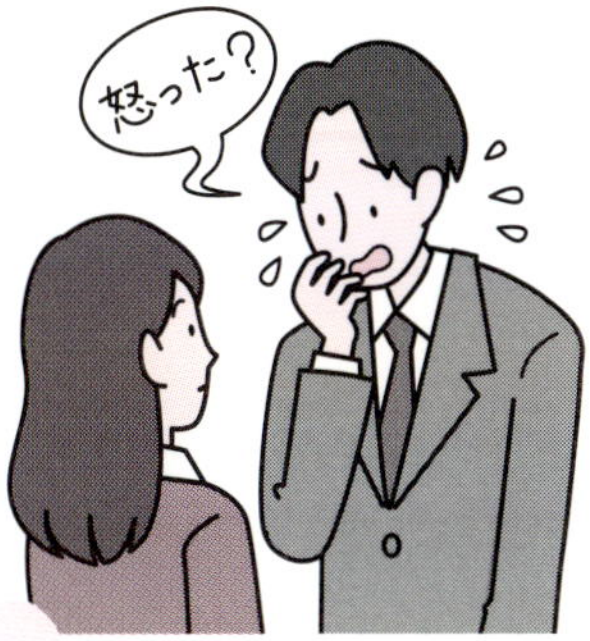

素直な態度で

「そんなことないわ」

↓

安心できる

性格テストをひとりで活用するのはむずかしい

性格傾向を知る検査法には、用紙に書かれた質問に自分で答えるタイプのものもありますが、その結果の解釈は複雑です。また、自分ひとりで簡単に解釈できるようなテストでは、無意識の領域にまで踏み込んだ結果は得られず、新しい気づきもないでしょう。

インターネット上の情報は信頼できないものもある

インターネット上ではさまざまな情報が入手できますが、なかには情報の混乱や事実と異なる記載が見受けられるものも。

自己愛性パーソナリティ障害の治療法は確立されたものではなく、ある人によい方法が自分にもよいわけではないことを頭に入れておきましょう。

家族

治療の協力者という立場を保つ

家族は、治療のなかで大きな役割を果たす力をもっています。「私のせいだ」と自分を責めるよりも、患者さんのためになにができるか、考えてみてください。

悩みのもとをみつける

家族は患者さんの言動にふりまわされ、悩まされ続けてきたことでしょう。悩みのもとはなにか、まずはそこから見つめ直しましょう。

こんな育て方をされたせいだ、と責められ、つらい思いをしてきた母親は多い

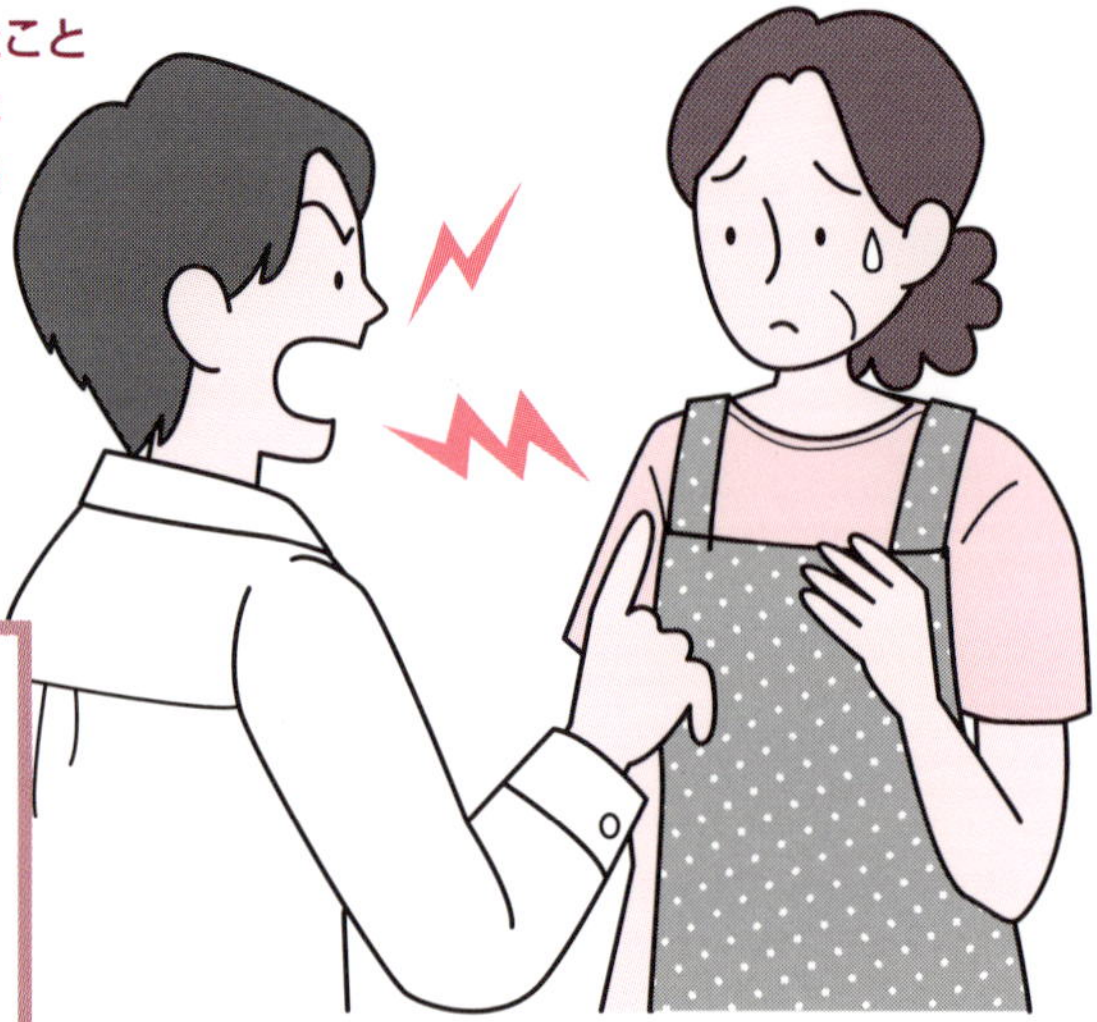

本人ではなく「関係性」をみる

本人の能力の高さや社会的な成功ではなく、本人と他者との「関係性」に着目します。他者の気持ちへの共感や思いやりなどが欠けている点が自己愛性パーソナリティ障害の大きな特徴です。

自己愛性パーソナリティ障害があることに気づく

障害の特徴を知ると、悩みの種になっている言動が、たんなるわがままや気まぐれとは違うことが理解できます。

家族のあり方を見直す

家族それぞれが、自分自身と互いの関係を見つめ直してみることは大切です。家族もまた自分の人生に向きあうのです。

今後どうするかを考える

親子や夫婦がよりよい協力関係を築くにはどうすればよいか、家族関係をどう築き直すか、今後の対応を考えていきます。

医療側と協力する

「親のせい」「あの医者じゃダメ」「本人が悪い」と非難しあう関係では治療はうまくいきません。三者の協力が必要です。

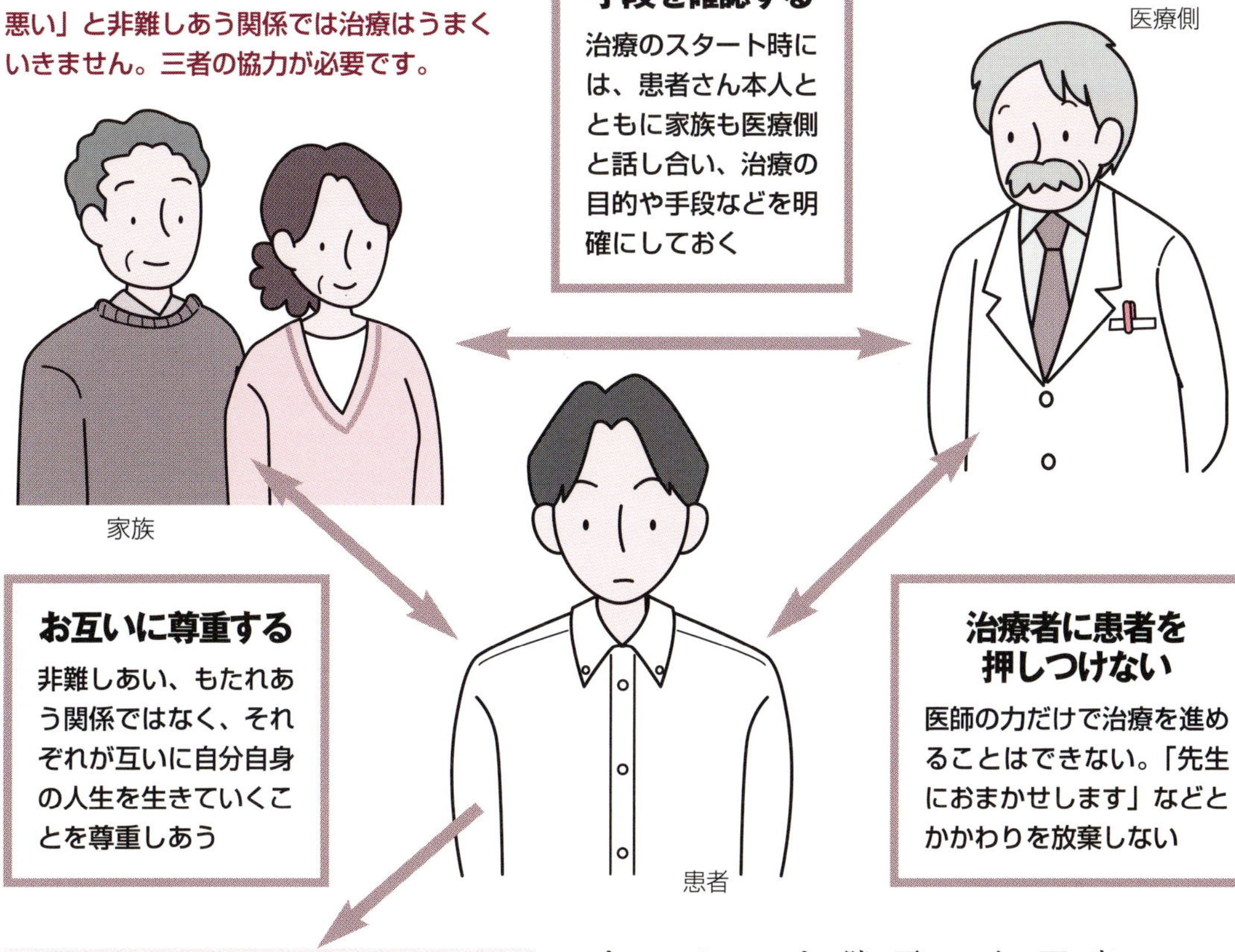

治療の目的と手段を確認する

治療のスタート時には、患者さん本人とともに家族も医療側と話し合い、治療の目的や手段などを明確にしておく

お互いに尊重する

非難しあい、もたれあう関係ではなく、それぞれが互いに自分自身の人生を生きていくことを尊重しあう

治療者に患者を押しつけない

医師の力だけで治療を進めることはできない。「先生におまかせします」などとかかわりを放棄しない

治療を進めるうちに子ども返りしたら

治療が進み、本当の自分と向きあうようになる過程で、患者さんは家族に甘えるなど、子ども返りしたようになることも。

患者さんが自立的で自由になったからか、共感不全のためなのか、考えてみましょう。極端に不安が強いといった心配な状態や、わがままで受け入れがたいという状態なら、率直に医師に相談してください。

家族は「原因」ではなく治療への協力者

家族が患者さんに責められたり、家族どうしでも「おまえのせい」「あなたが悪い」などと責めあったりすることはよくあります。

率直に過去を振り返ることは必要です。しかし、パーソナリティ障害を生みだした原因はなにか、といった「犯人さがし」は、だれのためにもなりません。家族は、これからどうすればよいのか、どのように治療に協力していけるかを考えていくことが大事なのです。

家族

家族の機能、それぞれの役割を見直す

家族の関係が変わることで、治療にもよい影響が現れます。なにをどうすればよいのか、そこから見直していきましょう。

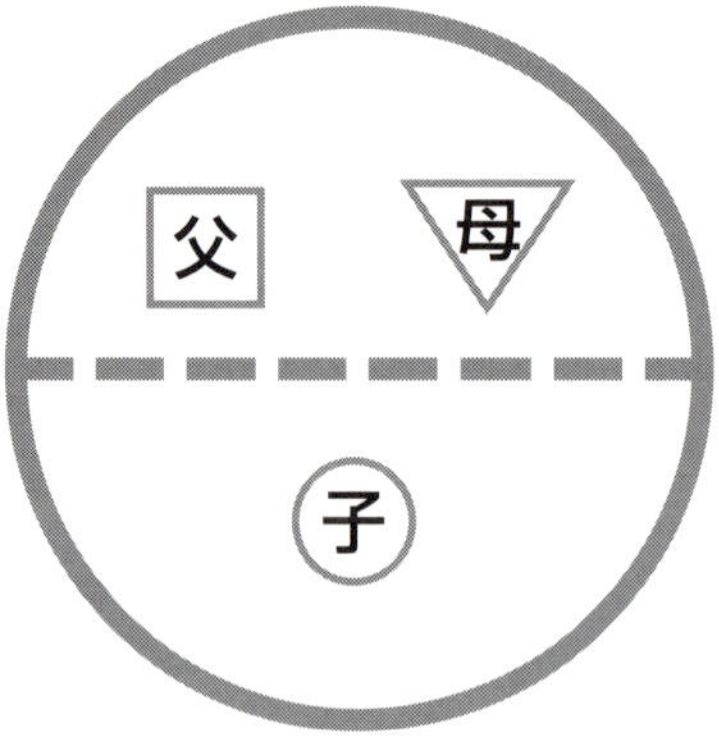

家族間の境界。親と子の間に破線状の境界ができる

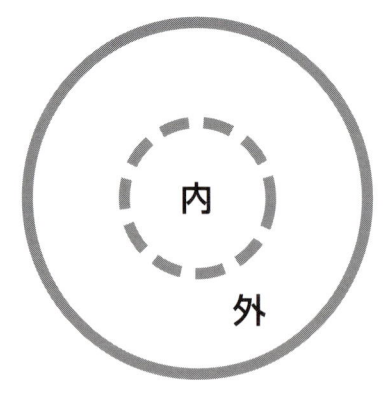

自分自身と外界との境界。自己がしっかりしてくる

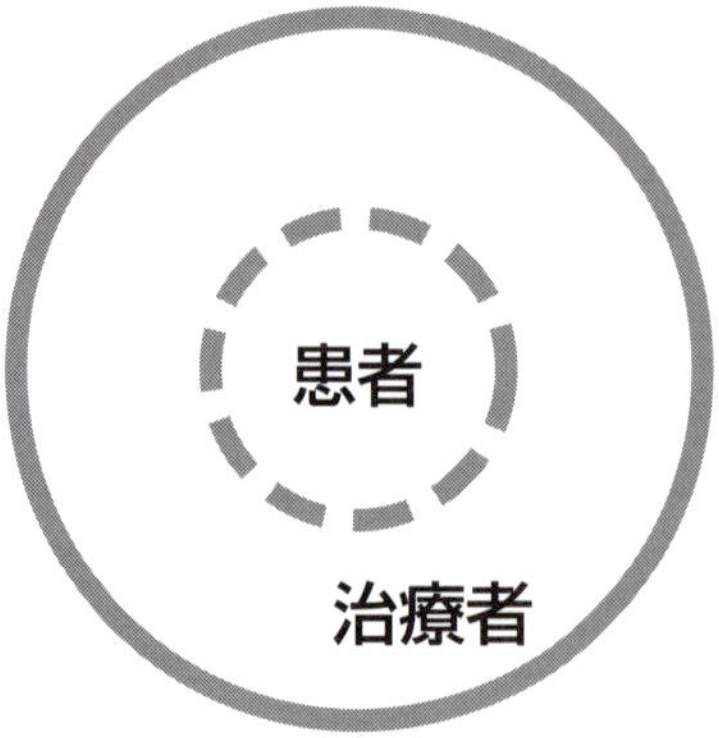

患者と治療者との境界。治療の場面と生活の場面が区別される

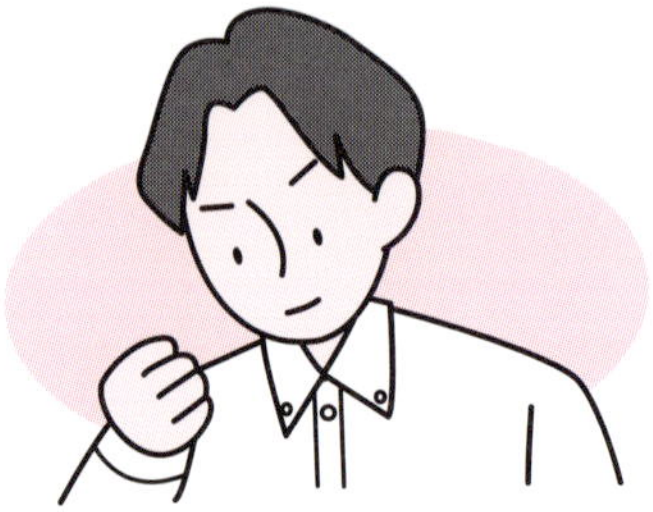
医師は治療法を提示するだけ。治療法の決定は患者さん自身がする

境界のつくり直し

患者さんはさまざまな境界が崩れた状態にありますが、家族の協力で世代間境界のつくり直しは可能です。ひとつできれば、ほかの境界も構築できていきます。

健康に機能している家族とは……

- 世代間境界がはっきりしている
- 夫婦のきずながしっかりしている
- 家族全体に「なにがあってもうちの家族は壊れない」という自己信頼感と、問題解決の能力が十分にある
- 家族それぞれが、自分の感情と言動に責任をもち、ほかの人のせいにしない
- 家族それぞれが、自分の居場所を自分でみつけられる
- 家族それぞれが、自分の人生を楽しめる

家族のだれかが負担を引き受けない

患者さんの言動にふりまわされる家族は、本当にたいへんです。とりわけ患者さんが子どもの場合、母親は必要以上の罪悪感をもち、ひとりで負担をかかえこんでしまうことがあります。「子どものため」と思う行動が、かえって子どもの自立を阻んでしまうようなこともあります。

家族として機能させる

まず必要なのは、夫婦あるいは家族全員が問題意識を共有することです。それぞれが問題に向きあい、自分の役割を意識することで、健全な境界ができていきます。

意見の違いをおそれることはありません。それは、境界ができ、家族の機能が健全に動きだした現れでもあるからです。

夫婦で問題を共有する

子どもが自己愛性パーソナリティ障害をかかえている場合には、夫婦のあり方も見直してみましょう。

「おまえの育て方が悪い」と母親を責める父親も少なくない。口に出さなくても母親自身が「責められている」と思うこともある

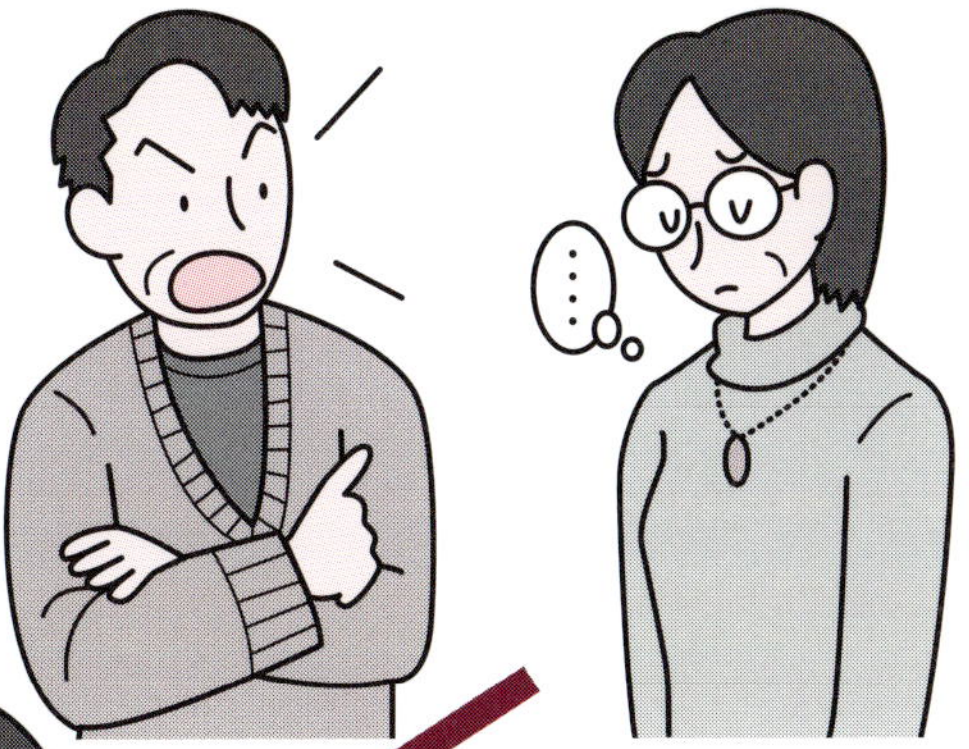

「私は悪くない」という思いがあるが、夫には相談できない。かといってほかには相談できず、ひとりで悩み続けている

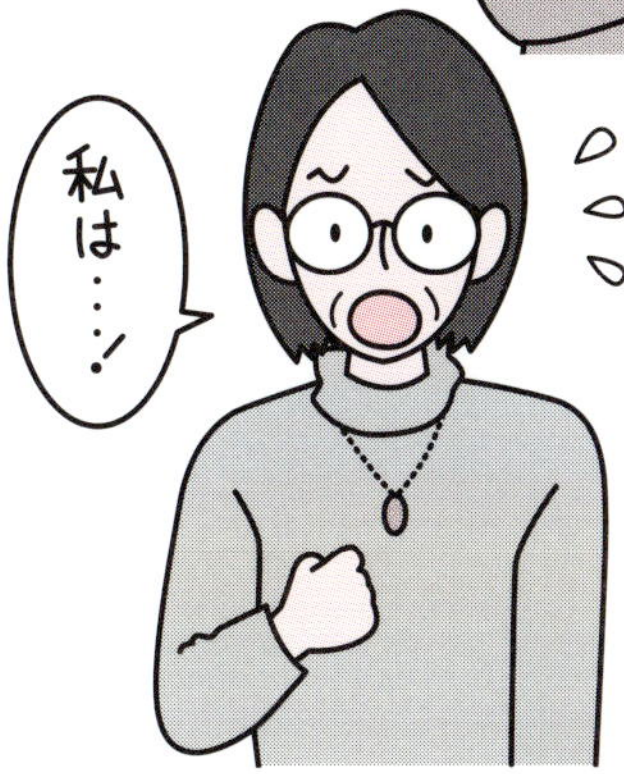

治療を通じて、自分にできることがみつかっていくと、「私はこう思う」と言えるようになるなど、主体的な態度が現れてくる

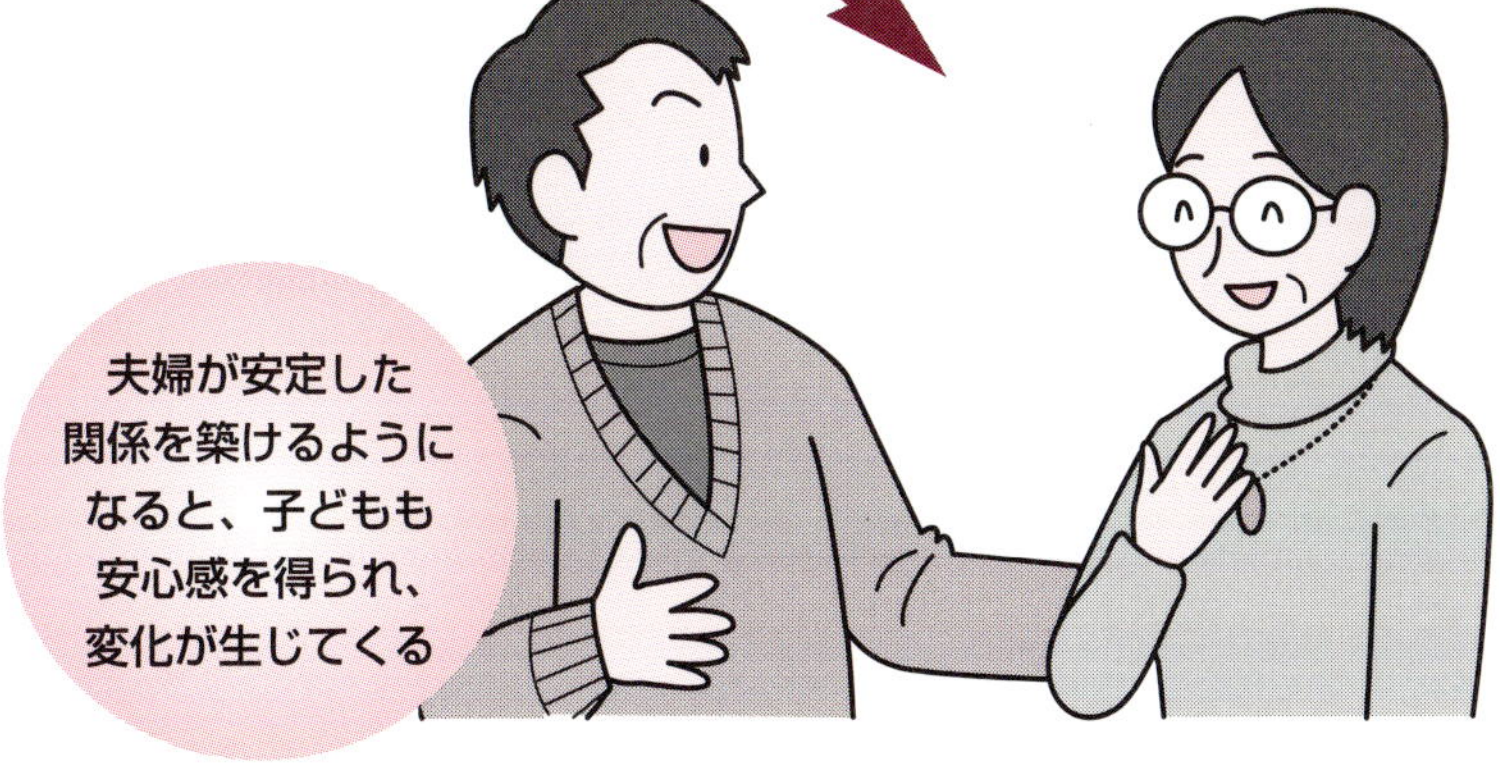

夫婦が安定した関係を築けるようになると、子どもも安心感を得られ、変化が生じてくる

対応法

批判や説教ではなく、共感からスタート

身勝手な患者さんに対し、否定的な感情しかもてないでいませんか？　そんなときは、問題行動と患者さんの存在そのものを切り離してみつめてみましょう。

一貫した対応を

家族は患者さんの言動に動揺しがちです。とくに暴力や暴言には、その場しのぎの対応になりやすいもの。しかし、患者さんと適切な距離を保つには一貫した対応が大切です。

1 提案と同意

家族全員で話し合う時間をもったうえで、家族からの提案と、対応できる範囲を患者さんにはっきりと示し、同意を得る

生活費としてわたしたお金は自分で管理するように

2 対応範囲を明確に

一度決めた対応範囲は示し続ける。限界ラインを越えることがあった場合にも、取り決めをなしくずしにするような対応をしない

前借りはしない約束よ

3 現実の認識

「強く願えばなんとかなる」「なにかきっかけがあれば、すべて劇的によくなる」といった非現実的な考え方はせず、現実を見据える

現在の実力では合格は無理でしょう

一足飛びに夢に到達することはない。地道な努力が必要なのだと患者さんが思えるよう、働きかける

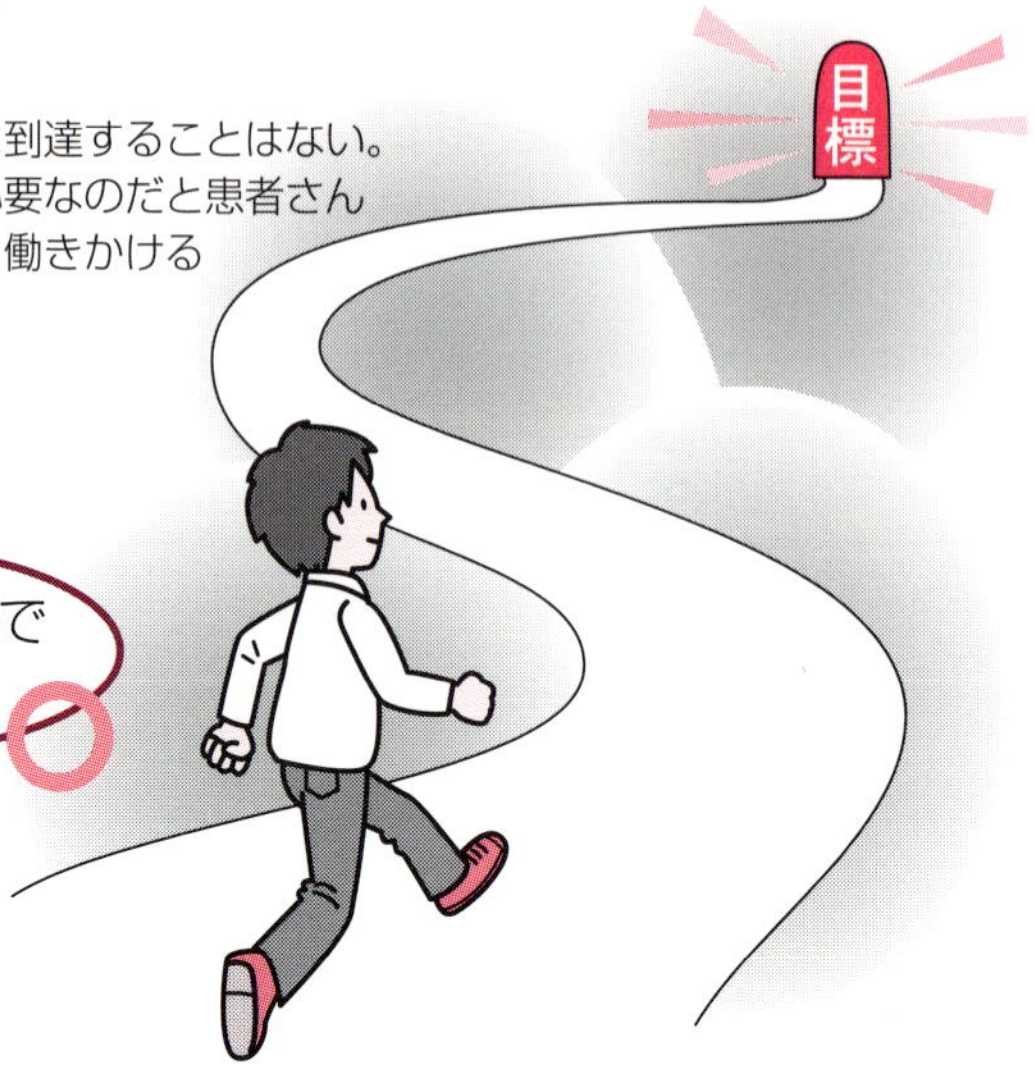

しっかりしろ！と追い立てる ✕

口を出さないで見守る ○

家族にも、忍耐と継続する意志が必要

心からの共感を

身勝手にみえても、患者さん自身、傷つき、苦しんでいることを理解すれば、共感が生まれてくるでしょう。

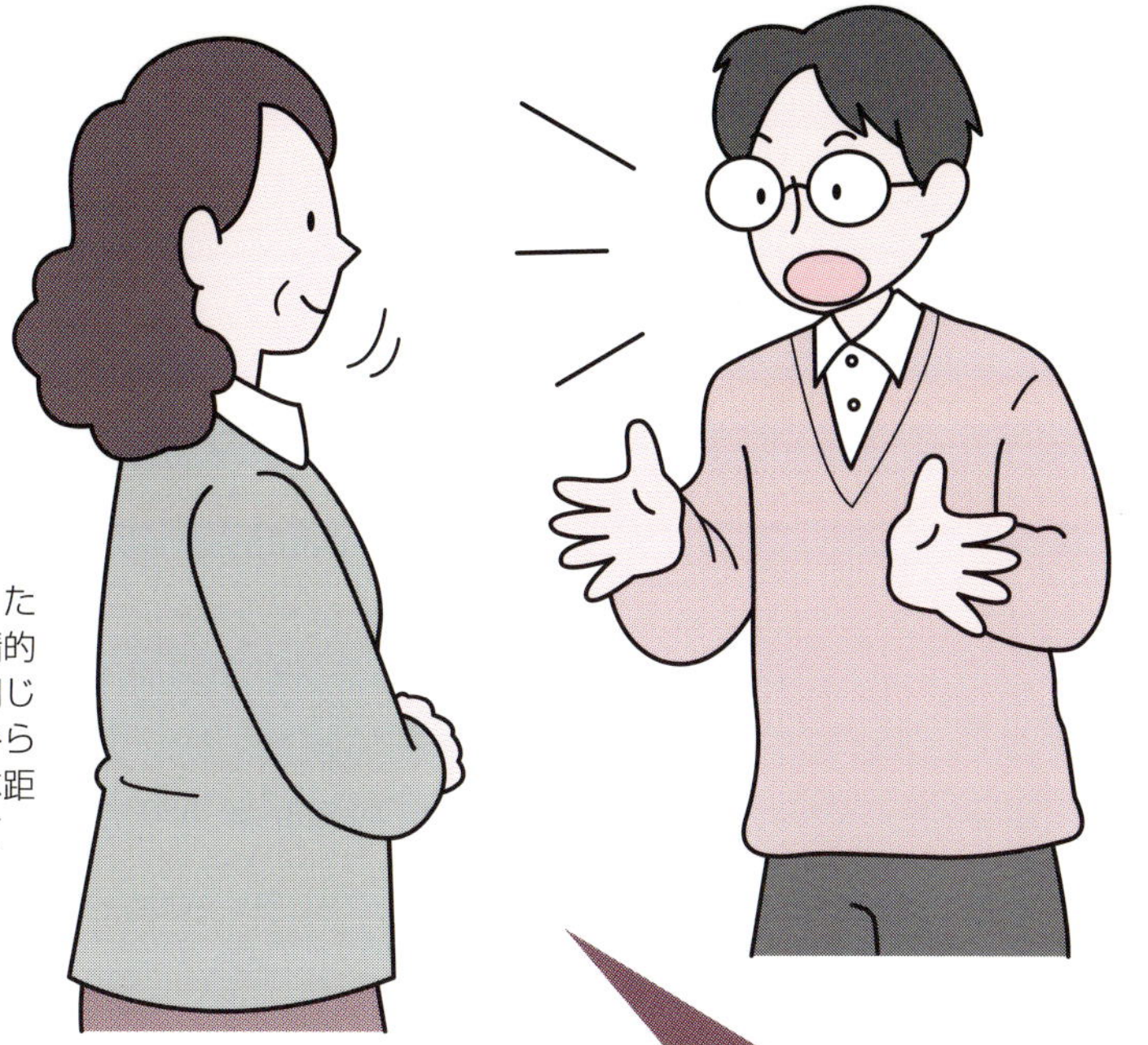

本心をじっくり聞こう。ただし、共感しすぎて同情的になると、患者さんと同じ視点でしかものごとをみられなくなるので、適切な距離をとるように注意して

「よい面」をみよう

患者さんの困った点ばかりではなく、よい面にも目を向けてみましょう。そうすることで、患者さんの存在そのものは認めながら、患者さんがかかえる苦しみに心から共感できるようになるでしょう。

コミュニケーション回復のヒント

患者さんと話す場合に、家族は次のようなことを心がけるとよいでしょう。

1 会話のテンポを不自然にならない範囲で、できるだけ遅くする
2 不自然にならない程度に言葉に抑揚をつけ、声の調子をやや上げる
3 患者さんの言葉をそのままオウム返しにくり返すことを増やす
4「ね」「なあ」「よ」などといった語尾を多用する
5 挨拶語(おはよう)、間投詞(ほら、あのね)、応答語(うん、はい)を多用したり、「あげる」「どうぞ」などといった動作語をくり返し用いたりする
6 身ぶり手ぶり、擬態語・擬音語やコミカルな口まねなどもまじえる

黒田章史による

存在そのものを否定しない

家族をはじめ周囲の人々は、患者さんの言動に怒りや無力感をおぼえることも少なくないでしょう。しかし、患者さんを突き放したり、拒否したりしているだけでは、事態は好転しません。

問題行動には毅然《きぜん》とした態度が必要ですが、患者さんの存在そのものは否定せず、よい面を理解し、「ほどよい温かさ」を維持することが大切です。

職場

問題を客観的にとらえられる外部の目を

自己愛性パーソナリティ障害をかかえている人は、職場の人間関係でもトラブルを起こしがち。上司と部下という二者の関係だけでなく、まわりの人にも相談してみるとよいでしょう。

相手を尊重し誠実に接する

自己愛性パーソナリティ障害をかかえる人の言動に悩まされている職場の人たちは、「あいつはおかしい」などとばかにしたり、悪口を言いたくなるかもしれません。

しかし、そうした攻撃的な態度は修復不可能な事態をまねきかねません。相手を尊重し誠実に接すれば、自己愛性パーソナリティ障害をもつ人も落ち着き、関係性の悪化はくいとめられます。職場というかぎられた関係であれば、それでうまくいくことも多いのです。

ただ、まったく人の話に耳を貸さない上司となると、対応は困難でしょう。そのような場合、人事・総務や産業カウンセラーなど、第三者に相談する方法もあります。

たんに疲れているだけのことも

対人関係のトラブルが多いからといって、パーソナリティに問題があるとはかぎりません。仕事量の増加などでストレスがたまり、疲れきっているのかもしれません。その場合、短期間でもしっかり休養をとることで、よくなります。

注意！

きちんとした根拠もないのに自己愛性パーソナリティ障害だなどと、決めつけないこと！

本人は孤独感をかかえている

自己愛性パーソナリティ障害と診断され、それを職場の人にも告げているという例は少ないでしょう。本人は障害という意識がないまま、まわりから「いやなヤツ」と思われ、孤立した状態に苦しんでいることが少なくないのです。

部下に自己愛性パーソナリティ障害がある場合

扱いにくさを感じる部下でも、適切な環境を与えれば問題なく実力を発揮できます。

なんのきっかけもなく問題が生じるわけではない。周囲の対応のまずさなどに敏感に反応して、トラブルのもとになる

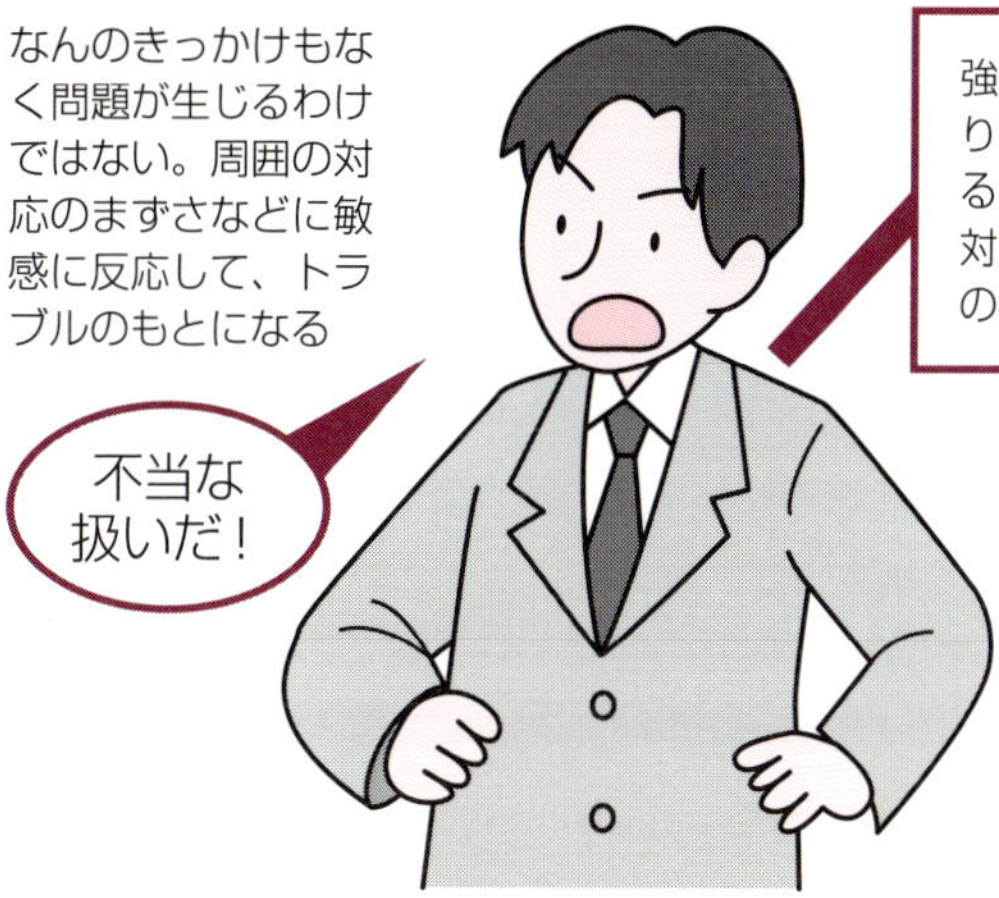

強硬な態度で怒りをあらわにする部下に、どう対応すればいいのか

いきなり批判しない

批判的な態度には過敏に反応するため、関係が悪化するだけ。上司は自分の非や体制の不備、部署の結束や志気の低下などの問題を率直に認める態度も必要です。

環境を明確にする

パーソナリティの障害をもつ人は、規則や職務内容など、自分を取り巻く環境が明確で迷う余地がないと、不安や動揺が減り、問題行動が少なくなります。

上司に自己愛性パーソナリティ障害がある場合

身勝手な上司にふりまわされ、部下はたいへんな思いをすることになります。

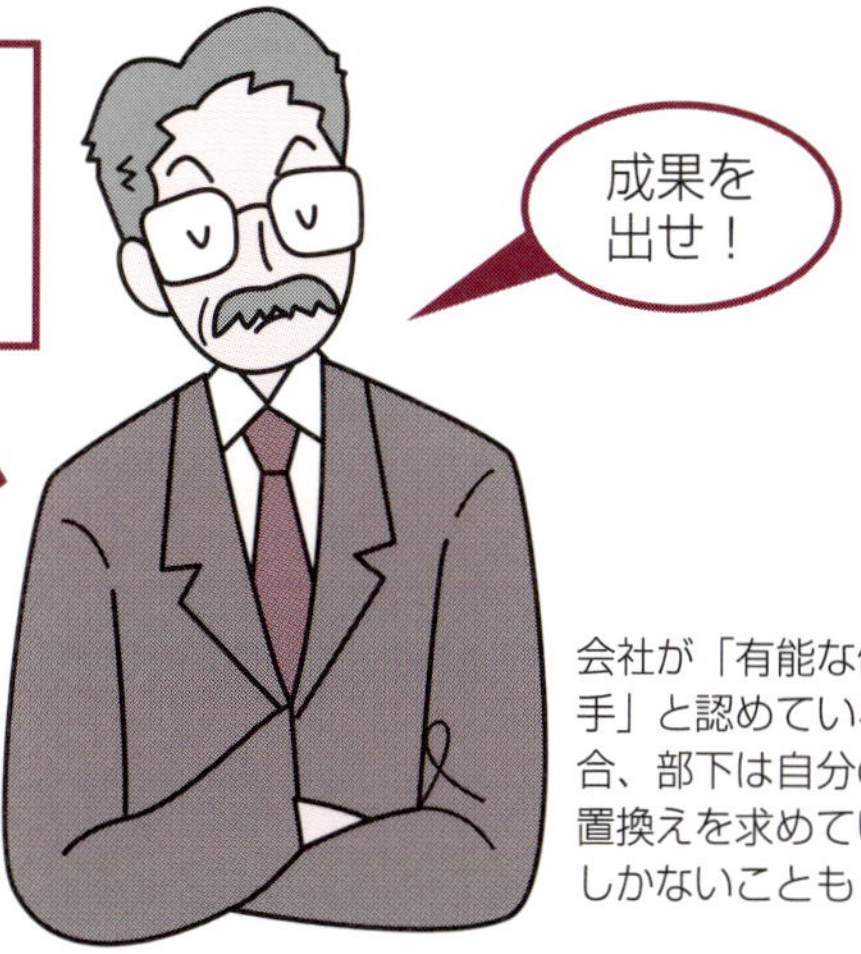

会社が「有能な働き手」と認めている場合、部下は自分の配置換えを求めていくしかないことも

部下の状況を考えていない上司には、どう対応すればいいのか

理解を求めるのはむずかしい

部下の扱いはめちゃくちゃでも、自分より上の立場にある人には服従的なので、部下の訴えはなかなか周囲の理解を得られません。

第三者に相談

周囲の理解を得にくい状況が続くようなら、人事・総務や産業カウンセラーなど、第三者に相談してみるとよいでしょう。

相談先

つらい気持ちをかかえたまま あきらめないで

「育て方が悪かった」「相談しても非難されるだけ」「家族さえがまんすればよい」――そんなふうに門戸を閉ざさないで！　改善できる問題なのですから。

相談先

学校や会社、地域などにも、相談できるところはいろいろあります。

大学

相談室などにカウンセラーがいることが多い

小・中・高等学校

保健室などにいるスクールカウンセラー、教育相談所

その他

心身障害者福祉センター、児童相談所、女性相談所、住民活動ボランティア、NPO　などに相談できる

企業

企業内に産業医や臨床心理士、産業カウンセラーがいることが多い。産業医にカウンセラーを紹介してもらうことも

公的機関

都道府県や市区町村で設置している公的な機関を利用するのもよいでしょう。

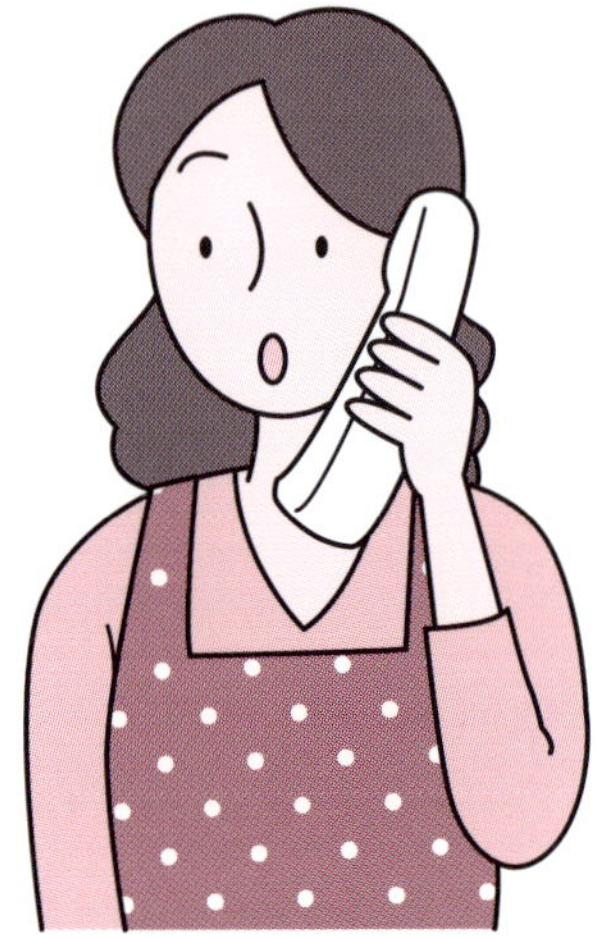

家族が電話をしてもいい

精神保健福祉センター

地域の精神保健に関する活動の中心的な役割をになう機関として、各都道府県や政令指定都市に設置されています。心の悩みにまつわる相談も受けつけており、専門家が対応してくれます。地域のセンターに問い合わせてみましょう。

保健所・保健センター

地域住民に向けた各種の保健業務をおこなっている施設です。保健師やカウンセラー、精神科医などによる心の健康相談もおこなわれています。思春期・青年期相談、社会的ひきこもり、DV、アルコール依存など、専門窓口が開かれている場合もあります。

医療機関

本人がいやがるようなら、まずは家族だけで相談してみることも可能です。

病院

精神科

いわゆる心の病気をみています。摂食障害、パニック障害、不安障害、うつ病、不眠症のほか、統合失調症や躁うつ病、重症のうつ病、認知症などを診療しています。

治療内容は精神療法と薬物療法、社会的治療が中心です。

心療内科

心の問題が引き金になったり、悪化の原因になったりしていると考えられる身体的な症状を中心に取り扱います。

精神科でもみている摂食障害、パニック障害、不安障害、うつ病などを診療しています。統合失調症などの精神病は診療しません。

＊神経内科は、パーキンソン病のような神経の病気をみる科で、心の病をみる科ではない

診療所

精神科、あるいは心療内科だけを専門に扱う医療機関。大きな病院と違い、緊急時の対応はむずかしく、入院施設もありませんが、面接に時間をかける、精神療法に積極的に取り組むといった特色をだしているところもあります。○○クリニックという名称を使っていることもあります。

カウンセリングルーム（サイコセラピーセンターなど）

サイコセラピストなどによるカウンセリングを専門に扱うところ。病院内に併設されていたり、独立して開設されていたりします。後者の場合、医療機関ではなく、料金はまちまちで、全額自費になります。○○クリニックという名称を使っていることもあります。

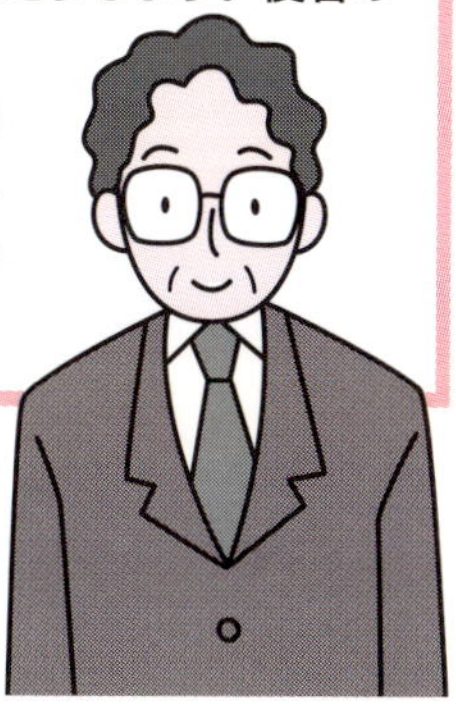

サイコセラピストとは精神科医か臨床心理士

受診しにくいならまず相談だけでも

パーソナリティのかたよりゆえに、本人、あるいは家族が苦しい思いをしていても、「こんな性格になったのは育て方がまちがっていたせい」「性格は直せないからしかたない」などと思い込み、治療を受けようという発想は出てきにくいようです。受診がためらわれても、家族だけで問題をかかえこんでいるのでは、事態はなにも変わりません。まずは相談だけでもしてみるとよいでしょう。

社会復帰への支援

自己愛性パーソナリティ障害そのものを支援する機関はほとんどないのが現状です。しかし、二次的に生じているひきこもりや依存症、摂食障害などを支援する機関や、精神障害者が社会復帰をめざすデイケアなどを利用できる場合もあります。精神保健福祉センターや保健所などに相談を。

COLUMN

家族だけでも受診を。それが改善への第一歩

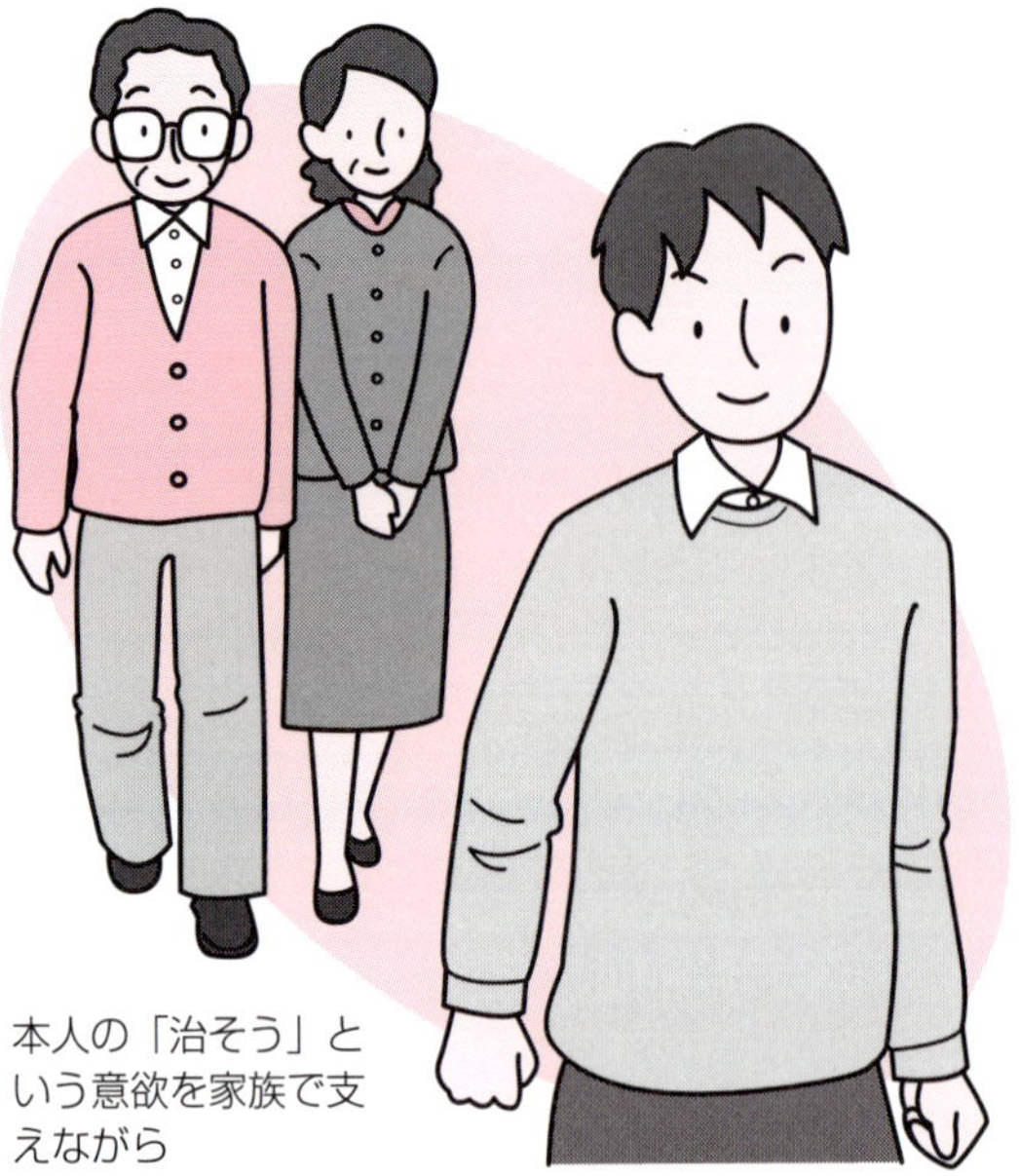

本人の「治そう」という意欲を家族で支えながら

本人は多くの場合行きたがらない

　自己愛性パーソナリティ障害の人は、パーソナリティのかたよりゆえに生じるトラブルに苦しんでいても、「まわりが悪い」「自分は正しい」という気持ちを強くもっています。そのため、家族などまわりの人が受診をすすめても、なかなか医療機関に足を運びたがりません。

　気分の落ち込みや不眠などに苦しんでいれば、その改善を求めることはあります。しかし、その根元にあるパーソナリティ障害の治療については、「自分の人格のことにまで、だれかの手を借りるなんてがまんならない」と、拒否してしまいがちなのです。

家族だけでも行く意味はある

　本人が受診をいやがる場合、打開策として、家族だけで相談に行くのもひとつの手です。家族が関係性を見直し、変わっていくことで、本人にも変化が現れてくるものです。

　ただし、本人抜きで本当の治療はできません。いずれ本人が受診する必要はあります。「自分も行ってみよう」という気持ちになるよう、焦らずに働きかけを続けていくことが大切です。

■監修者プロフィール
狩野 力八郎（かの・りきはちろう）
1945年生まれ。1971年慶応義塾大学医学部卒。同精神神経科教室入局。桜ヶ丘保養院、東海大学医学部精神科学教室、同講師を経て、2001年より東京国際大学人間社会学部・大学院臨床心理学研究科教授。東海大学医学部非常勤教授。1981～83年、米国メニンガークリニック、トピカ精神分析研究所留学。国際精神分析学会正会員。日本精神分析協会訓練分析家。主な著書に『重症人格障害の臨床研究　パーソナリティの病理と治療技法』（金剛出版）、『日常診療でみる人格障害』（共編著、三輪書店）などがある。

●編集協力
オフィス201
柳井亜紀
●カバーデザイン
松本　桂
●カバーイラスト
長谷川貴子
●本文デザイン
勝木雄二
●本文イラスト
後藤　繭
千田和幸

健康ライブラリー　イラスト版

自己愛性《じこあいせい》パーソナリティ障害《しょうがい》のことがよくわかる本《ほん》

2007年12月10日　第1刷発行
2024年5月24日　第8刷発行

監　修　狩野力八郎（かの・りきはちろう）
発行者　森田浩章
発行所　株式会社講談社
東京都文京区音羽二丁目12-21
郵便番号　112-8001
電話番号　編集　03-5395-3560
販売　03-5395-4415
業務　03-5395-3615
印刷所　TOPPAN株式会社
製本所　株式会社若林製本工場
N.D.C. 493　98p　21cm

ISBN978-4-06-259421-9

■参考文献

『こころのりんしょう à·la·carte』Vol.25 No.4（星和書店）

『重症人格障害の臨床研究』狩野力八郎著（金剛出版）

『精神科臨床ニューアプローチ5　パーソナリティ障害・摂食障害』上島国利監修（メジカルビュー社）

『DSM-Ⅳ-TR　精神疾患の分類と診断の手引　新訂版』髙橋三郎ほか訳（医学書院）

『日常診療でみる人格障害』狩野力八郎ほか編著（三輪書店）

『臨床心理学体系第19巻 人格障害の心理療法』馬場禮子ほか編（金子書房）

KODANSHA

講談社 健康ライブラリー イラスト版

APD（聴覚情報処理障害）がわかる本
聞きとる力の高め方

国際医療福祉大学成田保健医療学部言語聴覚学科教授
小渕千絵 監修

検査では異常がないのに、聞きとれない！ 難聴との違いや発達障害との関係は？ 「聞きとりにくさ」の理解と対処法を徹底解説！

ISBN978-4-06-522775-6

解離性障害のことがよくわかる本
影の気配におびえる病

精神科医 東京女子大学教授
柴山雅俊 監修

現実感がない、幻を見る……統合失調症やうつ病とどう違う？ どう治療する？ 不思議な病態を徹底図解し、回復に導く決定版！

ISBN978-4-06-259764-7

統合失調症スペクトラムがよくわかる本

東京都医学総合研究所副所長
糸川昌成 監修

幻覚、妄想、思考障害、まとまりのない行動……でも、統合失調症とは限らない。新しい診断基準で解説する。

ISBN978-4-06-511803-0

トラウマのことがわかる本
生きづらさを軽くするためにできること

こころとからだ・光の花クリニック院長
白川美也子 監修

つらい体験でできた「心の傷」が生活を脅かす。トラウマの正体から心と体の整え方まで徹底解説！

ISBN978-4-06-516189-0

自傷・自殺のことがわかる本
自分を傷つけない生き方のレッスン

国立精神・神経医療研究センター精神保健研究所
松本俊彦 監修

「死にたい…」「消えたい…」の本当の意味は？ 回復への道につながるスキルと適切な支援法！

ISBN978-4-06-259821-7

ネット依存・ゲーム依存がよくわかる本

独立行政法人国立病院機構久里浜医療センター院長
樋口 進 監修

スマホの普及でネット・ゲームへの依存が深刻に。生活が破綻する前に本人・家族ができることとは。

ISBN978-4-06-511802-3

講談社 こころライブラリー イラスト版

統合失調症の人の気持ちがわかる本

伊藤順一郎 監修
NPO法人 地域精神保健福祉機構（コンボ） 監修

ほかの人はどうしている？ 自分の気持ちをわかってほしい。本人や家族の声を集めて、心のありかたを徹底図解！

ISBN978-4-06-278961-5

双極性障害（躁うつ病）の人の気持ちを考える本

順天堂大学医学部精神医学講座主任教授
加藤忠史 監修

発病の戸惑いとショック、将来への不安や迷い……。本人の苦しみと感情の動きにふれるイラスト版。

ISBN978-4-06-278970-7